HULI ZHIXING YANJIU

护理质性研究

主编 张艳

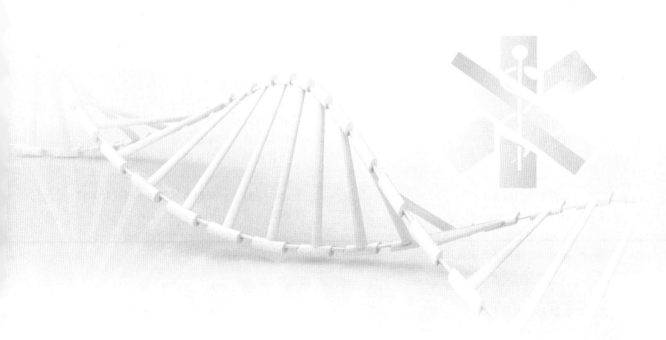

郑州大学出版社

图书在版编目(CIP)数据

护理质性研究 / 张艳主编. -- 郑州：郑州大学出
版社, 2024.8
ISBN 978-7-5773-0331-4

Ⅰ. ①护… Ⅱ. ①张… Ⅲ. ①护理学 – 教材
Ⅳ. ①R47

中国国家版本馆 CIP 数据核字(2024)第 085765 号

护理质性研究
HULI ZHIXING YANJIU

策划编辑	李龙传		封面设计	王　微
责任编辑	吕笑娟　张馨文		版式设计	苏永生
责任校对	刘　莉		责任监制	李瑞卿

出版发行	郑州大学出版社		地　址	郑州市大学路40号(450052)
出版人	卢纪富		网　址	http://www.zzup.cn
经　销	全国新华书店		发行电话	0371-66966070
印　刷	郑州印之星印务有限公司			
开　本	850 mm×1 168 mm　1 / 16			
印　张	14.5		字　数	402 千字
版　次	2024 年 8 月第 1 版		印　次	2024 年 8 月第 1 次印刷

书　号	ISBN 978-7-5773-0331-4		定　价	49.00 元

本书如有印装质量问题,请与本社联系调换。

作者名单

主　审　刘均娥（首都医科大学护理学院）
　　　　周云仙（浙江中医药大学护理学院）
主　编　张　艳
副主编　王丽娜　杨惠敏　李瑞玲
编　委　（以姓氏笔画为序）
　　　　马丽丽（河南科技大学护理学院）
　　　　王丽娜（新乡医学院护理学院）
　　　　王盼盼（郑州大学护理与健康学院）
　　　　史　岩（郑州大学护理与健康学院）
　　　　刘东玲（郑州大学护理与健康学院）
　　　　刘艳飞（郑州大学护理与健康学院）
　　　　李兆君（宁夏医科大学护理学院）
　　　　李宏洁（首都医科大学附属北京友谊医院）
　　　　李瑞玲（河南大学护理与健康学院）
　　　　杨惠敏（河南科技大学护理学院）
　　　　余自娟（首都医科大学宣武医院）
　　　　张　艳（郑州大学护理与健康学院）
　　　　张建阁（河南省人民医院）
　　　　陈少华（福建医科大学护理学院）
　　　　徐晓霞（河南省肿瘤医院）
　　　　梅永霞（郑州大学护理与健康学院）
　　　　葛玉荣（宁夏回族自治区人民医院）
秘　书　田雨同（郑州大学护理与健康学院）

前 言

我们生活的世界千姿百态,每个人对自己的生活感悟冷暖自知。社会生活是建立在社会互动与社会建构的意义体系之上的,而人们拥有的是对现实的一种内在的经验感觉。社会或者生活世界包括直接经验的世界,同时代人的世界、前人的世界和后人的世界,是一个意义性构成的世界。知识则是在社会互动与社会过程之中不断地创造、维持、解构与重构的积累。当人们相互交流时,就会形成不同的话语体系。护理学科具有鲜明的实践特点,涉及人与环境、健康、护理的互动,让我们思考各种护理现象背后的本质,不断建构新的护理知识。护理人员如果能够不断反思护理现象,从文化角度、从理论角度、从诠释日常护理或被护理经历角度探讨护理实践中各种现象,将能够不断推进护理学科知识体系的更新与完善。所以,护理人员有必要学习一些质性研究方法论知识。

为了适应当前国内外护理研究范式的改革发展,推动护理人员尽快提升科研创新能力,训练、培养和提高读者对开展护理质性研究的兴趣、能力,拓展学术视野,我们在同仁的鼓励与支持下编写了这本书。全书共15章,以护理研究案例导入,覆盖质性研究的理论基础、现象学研究、扎根理论研究、焦点小组访谈等内容,系统地介绍了质性研究常用具体方法,全面展现了护理质性研究的良好的架构。此外,本书也作为《护理质性研究》慕课课程的配套教材(https://www.xuetangx.com/course/zzuP10110905/14066962? channel=i. area. manual_search),经过这几年的使用、总结、修订,书稿不断完善,本书出版不仅能帮助在校学生、临床护理人员等提升质性研究论文的写作能力,还为护理科研整体水平的提升发挥作用。

本书的编写团队均为护理领域的博士,他们在各自的研究过程中接触质性研究方法较多,具有较丰富的质性研究理论功底与实践经验。在编写本书过程中,我们参阅了大量有关质性研究方法的著作(在参考文献中列出了这些作者和著作),在此向这些作者表示由衷的感谢。同时,本书的出版得到了郑州大学出版社的大力支持,也得到了首都医科大学护理学院刘均娥教授、浙江中医药大学护理学院周云仙教授审读,在此一并表示感谢! 由于编者能力及水平有限,书中可能有疏漏之处,恳请各位同仁和广大读者给予批评指正。

张 艳

2024 年 5 月 于郑州

目 录

第一章　质性研究概述

⬛⬛⬛⬛ 重点提示 ⬛⬛⬛⬛

识记　①能正确说出质性研究的概念及适用情形。②能列举质性研究的常用类型及其特征。

理解　①能根据临床实践需求提出护理质性研究的应用情境。②能运用信息数据绘制护理质性研究发展历程。③能比较量性研究与质性研究的异同点。

运用　①能根据所学知识，提出一个质性研究题目，并说明依据。②能够对相关文献进行初步评判性分析。

质性研究(qualitative research)是从英文翻译过来的，又可译为"定性研究""定质研究"或"质化研究"等，是通过系统、主观的方法描述生活体验并赋予其含义的一种研究方法。它是以文字叙述为材料、以归纳法为论证步骤、以建构主义为前提的研究方法。质性研究在社会科学和行为科学中已被普遍应用，以用来理解人类社会独特的、变化的、整体的本质和特征。但其在护理领域的应用直到 20 世纪 70 年代末才开始。质性研究注重对事物或现象的整体的和深入的理解，以整体性、情景性、自然性和文化契合性为特点，而护理学专业既有自然科学属性，也有社会科学属性，故护理学科的特质要求护理人员在与患者、医生、药师、管理者等人员的互动实践过程中深刻理解护理实践现象，在进一步理解人类的体验如疼痛、关怀、无力感、舒适等方面非常有意义，因而质性研究在护理领域的应用日趋广泛。

第一节　质性研究的概念及内涵

质性研究是在自然的情境下从整体的高度对社会现象进行深度探究和诠释的过程。它要求研究者融入研究对象的经验世界中，深入体会他们的感受与看法，并从研究对象的立场来诠释这些经验和现象的意义。由于人类社会高度的异质性和动态性，社会现象往往因为不同的时空、文化与社会背景而具有不同的意义。护理实践属于一种特定的社会现象，护士与患者及其家属、医生、药师等的互动情境复杂多样，因此适合采用质性研究方法从整体的高度对护理现象进行深度探究和诠释。目前质性研究尚未有完全属于自己的理论、范式和方法，且受到多种思潮、理论和方法的影响，因此质性研究的定义有多种界定。

案例

　　精神分裂症是一种高复发率和高致残率的精神疾病,严重影响患者的日常生活、工作和学习。由于精神分裂症患者病情容易反复,给社会带来不稳定因素,因此,如何对该人群做到妥善管理和康复成为精神康复工作的关键。日间康复中心作为联结医院和家庭康复的纽带,对精神分裂症患者有非常重要的转接和支持作用。在日本、瑞典、美国等国家均建立起了以社区为依托、多学科团队合作的日间康复中心管理模式,并积极开展工娱活动、职业技能训练及疾病治疗相关活动。日间康复训练能够有效改善精神分裂症患者的症状,提高其自知力。在我国,针对精神疾病患者的日间康复中心运营模式尚处于探索阶段。上海市作为我国日间康复中心起步较早的地区之一,已有99%以上的街道/乡镇覆盖了社区康复服务(描述问题)。然而目前的研究主要集中在针对精神分裂症患者的护理方法上,对患者本身的体验和感受的探索较少(指出为什么使用质性研究的方法)。为了能够对社区日间康复中心的精神分裂症患者有更深一步的了解,本研究对17例在上海市精神残疾人日间康复中心——阳光心园进行康复活动的患者进行深入访谈,为进一步优化日间康复中心管理运营模式,提升我国社区精神康复服务质量提供参考(引出研究目的和意义)。

[来源:赵俭,李从红,毕翠云.精神分裂症患者在日间康复中心的体验研究[J].中华护理杂志,2018,53(11):1298-1302.]

一、质性研究的概念

　　质性研究也称质的研究、定性研究,是指研究者在处理"外在的"世界(相对于诸如实验室这种特定的研究环境)时,深入研究现场,通过采集多样化资料来源,如通过观察或经历的陈述、行为或沟通的记录、文献或档案的记载等,借助各种分析理论与工具,来了解、描述甚至解释社会现象。它将阐释性与自然主义方式结合在一起,或者说是将阐释方法与实证方法结合运用的一种方法,主要包括自传法、现象学、民族志(人种志)、个案研究、扎根理论、历史研究、参与法及临床法等。广义的质性研究是使研究人员得以深入了解他人体验的一种途径,能使研究人员从研究对象的角度来发现问题,了解他们赋予行为、事物的意义及他们的诠释。例如,了解患者或残疾人使用卫生设施的体验,或是识别他们的社会或文化规范。从研究策略层次来看,质性研究是采用不同的方式(如深度访谈、参与式观察)来收集资料并对研究结果进行深入诠释的活动。学者对质性研究的定义详见表1-1。

表1-1　学者对质性研究的定义

学者	质性研究的初步定义
W. L. 纽曼 (W. L. Neuman)	质性研究是一种避免数字、重视社会事实的诠释
A. 斯特劳斯 (A. Strauss)	质性研究的目的不在于验证或推论,而在于探索深奥、抽象的经验世界之意义,所以研究过程非常重视研究对象的参与及观点之融入;同时,质性研究对于研究结果不重视数学与统计的分析程序,而是强调借由各种资料收集方式,完整且全面性地收集相关资料,并对研究结果做深入的诠释

续表 1-1

学者	质性研究的初步定义
N. K. 邓津 （N. K. Denzin）、 Y. S. 林肯 （Y. S. Lincoln）	质性研究是一种在自然情境下,对个人的生活世界及社会组织的日常运作进行观察、交流、体验与解释的过程
迈克斯威尔 J. A.（J. A. Maxwell）	质性研究是一个对多重现实探究和建构的过程,研究者在此过程中将自己投身到实际发生的事件中来探究局内人的生活经历和意义
陈伯璋	质性研究是一种着眼于研究者和研究对象在日常生活世界中意义的描述及诠释。在日常生活世界中,无论是客观的描述或主观的诠释,都牵涉到语言的问题,因此日常语言分析及语意诠释,提供了了解客观世界或主观价值体系的媒介。同时在研究过程中,研究者与研究对象间的互动关系及意义的分析与理解,本身就是一种复杂的符号互动过程
陈向明	质性研究是以研究者本人作为研究工具,在自然情境下采用多种资料收集方法对社会现象进行整体性探究,使用归纳法分析资料和形成理论,通过与研究对象的互动对其行为和意义建构获得解释性理解的一种活动
潘淑满	社会世界是由不断变化的社会现象组成的,为了对这种不确定的事实进行全面、深入的理解,研究者必须融入研究对象的经验世界,深入体会研究对象的感受与知觉,并从研究对象的立场与观点出发,诠释这些经验与现象的意义

目前国内多数学者采用陈向明教授的对质性研究的概念界定,强调研究者在自然的情境下从整体的高度对社会现象进行深度探究和诠释的过程。它要求研究者在研究过程中要融入被研究对象的经验世界中,深入体会他们的感受与看法,并从研究对象的立场来诠释这些经验和现象的意义。研究者在进行质性研究的过程中,必须充分理解社会现象的不确定性,对研究对象要有高度的敏锐性,通过与研究对象的密切互动,对社会现象或行为进行全面、深入的理解。

二、质性研究的特征

1. 研究者本人作为研究工具　这意味着研究者要深入“田野”（field）,通过实地体验、观察、访谈等,以了解当事人的日常生活。在此过程中,研究者本人既是资料的收集者,也是生活的体验者和事实的解释者。作为主体,研究者不可避免会存在主观偏差,其个人认知、工作习惯等会影响研究对象,因此质性资料实际上来自于研究者与研究对象的互动,而非机械地“收集”。

2. 以理解作为认识论的原则　质性研究的目的是要理解研究对象的观点、社会情境以及与社会情境相关的社会规律。研究者只有理解了研究对象的思想、感情、价值观,才能理解他们对自己行为和环境的解释,进而才能理解他们的外显行为。

3. 强调整体主义和情境主义　在了解社会现象时,质性研究强调所收集的资料只有在具体的社会实践情境中才有意义,倾向于把现象放在发生的具体场景或社会网络中去考察,并试图对事件的来龙去脉进行整体的了解。整体主义和情境主义的目的是借助对现象整个背景的了解去解释现象,因此,研究者应该有意识地不扰乱或改变研究情境,尽量使其在最低程度内改变。

4. 重视参与者的个别经验　质性研究重视参与者个别经验的特殊性,认为每个参与者都有特殊性,研究的结果无法被复制或被进一步推论到相似情境的对象,人们对社会现实的了解,必须以

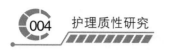

生活于其中的个人的特殊经验及感受为基础。只有基本掌握了参与者的个人解释,才能真正弄清楚参与者行为的动机。同时研究者还需要以参与者本身的解释及动机为依据,应特别重视参与者本人的世界观和价值观,以建构参与者对社会现实的理解。

5. 强调研究的动态发展过程 质性研究者认为社会生活是动态的、发展的,是一系列相互关联的活动。因此质性研究是一个动态发展的过程,研究者需采取"即时性策略",而不是按照一个事先设计好的固定方案行事。研究者除了关注即时即地纷繁复杂的社会生活之外,还要重视社会生活的变迁及其背后的过程转换。

6. 以文本的形式呈现资料 研究者收集到的"田野"观察日志、录像带、访谈录音、图片或影像资料等,经过资料转录的过程,最后以文本的形式加以呈现,是重建与诠释参与者观点的基础。在资料整理和分析的过程中,研究者不断与资料进行对话,让资料与理论进行对话,通过运用对照、比较和归纳的方法,提取主题或通则,再从参与者的立场观点来解读资料语境的意义。

7. 研究者需要不断反思实践 研究者需要系统地反思自己的角色、身份、思想倾向、与研究对象的关系等因素对研究过程和结果所产生的影响,必须具备自我反思性、批判性特点。研究者除了清楚地认识整个研究过程,还需要把握好与研究对象的关系,这一实践反思过程有助于提升质性研究的质量。

8. 主要采用归纳法分析资料 质性研究要求在原始资料的基础上,自下而上,主要采用归纳法建立分析类别和理论假设。资料收集和资料分析往往同步、连续进行,以确定下一步的研究策略。由于采用归纳法,因此质性研究的结论只针对特定的研究情境和条件,而不能随意推论到样本以外的范围。

三、质性研究与量性研究的比较

以演绎逻辑为主的量性研究方法主要运用标准化的测量工具将研究现象简化为数字与数字之间的关系,运用统计分析方法来进行分析。因此,量性研究是一种对事物进行的量化测量和分析,以检验研究者有关理论假设的研究方法。量性研究有一套完备的操作技术,包括抽样方法(如随机抽样、分层抽样、系统抽样、整群抽样等)、资料收集方法(如问卷法、实验法等)、资料分析方法等。

以归纳逻辑为主的质性研究方法重视在自然情境下,通过人际互动来诠释研究现象的意义。因此,质性研究是一种从整体观点对社会现象进行全面建构和深度理解的过程,强调研究者必须在自然情景中通过与研究对象密切的互动过程,通过一种或多种的资料收集方法,对所研究的社会现象或行为进行全面而深入的理解。

(一)质性研究与量性研究的区别

质性研究与量性研究的差异,主要体现在以下几方面。

1. 哲学基础不同 质性研究以人道主义和自然主义为哲学基础,认为不同的人在不同的情境会存在不同的事实,因此每个研究都是针对特定的场合情境下产生的意义。分析个体参与的社会活动,可以用不同的方法来了解和理解活动所体现的社会现象的意义。量性研究则以经验论或实证主义为基础,通过逻辑原理和推理认识事物的"本质",强调严谨、客观和控制,认为个人行为是客观的、有目的的、可测量的,必须用正确的测量工具去测量行为,个人的价值观、感受和观点不会影响测量。

2. 研究目的不同 质性研究的目的在于描述和理解,是用系统的、互动的、主观的方法来描述生活经验并赋予其一定的意义,强调对研究对象有重要意义的观点和事实,而不是对研究者有重要意义的结果。量性研究的目的是预测和控制,用来描述变量、检测变量间的关系等,常用于验证理论。

3. 资料收集方法不同 质性研究要求从参与者的观点来看问题。通常采用非结构式的访谈法、观察法等,所采用的方法可根据实际情况进行调整。资料包括研究者和研究对象对现象的描述和解释。资料收集的过程中不控制研究者和研究对象的相互影响。但应注意到研究者和研究对象的社会互动关系既可以促进也可以限制真实资料的获得。量性研究借助数字资料获取信息。因为要获得数字资料,常采用结构完整、格式严格的量表、问卷等进行测量,以减少研究者对研究对象的主观影响。

4. 资料分析方法不同　质性研究的资料收集与资料分析常同时进行,需要研究者沉浸在资料中,理解资料的含义并对资料进行分类,归纳相似的资料,从而形成主题(themes),之后再对所有主题进行阐述和说明,最后再将资料按照其内在逻辑关系组织,建构出针对研究对象的有意义、个体化的解释或框架。因此质性研究的结果可以用来确定变量间的关系,并发展理论。量性研究侧重运用严格的统计方法分析量化资料,基于统计方法对资料进行简化和组织,通过检验结果是否有统计学意义而验证研究假设是否成立,决定是否存在关系和差异。不同于量化数据的抽象化、数字化特征,质性数据具有生活化、经验化的特点。因此,质性研究的写作必须从海量的数据中进行选择、归纳,使其条理化、理论化,成为能够被读者理解的质性文本。

5. 结果报告形式不同　质性研究以丰富的文字形式报告结果,研究结果是参与者的经历,必须从他们的自身感受出发,用个人回答来报告。结果是叙述性的文字,包括对这些经历的引述、评论、故事等。量性研究则以数字结果报告。

总体而言,由于质性研究和量性研究的认识论与方法论上的差异,两者所关注的事物焦点及技术或策略应用有所差异。但两者各有其优点和局限,目前一些研究者已经探讨质性和量性研究的整合,从而弥补各自的薄弱之处。两种研究范式的差异见表1-2。

表1-2　量性研究与质性研究的比较

比较项目	量性研究	质性研究
研究目的	认识、描述、探索、解释、预测和控制事物	认识、理解、深描、引发共鸣
研究特征	寻找事物的因果关系	对现象解构再重建
本体论问题(事物的本质是什么?)	现实是存在的,并有因果关系	现实是多样的、主观的,并无因果关系
认识论问题(研究者如何与研究对象建立关系?)	研究者独立于要研究的事物,研究结果不应受研究者影响	研究者与研究对象有互动,研究结果是互动的产物
价值观问题	价值和偏倚都是可测量的,追求尽量客观	主观性和价值倾向是不可避免的,也是有意义的
方法论问题(如何获取证据)	• 通过演绎的过程,验证假设 • 强调概念的独特性 • 关注客观,尽量量化 • 研究者是客观审视研究的外人,关注结局 • 研究设计是程式化的 • 控制研究现场,观察和控制 • 强调样本应具有代表性,样本量大 • 用统计方法分析结果 • 希望推广结果	• 通过归纳的过程,产生假设 • 强调现象的整体性 • 关注主观,避免量化 • 研究者是参与事物演变的成员,关注过程 • 研究设计是灵活的 • 深入研究场景中,参与和互动 • 强调应提供丰富信息,样本量小 • 用文字深入描述和分析过程 • 希望深入理解现象
主要的研究方法	描述性研究、相关性研究、类实验性研究、实验性研究等	现象学研究、扎根理论研究、人种学研究、行动研究等

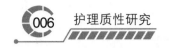

（二）质性研究和量性研究的结合

从 20 世纪 80 年代以来，如何整合质性研究和量性研究已经成为不少学者探索的议题。整合两种研究方法的目的有 5 个方面：①聚合作用，在研究的各个结果中寻找趋于相同的结果；②补充作用，检查同一现象相互重叠和不同的方面；③创新作用，发现矛盾、冲突之处，提出新的视角；④发展作用，先后使用不同的研究方法，在第一种方法的使用中加入第二种研究方法；⑤扩展作用，不同方法的结合增加了研究的规模与范围。

目前西方学者关于质性研究和量性研究结合的观点主要有英格索尔的调和模式、邓津的"三角互证法"模式和史密斯的结合模式 3 种类型。

1. 英格索尔的调和模式　该模式认为，质性研究和量性研究各有所长，两者可以结合使用，互相弥补对方的不足，由此可得图 1-1。

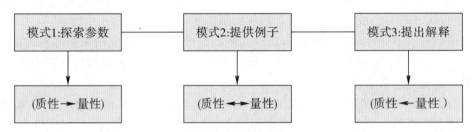

图 1-1　英格索尔质性研究和量性研究结合模式

线段的左端是第一个模式，质性研究能够发挥探索的作用，协助量性研究来确定研究问题的参数。该模式始于质性研究，再逐步移向"探索参数"的量性研究。线的右端是第三个模式，用质性研究的结果来帮助解释量性研究结果的含意和意义。该模式始于量性研究，再逐步移向"提出解释"的质性研究。线段中间是第二个模式，质性研究主要是为量性研究提供例子，提供研究对象的看法。该模式是量性研究与质性研究同时进行。

2. 邓津的"三角互证法"模式　"三角互证法"是用不同的方法、数据、调查者和理论来研究同一现象的方法。

目前有 4 种"三角互证法"。①数据的"三角互证法"：在研究中变化使用数据资源，涉及时间、空间和个人。②研究者的"三角互证法"：使用不同的研究者，即使用多个而不是单个研究者。③理论的"三角互证法"：在解释现象时，使用多种理论视角，或者用多种理论视角来解释一个研究结果。④方法的"三角互证法"：使用多种方法来研究同一个问题。"三角互证法"的实施程序有"顺序式""并行式""融合式""互动式"4 种。"顺序式"是指使用不同方法有先后之分。"并行式"是指同时使用不同方法，进行相互验证与补充。"融合式"是指将量性研究纳入观察研究中，进行整体的分析，或者将观察资料予以量化，进行统计分析。"互动式"是指将质性、量性两种方法不断交替使用，如在研究初期采用一类研究形式，随着研究的进行，再结合使用另一种形式，在所有研究环节上都有这两种方法的循环互动。

3. 史密斯的结合模式　史密斯认为，质性研究和量性研究的结合形式可分为单一研究方案的结合和多种研究方案的结合。

（1）单一研究方案的结合：单一研究方案中质性方法和量性方法的结合有"连续"和"平行"2 种。"连续"的结合又有 2 种：一种是以量性分析为基本，质性分析为补充。比如，用质性的资料来证明量性的结果，或者从量性测量中发展质性的说明。另一种是以质性分析为基本，以量性分析为导引。比如,用量性分析的结果来引导质性研究的设计、资料的收集和分析。

（2）多种研究方案的结合:多种研究方案中质性方法和量性方法的结合有 3 种方式。一是量化质性的个案研究;二是以故事体的形式讨论量性指标;三是结合两种资料的运用,来维持其各自的本来状态。

混合方法研究目前常见的类型有以下 3 种。①会聚平行设计:设计的意图在于同时收集定量数据及定性数据,并对定量数据及定性数据进行统计和分析,比较两种结果,也可用两种数据的结果互相验证。②解释性序列设计:设计的意图在于先收集定量数据,然后使用定性数据来更深入解释定量数据的结果,这是比较简单明了的设计。③探索性序列设计:设计的意图在于先用定性研究探索研究问题,因为问题可能不那么明确,研究对象可能很少被触及或者大家对研究对象知之不多,研究领域难以进入。在初步定性探索后,研究者把定性研究发现用于第二阶段的定量研究。这个阶段的定量研究可能涉及设计各种工具来测量变量、设计活动进行干预研究等。在这个阶段,这些定量研究工具、干预或者各种研究变量都被用于定量数据收集和分析的过程。

通过以上 3 种模式可以发现,质性研究与量性研究是一个连续统一体的两端,可以有多种结合方式,包括研究要素的不同组合、研究阶段的不同交替、同一项研究中的不同组合、多项研究中的不同组合等。质性研究和量性研究的基本关系有两个方面,如图 1-2 所示。

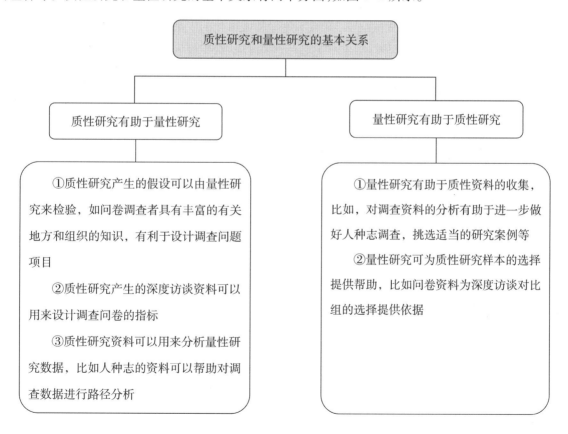

图 1-2　质性研究和量性研究的关系

第二节　质性研究的发展历程

质性研究起源于不同的理论传统和学科领域。历史上曾有质性研究的人类学起源说、社会工作方法起源说、对抗实证主义起源说等观点,在不同国家、不同时期也表现出不同的研究兴趣和特点。

一、质性研究的起源

关于质性研究的起源,主要有3种不同的观点。

1. 起源于人类学的人种志方法　"ethnography"(人种志)一词的词根"ethno"来自希腊文的"ethnos",意指"一个民族"或"一个文化群体"。"ethno"作为前缀与"graphic"组合成"ethnography"以后,便成为人类学的主要分支"人种志"。人种志的方法开创了长时间进行实地调查的先河,成为质性研究主要的来源之一。

2. 起源于社会工作方法　19世纪末,英国工业化和城市化的发展改变了人们的生活,加深了城乡差异和不同社会阶层之间的冲突,基于对于这些问题的思考和解决,逐步产生了社会工作实务和研究领域,如"个案工作""团体工作""社区组织"等社会工作方法,尝试探讨改善社会各种弱势群体的境遇。在这样的探讨过程中,研究者身份的转变构成最大的特点。传统量性研究方法要求研究者用"中立""客观""科学"的方法"自上而下"地去了解社会,而质性研究强调研究对象的主体性,要求"自下而上"地去看社会,从而提出改善现状的方法。

3. 起源于对实证主义和量性研究程序的反思　量性研究是用演绎逻辑来对社会现象进行思考的一种方法,有一套"标准化"的研究方法,其重点在于"验证假说",但社会现象是动态的和多元的,有些现象无法按照一定程序转化为具体的、可测量的指标,因此,质性研究者针对量性研究的方法论进行批判性的反思,逐步形成质性研究观点。

二、质性研究在西方的发展历史

质性研究在西方不同的时期和不同的国家,表现出不同的研究兴趣和特点。早期的人种志研究希望通过对异文化的了解反观自己的文化发展历程。德裔美国人类学家F.博厄斯(F. Boas)首创实地调查方法,从1886年开始在美国西北海岸的印第安部落开展实地调查。波兰裔英国人类学家B.马林洛夫斯基(B. Malinowski)率先进行长时期实地调查,他在1914—1915年和1917—1918年在新几内亚和特罗比恩岛上进行了长期艰苦的实地工作,通过亲身经历"在这里""到过这里""回到这里"的3个阶段,他发现研究者只有离开自己的文化群体,参与到当地人的日常生活之中,才能对他们的制度、风俗、行为规范及思维方式有所了解。博厄斯和马林洛夫斯基的实地调查方法对后来的西方人类学家产生了很大的影响,这些人类学家包括本尼狄克特、米德、莱德克里夫·布朗、罗威等。他们分别在非洲、太平洋岛国、美国本土以及其他地区进行了长期的实地研究,在实地调查方法的发展和传播上发挥了重要的作用。

19世纪末和20世纪初西方社会改革运动也在一定程度上推动了质性实地调查方法的发展。美国杜·波依斯在研究费城黑人社区时,除了大规模的统计调查外,还访谈了5 000名受访者,以该项调查为基础而写成的《费城的黑人》一书被认为是早期城市人种志研究的一个典范。马克思主义创始人之一——恩格斯长期深入英国工厂和工人居住区,其著作《英国工人阶级的状况》被视为实地研究的佳作。布思的《伦敦人民的生活和劳动》用统计分析、访谈和观察等方法,将伦敦划分为50个区,根据不同标准(如贫穷率、出生率、死亡率、早婚率等)对这些区域进行了排序比较。芝加哥学派的代表人物帕克等人对城市少数民族群体、亚文化群体(包括贫困人群)进行了研究,在其著名的《城市》一文中明确用人类学方法来研究城市社会学问题。林德夫妇对美国中部城镇居民生活进行研究,其著作《中镇-美国现代文化研究》和《过渡中的中镇-文化冲突研究》从谋职、成家、生儿育女、闲暇、宗教、社会活动6个方面,对居民的道德观念和精神状况进行了考察。这个时期的研究侧重从资料中去挖掘当事人的观点和态度,从而发现所谓的"客观现实",对研究者的个人作用不太重视。

1930—1960年,人类学家逐渐进行自我反省,意识到在研究中保持"客观中立"的可能性很小,遂将注意力放到对历史文献、语言学及本土文化的研究上,促使人类学与社会学在人种志方法上找到了共同点,即与被研究的城市居民群体一起长期生活,了解他们的真切关怀和日常困扰。此时的研究者越来越多地反思和分享自己的主观性,将自己的"前见"公布于众,探讨研究者自己对研究过程和结果的影响。美国社会学家怀特在其《街角社会》中便直接与多克等知情人士互动,参与到对方的各种活动之中。

20世纪60年代以后,质性研究受到现象学和阐释学的进一步影响,研究者越来越意识到,自己与研究对象之间是一种"主体间性"的关系。研究不仅是一种意义的表现,而且是一种意义的创造。研究不再只是对一个固定不变的"客观事实"的了解,而是一个研究双方彼此互动、相互构成、共同理解的过程。这种理解要求研究者在认知层面上了解对方,同时也需要研究者通过自己的亲身体验去"理解"对方,并通过"语言"这一具有人类共同性的中介,将研究结果"解释"出来。只有当研究者进入对方所关注的问题领域时,"意义"才可能向研究者展现。

20世纪90年代以后,在后现代的语境下,质性研究者意识到,不存在"客观的"和"中立的"研究,研究其实就是在"写文化"。这个时期的质性研究已经从对自我和他人关系的反思,转到对语言、政治、历史及社会科学家职业的反省。他们对不同文化的人观、自我和情感的界定和经验进行探究,了解传统小型地方性社区与世界全球化之间的关系,同时将社会科学研究本身作为一种文化批评。在方法上,研究者采取一种"视情况而定"的态度,在关系中对"效度""信度"等问题进行深入的思考。

三、质性研究的历史分期

质性研究在西方国家演变的历史较复杂,对质性研究的历史分期尚未达成共识。邓津和林肯将北美的质性研究的演变历史分成7个时期:传统阶段、现代主义阶段、类型模糊阶段、表达危机阶段、第五阶段、第六阶段和第七阶段。

1.传统阶段　从20世纪初叶到第二次世界大战。以马林诺夫斯基人种志研究和芝加哥学派社会学研究为主要代表。这一时期的质性研究专注于异文化、外国或奇风异俗等题材,在叙述与诠释方面还或多或少地带有追求客观性的倾向。人种志研究题材多半聚焦于异国文化,而社会学的研究对象则专注于当地社会的外来者或边缘人。

2.现代主义阶段　此阶段从第二次世界大战结束一直持续到20世纪70年代。其显著特点是试图将质性研究形式化或正规化。

3.类型模糊阶段　从20世纪70年代到80年代中期。这一时期以格尔兹的模糊类型为其代表。各种理论模式和研究方法同时并存或混合并用。符号互动论、俗民方法论、现象学、符号学等影响加大,文本分析、语义分析、内容分析、符号学、结构主义等方法开始进入质性研究的范畴。这个时期常用的质性方法包括扎根理论、个案研究、历史研究、传记研究、人种志行动研究和临床研究等。

4. 表达危机阶段　在20世纪80年代中期,质性研究出现了表达的危机。表达被看成研究发现或成果的一部分,质性研究成为建构诸多真实版本的持续过程。不同的研究者或是不同的提问情境,访谈的对象所提出的版本可能不一定相互呼应。当研究者试图对访谈结果进行诠释,将研究的发现进一步整理成可发表的成果时,研究者实际上生产了一个新的版本。不同的读者对于图书、文章或报告中研究者所生产的版本,可能会有不同的诠释。在此语境下,对研究与发现的评估就变成了对研究方法论的探讨,这又进一步涉及质性研究评价标准的有效性问题。

5. 第五阶段　邓津和林肯将质性研究的最近发展确定为第五个阶段。其特点是:多样而分歧的叙事已经取代了普遍而统一的理论,或者说理论被解读为叙事,叙事的论调转变为小叙事或小理论,更贴近特定的、局部的、区域性的和历史的非普遍性情境和问题。

6. 第六阶段　现阶段是邓津和林肯所确定的第六个阶段。其主要特点是:后现代时期的新形态书写。

7. 第七阶段　质性研究的未来可能发展。

四、质性研究在中国的发展历史

我国最早的质性研究是20世纪前后由一批外籍传教士、学者和教授发起并完成的。美国传教士史密斯于1878—1905年对山东农民进行了广泛调查,出版了《中国农村生活》一书。美籍教授狄特莫指导清华学生对北京西郊居民的生活进行了调查。美籍教授古尔普带领学生到广东潮州凤凰村进行调查,著有《华南乡村生活》一书。美籍传教士甘博和燕京大学教授步济时在国外用英文发表了《北京:一个时代的调查》。

20世纪20—30年代是中国社会调查发展最迅速的时期。当时有2个著名的社会调查机构:北京"中华教育文化基金董事会社会调查部"、南京"国立中央研究院社会科学研究所社会学组"。这个时期的代表调查成果有:李景汉的《北京郊外乡村家庭》和《定县社会概况调查》;严景耀使用参与观察对犯罪问题所做的调查;陈翰笙对无锡、广东和保定3个地区农村社会经济问题的大规模调查;王同惠和费孝通关于"花篮瑶社会组织的调查"。20世纪30年代后期和40年代比较著名的研究成果有:费孝通的《江村经济》、史国衡的《昆厂劳工》、费孝通和张之毅的《乡土中国》、陈达的《上海工人》等。毛泽东也是社会调查的身体力行者,他的《中国社会各阶级的分析》《湖南农民运动考察报告》《寻乌调查》《长冈山调查》等使用了深入细致的实地调查方法。还有20世纪40年代末对陕北地区的社会调查研究,完成了《绥德、米脂土地问题初步研究》和《米脂县扬家沟调查》等调查报告。20世纪50年代后,有少数学者到实地进行追踪调查,如费孝通1957年和1980年分别重访1935年调查过的"江村"。

改革开放以后,我国社会科学研究受到重视,调查方法也越来越规范。20世纪90年代以来质性研究方法在不同的社会科学研究领域得到越来越多的运用,如项飚的《跨越边界的社区:北京"浙江村"的生活史》、李书磊的《村落中的"国家":文化变迁中的乡村学校》、陶庆的《福街的现代"商人部落":走出转型期社会重建的合法化危机》等。一些有海外学习工作背景的中国学者也纷纷使用质性研究方法进行实地调查研究,如王铭铭的《村落视野中的文化与权力:闽台三村五论》、吴飞的《麦芒上的圣言:一个乡村天主教群体中的信仰和生活》等。有的海外中国学者用英文写作,然后翻译成中文在国内发表,如阎云翔的《礼物的流动:一个中国村庄里的互惠原则与社会网络》和《私人生活的变革:一个中国村庄里的爱情、家庭和亲密关系:1949—1999》等。也有海外学者到中国做田野调查,如丹麦学者曹诗第的《文化县:从山东邹平的乡村学校看二十世纪的中国》等。20世纪末以来,很多港澳台学者也发表了不少使用质性研究方法获得的研究成果。

此外,不少中国学者从方法论的高度对质性研究方法进行了探讨。早在1934年,林惠祥的《文化人类学》就对人类学和文化人类学的定义、对象、分科、发展和流派等进行了系统的和通俗的介绍。改革开放以后,又有朱红文的《人文精神与人文科学——人文科学方法论导论》、黄淑娉和龚佩华的《文化人类学理论方法研究》、水延凯的《社会调查教程(修订本)》、李德洙的《都市人类学与边疆城市理论研究》、夏建中的《文化人类学理论学派——文化研究的历史》、袁方主编的《社会研究方法教程》、钟敬文的《民俗学概论》、陈向明的《质性研究方法与社会科学研究》、杨念群的《中层理论——东西方思想会通下的中国史研究》、台湾学者胡幼慧主编的《质性研究》等。在历史学领域,我国学者在质性资料的鉴别、考据和分析方面,积累了大量的经验,也可看成是质性研究方法的一个重要知识来源。

目前,质性研究方法在国内一些高校成为社会科学的必修课。20世纪90年代之前,质性研究基本上与量性研究一起教授,学生进行实地操作和使用的机会比较少。20世纪90年代以后,不少大学(如北京大学、南京大学、华东师范大学等)开始独立开设质性研究课程,并要求学生在学习过程中独立完成一项小型的实地调查。一些大学的研究生还自发编撰论文集,将学做质性研究的艰辛、喜悦和顿悟记录下来,如杨钋和林小英主编的《聆听与倾诉——质性研究方法应用论文集》。

第三节 质性研究的类型

质性研究方法有不同的划分类型。按研究策略可分为3种:内容分析、个案研究、人种志。按研究者的立场可分为6种:个案研究、扎根理论、现象学、符号互动、人种志、行动研究。按照研究者经常探讨的问题分成5类:意义类问题、描述性问题、过程类问题、对话类问题、行为类问题。根据研究路径还可分成人种志和分析研究2类。学者沃尔科特绘制了质性研究方法树状图(图1-3),涵盖了常见的质性研究方法。图中的树根代表研究素材的来源,大树的枝干代表了质性研究的各种方法,其中广义的"参与观察策略"位居质性研究的核心,随着向上或向外延伸,特殊的观察与报告方式或观点也随之出现。该图表明了质性研究取材于日常生活这一逻辑,也显示了各方法之间存在高低层级的分别。如果研究者想要获得最广阔的视野,就需要站在制高点,混合采用数种主要策略。但在这个树状结构中,没有人可以在同一时间置身于所有的位置,也就不可能在同一时间拥有每种观点。

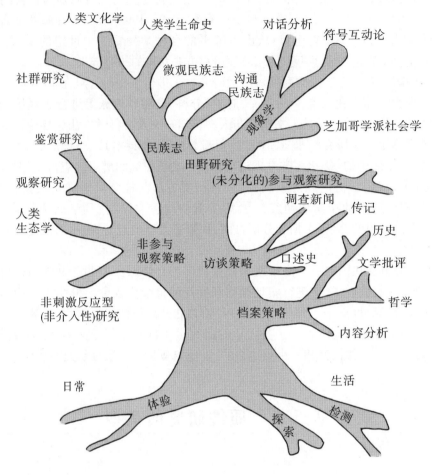

人类文化学　人类学生命史　对话分析　符号互动论

社群研究　微观民族志　沟通民族志

鉴赏研究　现象学　芝加哥学派社会学

观察研究　民族志

人类
生态学　田野研究
(未分化的)参与观察研究

非参与
观察策略　调查新闻　传记
访谈策略　口述史　历史
文学批评

非刺激反应型
(非介入性)研究　档案策略　哲学
内容分析

日常　生活

体验　探索　检测

图 1-3　质性研究方法树状图

一、现象学研究

现象学是 20 世纪一股重要的哲学思潮,由埃德蒙德·胡塞尔(Edmund Husserl,1859—1938)创建。它既是哲学也是研究方法。作为一种方法,现象学的导向和路径曾发生过多次转变。

现象学是一种描述、反思、解释和卷入的研究范式,其主要目的是去发现人们经验中的本质究竟是什么。所谓经验,指的是当事物、事实或者价值观因缘际会时,个体在此时此刻对自己存在于这个世界的感知。知识是通过语言和理解形成的。理解和诠释相互交织,而诠释本身是一个渐进的过程。

现象学主要从 4 个存在主义的角度来进行研究:时间性(此刻)、空间性(此地)、身体性(此身)和关系性或者说社群性(此群)。人和他们所在的世界是紧紧绑在一起的(所谓的嵌入),要理解人就必须理解他们所在的语境。这样,存在才有意义(存在于这个世界),存在的核心就是此时此地的经验。人与人、人与事物、事件及情势之间的关系是人的行为发生的语境。做现象学研究的时候,研究者的目的是理解和捕捉人们参与世界的本质是什么,将人们的描述看作一种感知、一种解释。我们每天都在通过直觉去有意识地体验客观世界。

从上述分析可见,现象学研究旨在探索和描述人类的日常生活体验,以了解其含义,是一种系统研究和剖析日常生活的方法。研究的目的是描述人类生活经历的固有特性和本质。

二、扎根理论研究

扎根理论是重要的质性研究方法之一。扎根理论的目的是理解人们赋予自己生活事件的涵义,试图从资料中来建构理论,因此需要富有技巧的访谈和深入的内容分析。扎根理论的根据是符号互动理论,即人们为自己构建了事件的意义,而这又是以与别人的互动为基础的。在扎根理论研究中,取样、资料收集和资料分析是同步进行的,对前面资料的分析可以指导后续样本的选择方式和资料收集的重点,研究者利用初步的理论框架来影响下一步的资料收集。随着收集到的资料越来越丰富,研究者就要把资料概念化并进行剖析和分类,形成核心概念以及概念之间关系的命题,最后提出理论或假设作为研究成果。扎根理论是一种后实证主义的方法,是在一系列系统而又灵活的准则基础上,收集和分析事实资料,并扎根在事实资料中建构理论框架。这些准则包括编码、持续比较、备忘录及开放性的视角等。此方法是由芝加哥大学的 Barney Glaser 和哥伦比亚大学的 Anselm Strauss 共同发展出来的一种质性研究方法,他们于 1967 年在专著《扎根理论之发现:质化研究的策略》中提出。"扎根"是指研究的结果根植于所收集的事实资料基础之上;"理论"是指将一组提炼的概念、类属及其关系进行阐述,形成理论框架,用于描述、解释或者预测某一领域的现象。扎根理论研究方法关注研究对象的真实体验和世界观,它本身不是一种理论,而是在生动、丰富的原始资料基础上发展新的理论。研究者在研究开始之前一般没有理论假设。直接从实际观察入手,从原始资料中归纳出经验概括,然后上升到理论。这是一种从下往上、从个例至一般的建立实质理论的方法。扎根理论需要有经验证据的支持,但是它的主要特点不在于其经验性,而在于它从经验事实中抽象出了新的概念和思想。

三、人种志研究

人种志研究是由长时间从事族群田野调查的人类学家发展出来的,试图从文化局内人的视角来描述文化的一种经典质性研究方法。"田野"调查通常包括参与式观察、访谈及实物收集等,目的在于了解族群的日常生活经验及其文化。当代人种志研究主流文化中的亚文化,这些亚文化以其共同的种族、文化、阶级、宗教或其他特征而有别于主流文化,目的是理解在一定环境中产生的信念、态度、价值观、角色、社会结构及行为规范等,这些环境与他们自身的环境截然不同。人种志研究往往通过不同参与程度的观察、不同结构程度的访谈、轶事记录,以及生活史、族谱、民间传说等静态资料的收集来获得研究资料。

一般来说,研究者要学会当地语言,以求得和当地人一致的文化体验和直觉,正确地感受、认识。人种志研究在方法上采用的主要手段是参与式观察、非结构性访谈,对所得资料的解释也是非预设性的,即不以已有的理论来剪裁事实,而是力争从得到的材料中分析、概括出新理论,并对原有的理论进行补充和修正。

人种志研究包括文化内的研究和文化外的研究,前者研究文化内涵,后者比较相似文化的异同。在健康保健领域,人种志研究最适合于探讨不同文化环境中人们的健康信念、健康行为、照护方式等。最早在护理领域运用人种志研究的学者是 Leininger。她将文化定义为"特定人群的生活方式……指导这群人的思想、行为、情感等……是这群人解决问题的方式,表现在其语言、衣着、饮食、习俗上"。人种志研究用在护理领域不仅能提高护士对服务对象的文化敏感性,而且能提高健

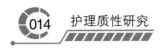

康服务的质量。

护理研究中常用的 3 种质性研究方法的比较见表 1-3。

表 1-3 护理研究中常用的 3 种质性研究方法的比较

比较项目	现象学研究	扎根理论研究	人种志研究
目的	理解某一特殊生活经历的含义	产生某一有关社会结构和社会过程的理论	描述一种人类文化
理论基础	哲学	社会学	人种志
最适合的研究问题	描述现象的本质	从参与者的观点中发展理论	描述和解释文化群体的模式
研究对象	有某一生活经历的人	与某一社会过程有关的所有的人	在某一文化下的过去和现在的人
资料来源	访谈、日记及对艺术、音乐和文献的回顾	访谈、参与观察、档案资料回顾	访谈、参与观察、档案资料回顾
数据分析	对资料进行反思,分析主题、类型和经历	持续比较分析法	持续比较分析法
访谈和分析的焦点	一般的实践:典型、范式案例	分期:社会结构的领域及特点	领域:术语、内容、文化术语
研究结果	对人类生活经历的丰富、全面的描述	带有分析的整合、简洁的理论	对文化场景的深入描述

四、历史研究

历史研究是以过去为中心的研究,它通过对已存在的资料深入研究,寻找事实,然后利用这些信息去描述、分析和理解过去的过程,同时揭示当前关注的一些问题,或者对未来进行预测。历史研究是通过收集历史资料来进行的,但得到的不是历史资料,而是通过对历史资料的观察和整理,运用研究者的洞察力来找出历史资料背后井然有序的内在结构。

目前护理学者开展的历史研究较少,尤其缺少对护理实践变迁的历史研究。今后护理研究者可以尝试通过收集、查阅护理操作手册、政策书、护理记录单等资料来揭示护理实践的变迁规律。

五、行动研究

行动研究是一种由实践者自己实施的、在实践中进行的、旨在改进实践的研究方法。实践者在研究中行动,在行动中研究,研究的目的是发现问题、实施对策、提高反思能力,并改进工作和生存环境。行动研究不是单一的研究方法,可以使用量性或质性的研究方法。评价行动研究和检验研究效果的标准是行动者的意识和能力是否提高,研究问题是否得以解决,生存环境是否有所改善。

六、个案研究

个案研究是一种特殊的质性研究方法,以一个典型事例或人物为具体研究对象,进行全面系统的研究,以了解其发生和发展规律,从而为解决一般的问题提供经验。个案研究可以应用于各种专业,如伦理学、心理学、教育学、医学和护理学等。个案研究把行为观察和态度观察及研究对象的感受结合在一起,从一个或少数几个案例中收集资料,通常数量不超过 5 个。个案可以是一个城市、一项制度、一个社区、一个团体、一个家庭、一个项目、一次事件、一个人、一个程序等可以预先界定的系统或实体。在个案研究设计中,界定边界或明确分析单元是关键所在。资料收集与分析程序依赖于研究者访谈的技巧和与研究对象建立信任关系的能力。个案研究的优点是可以深入考察用量性方法无法做到的事情,如人们对社会现象的感受和经历等。个案研究的最大缺点是产生确定性知识的能力有限。

七、叙事研究

叙事研究用来解读人们描述其生活的故事,其目的是通过故事来理解人们的生活。叙事研究包括生活史、生活故事、传记、个人经历、口述史、叙事等研究。克兰迪宁和康纳利共归纳了以下几种叙事研究方法:口述史、记录与编年史、家庭故事、照片、记忆盒及其他个人/家庭实物、研究访谈、日记、自传性文字材料、书信、谈话录、实地笔记及其他类型的故事。叙事研究符合建构主义、批判理论范式。这类研究所强调的是个体从故事中引申出来的意义,建构主义研究者和参与者一起建构被作为研究的一部分而讲述。

第四节　质性研究的伦理问题

在质性研究过程中,研究者需要进入研究对象的生活领域,深入了解他们的生活经验和内心世界,与他们有较多时间的密切互动,这会引发一些研究伦理问题。质性研究伦理是指研究者在整个质性研究过程中所进行的道德上的考虑、选择和承担的责任。下面列举 4 项重要的质性研究伦理标准。

一、告知同意

所谓告知同意,是指研究对象应完全被告知参与研究的意义及相关信息。"告知同意"的原则强调两点:①研究对象的自愿参与;②需要取得研究对象的口头或书面的同意。告知的内容应该包括:①研究对象将会被要求做什么。研究对象应该被告知在研究过程中可能被要求配合的行为及所需要的时间。②中途撤消同意权。基于自愿参与的原则,即使研究对象签署了书面同意书,同样有权利选择退出。③可能发生的风险和获益。研究者需要充分告知研究对象在研究过程中可能会出现什么样的风险及可能给研究对象带来的好处。④研究者的身份、赞助机构及其目的。

告知与同意是研究者与研究对象的一种协商过程。这个协商过程并不是在签订书面同意书时就终止了,而应该贯穿质性研究的全过程。例如,研究者事先征得了研究对象的同意,进行了访谈并收集了信息,但是有时研究结果可能对研究对象造成一些不良影响,是否将其公开发表,需要与研究对象进行协商,研究者不能擅自做主。

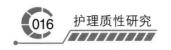

二、隐私和保密

由于质性研究是进入研究对象的生活世界,去观察、倾听、理解和诠释研究对象的个人生活,隐私和保密就显得格外重要。

保护研究对象的隐私不受侵犯的最好办法就是保密,即对研究所涉及的研究对象的信息不予泄露。作为质性研究者,应该珍惜进入他人世界的特权并谨慎小心地行使自己的权利。要在研究过程中,与研究对象建立一种友善、信任的合作关系,在双方"知情"的情况下开展研究工作,优先考虑研究对象的利益,尽可能避免伤害对方。

三、潜在的伤害

质性研究最根本的伦理原则是,研究者不应该给研究对象造成生理或心理的伤害。使研究对象免于伤害的办法就是匿名,即研究者无法辨识某个回答背后的研究对象。研究者必须控制资料收集过程中一些意外事件对研究对象的可能伤害,并将对研究对象造成的伤害程度降到最低。有时研究者在收集资料过程中会涉及研究对象痛苦经历或不良行为,如逝世和疾病痛苦等,研究者必须让研究对象自由表达自己的意见与想法,不可勉强研究对象谈论不愿谈的内容。

四、互惠关系

在质性研究过程,研究对象往往需要花费许多时间和精力参与研究者的活动,提供研究者所需要的信息,甚至讨论与自己有关的隐私问题。因此,研究者应该通过某种方式表达自己对研究对象的谢意,做一些简单的、力所能及的,但是对研究对象来说却是非常有用的事情,如指导研究对象学习健康管理知识、主动倾听他们诉说自己生活中的困难、做一场学术报告及接受研究对象的相关咨询等。

小结

本章主要介绍了质性研究的概念、发展历程及类型、相关伦理问题等。质性研究的用途广泛。在研究研究对象的观点、看法和生活背景时,质性研究可以帮助研究者深入了解研究主题。质性研究可以用于探索新的主题或了解复杂的问题,解释人们的观点和行为,识别某种文化或某个群体的社会或文化规范。因此,质性研究非常适宜解决"为什么"这类问题,以解释和阐明研究主题;质性研究也很适宜解决"怎么样"这类问题,以描述过程或行为。质性方法还十分适宜研究敏感性主题,研究人员与研究对象之间通过建立融洽的关系,形成良好的氛围,让研究对象向研究人员倾诉。

精读(在线推送)

(一)完成文献阅读

1. 吴慧琴,刘霖,杨霜霜,等.临终患者家庭"社会-心理"困扰的类型与特征:一项叙事研究[J].军事护理,2022,39(10):53-56.

2. 刘婷,叶梦华,潘玥,等.急诊科男护士组织沉默行为的现象学研究[J].中国护理管理,

2021,21(6):898-902.

(二)在线学习任务

观看《护理质性研究》第一章讲座视频。

思考题(学习通、在线平台均可完成)

1.请举例说明在护理实践中可以采用质性研究方法的选题(举出5~7个题目)。

2.按照质性研究的几种类型,各自点评一篇文献(小组讨论)。

参考文献

[1]林恩·理查兹,珍妮丝·M.莫尔斯.做质性研究,先读我[M].重庆:重庆大学出版社,2022.

[2]弗雷德里克·沃茨,凯西·卡麦兹,琳达·麦克马伦,等.社会科学研究方法丛书一个案例五种方法　质性研究与资料分析的艺术[M].王曦影,丁瑜,李沛薇,等,译.北京:北京师范大学出版社,2023.

[3]文军,蒋逸民.质性研究概论[M].北京:北京大学出版社,2010.

[4]杜鹏,李庆芳.质性研究的六项修炼[M].北京:经济管理出版社,2019.

[5]周云仙.护理质性研究理论与案例[M].杭州:浙江大学出版社,2017.

第二章　质性研究的理论基础

■■■■■■■■■ 重点提示 ■■■■■■■■■

识记　能正确列举实证主义、解释学、现象学、建构主义、批判主义的含义与特征。

理解　能根据实践需求正确理解实证主义、解释学、现象学、建构主义、批判主义分别对质性研究的影响。

运用　①能在质性研究中根据不同情境,运用不同的理论范式处理理论。②能够对相关文献进行评判性分析。

质性研究在发展过程中受到诸多科学思潮、理论和方法的影响。研究者个人所受训练的流派不同、看问题的方式不同、研究的情境不同,均可能影响其对待和处理理论的方式。实证主义、解释学、现象学、建构主义、批判主义等是质性研究的基本理论范式,本章将对此分别做简要的阐述。

第一节　实证主义

实证主义理论范式就广泛的意义而言,是自然科学的研究取向。实证主义理论范式对于质性研究的其他理论范式起到"参照标准"的作用,众多其他的理论范式为弥补实证主义之不足而发展起来。

一、实证主义理论范式的形成与发展

实证主义在 19 世纪 30 年代最早出现于法国,19 世纪 40 年代出现于英国,后来又流传到其他西方国家。实证主义(positivism)出自希腊文 positi-vus,原意是肯定、明确、确定的意思。圣西门首先创用了"实证"一词,建立了一套全新的社会观。实证主义观点的首倡者孔德在《实证哲学教程》《实证主义概论》等著作中建立了"实证主义"的思想体系,规范了实证主义的方法论,但其构想出的实证主义的理论体系、方法和目标更接近于社会哲学。涂尔干通过《社会学方法的规则》将孔德的实证主义思想加以发展和具体化,进而概述出实证主义观。

从横向来看,早期的实证主义理论范式可分为两种基本类型,即有机论与机械论。前者认为社会现象就像生物机体的某种器官那样,在完整的社会体系实现着某种功能。后者将个人视为一种社会原子,而社会的组织与制度则是物理的或心理的机制。20 世纪 30 年代后,有机论逐渐演化为结构主义、功能主义等变种,机械论最终演变为行为主义社会学。从纵向来看,实证主义理论范式的发展大体可以分为两个阶段:古典实证主义(又称早期实证主义)与新实证主义(新实证主义又经历了现代与后现代两个部分)。第一阶段从 19 世纪 30 年代开始至 20 世纪初,即在机械论观念与进化论观念发生危机的时期结束。第二阶段约从 20 世纪 30 年代开始一直持续至今。在这一阶段,社会学的研究重心从欧洲逐步转向美国,1937 年帕森斯出版《社会行动的结构》开创了美国社会学理论研究的现代阶段,也标志着以实证主义为特征的美国社会学理论开始成为整个西方社会学理论主流范式。

二、实证主义理论范式的含义与特征

实证主义的基本特征可概括为:第一,社会科学在学科性质上和自然科学是一致的;第二,社会科学的目的和自然科学一样,是寻找和建立"规律";第三,社会事实是一种外在于人的客观存在;第四,整体主义的方法论。这也反映出以下实证主义理论范式的核心理论特点。

1. 本体论上的自然主义取向　指追求社会事实原来的自然状态而不要过分人为地干预。实证主义者承认自然科学方法论在社会科学中的正当性,坚持统一的科学观,认为社会是在自然之中的,社会现象与自然现象之间并没有本质的差异;社会科学研究对象与自然科学研究对象一样,都是纯客观的;社会现象背后存在着必然的因果规律,在自然科学中运用的那些方法在社会科学中同样适用。因此,可以仿效自然科学将社会学建设成一门类似自然科学的精密学科,即用自然科学的方法论来研究社会现象。

2. 认识论上的经验主义取向　指重视经验和感性资料在社会认识中的重要作用,坚持认为社会研究的逻辑方法是假设演绎法,科学假说的陈述必须由经验事实来检验,理论只有在得到经验证据的完备支持时才是可接受的。这些经验证据可以是个人的,也可以是群体的或他人的,借鉴他人的经验,才能获取现有的知识。因此,实证主义者主张研究结果必须由经验所证实,从而得出结论。

3. 方法论上的整体主义取向　指强调只有研究社会整体的本身才能理解社会整体的部分。因此,主张在研究某个特定问题时反对孤立地研究这个问题,而主张将问题放到整个社会之中加以认识与理解。

三、实证主义理论范式对质性研究的影响

实证主义对于质性研究的主要影响是保证质性研究的真实性,具体体现在以下几个方面。

(1)按照实证主义的观点,研究客体不依赖于研究者而独立存在,不受主观价值因素的影响;事物本身具有其内在的、固定的、可以重复发生的规律,事物的量性维度可以用来考察事物的本质。社会现实不是随机的,而是有着固定的模式与秩序的。为了发现唯一的现实,研究者必须保持完全客观,研究者的价值观、情感和个人感知不能影响测量。正如劳伦斯·纽曼所提出的观点——"社会与自然是真真实实地存在于'那里'的,并等着人们去发现"。

(2)事物内部和事物之间存在着逻辑因果关系,对事物的研究就是要找到这些关系,并通过理性的工具对它们加以科学论证。研究者必须使用一套既定的工具、方法、程序获得对研究对象的认识,即以严谨的逻辑推理法则为根据,通过发现因果关系,解释、说明涵盖于社会生活的特定观察的一般性因果法则。这些法则的运用是根据严谨的逻辑推理进行的,是研究者以演绎逻辑将因果法则与社会生活中所观察到的特定事实加以联结。

(3)实证主义者认为社会科学的任务主要在于说明"社会现象是什么",而不是"应该是什

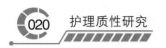

么"，或者"必须是什么"，进而诉求于整体主义的方法论，力求确立"价值中立"的原则。即强调对社会现象进行整体的探究，而不是对其中一些孤立的变量进行调查。如涂尔干认为，社会科学不是研究个别人和个别事件，而是研究普遍的社会现象，这些现象是在各种社会力量作用下产生的客观事实，它们是受一定的社会规律支配的。社会事实是存在于人们自身以外的行为方式、思想方式和感觉方式，同时通过一种强制力量施加于个体。

实证主义理论范式的局限性主要表现在：倾向于把纷繁复杂和变动不居的社会生活现象还原成几种因素的互动关系，导致质性研究中以模式或变量的互动关系取代真实的社会存在；强调社会科学研究中的一切现象都应量化，而对社会行动主体的人之生命的意义和评价采取任意量化处理；主张社会科学研究要保持客观性、中立性，反对把主观情绪和价值因素带入研究中去。

四、后实证主义理论范式与质性研究

后实证主义者认为客观实体是存在的，但是其真实性不可能被完全描述，即客观真理虽然存在，但是不可能被人们完全证实；在认识论上，后实证主义者认为我们所了解的"事实"只是客观实体的一个部分或者一种表象。研究就是通过一系列细致、严谨的手段和方法对表象进行"去伪求真"，从而逐步接近客观事实。陈向明认为可以将后实证主义分为"唯物的后实证主义"和"唯心的后实证主义"两类。前者认为事物是客观存在，不以人的主观意识而有所改变，由于目前人的认识能力有限，不可能认识其真实面貌。持这种看法的人一般采取"文化客位"的路线，从自己事先设定的假设出发，通过量性或质性方法进行探索研究。后者认为客观事实客观地存在于研究对象那里，如果采取"文化主位"的方法便能够找到客观事实。他们大都采用质性研究方法，到实地自然情境中了解研究对象的观点和思维方式，然后在原始资料的基础上建立理论。

后实证主义范式指导下的研究，重视运用直觉判断和个人洞察力获取知识的思维方法，关注个人的主观感受，认为社会现象实际上为个人主观经验。因此，以个人的感官和良知来研究事物，探讨个人的主观经历、表现出来的意义和语言解释等。

第二节　解释学

案例

晚期癌症患者生命意义寻求的质性研究

本研究将采用"诠释学"研究方法。选择依据为：①关心的是人经验的意义，适合于研究主题涉及过程与人内在经验的研究。发现生命意义是一个持续的过程，追求生命意义是癌症晚期患者的生命经验。②强调了解文本时，不可忽略其所处的背景。对生命意义的理解，亦不能离开一个人的生命背景和时空背景。

本研究同时结合诠释学哲学思维与重要原则"前见"和"诠释学循环"。

1. 前见　诠释学研究中的前见包括研究者的价值观、与研究主题相关的生活经验与信念及对研究主题持有的背景知识等。在进入研究前及在研究过程中，研究者要能持续反省前见。理解文本时,理解者总是把自己的思想参与进去。只有让理解者自己的前提发生作用,理解才是可能的。且解释、理解首要的、不断的和最终的任务是不让向来就有的前有、前见与前把握以偶发奇想和流俗之见的方式出现,从而确保课题的科学性。

2.诠释学循环　研究者无法宣称对文本已获得完全的了解,亦即诠释学循环具有开放性。研究者在诠释学循环中,永远都可能对文本有新的更丰富的了解,因此,研究者只要对主题做出合理的可接受的解释,便可停止纳入研究对象。基于此,本研究不设定预计收取的样本数,也非以新的研究者无法再提供新资料为停止纳入研究对象的标准。

研究者与研究参与者之间具有开放性关系。研究者是在"我-你"关系下对研究参与者进行了解。"我-你"是指研究者不仅要专注倾听研究参与者的诉说,也要知道自身的前见是有限制的,且可能是错误的,因此,在倾听到不同声音时,要接纳、愿意改变或不断修正原有的前见,即研究者不会将自己的前见强加于研究参与者身上,而是持续倾听研究参与者都说了些什么,是一个接纳、不断修正的对话过程。

[来源:明星.晚期癌症患者生命意义干预方案的构建与应用研究[D].上海:中国人民解放军海军军医大学,2013.]

上述案例涉及的研究理论是诠释学,又称解释学,旨在挖掘富有创造性和启发意义的思想和观念,刺激人们不断地反思和探索,更加深刻地理解社会生活并积极地参与其中。因此解释学非常关注某些特定事件或过程所拥有的独特价值与意义,关注社会行动者的动机与意图。因此,解释学对质性研究产生了重要的影响。

一、解释学理论范式的形成与发展

解释学是西方一支源远流长的哲学流派,最初是作为一种解释技艺出现的。从词义上看,"解释学"(hermeneutics)源自希腊文"Herminiea",也译作"阐释学""释义学""诠释学"。解释学的发展可分为两大时期、四个阶段。两大时期是前哲学解释学时期和哲学解释学时期,其中前哲学解释学时期是局部解释学阶段,哲学解释学时期又可分为施莱尔马赫的心理主义(方法论)解释学、狄尔泰的生命哲学(历史文化)解释学和伽达默尔的辩证法解释学三个阶段。这些解释学都分别对不同的精神分析学说产生了重大影响。

最早的解释学是指向某些特定的领域(如宗教和法律)等,以特定的文本(宗教经典、法典或文学作品)为解释对象,与特定的实践活动(如牧师和法官等的职业活动)密切联系的一种解释技艺及相关的规则和方法,因而可以看成是一种特殊解释学或局部解释学。

到了18世纪末19世纪初,德国哲学家施莱尔马赫第一次把解释学引入哲学,将其研究的重心放在理解本身,而不是被理解的文本上。施莱尔马赫首先使解释学摆脱局部解释学的偶然性和一切教义方面的偶然因素,使之成为一门关于理解和解释的一般学说,即包括各种解释规则的一般方法论(与自然科学方法论——实证方法论相对应的人文科学方法论)。这样一来,解释不再仅仅是一种方法,而且还具有认识论层面的意义,进而奠定普遍解释学或一般解释学的基础。施莱尔马赫是第一个为解释学奠定系统的原则和方法论的学者,在他看来,解释学是一种技术,这种技术的法则只能依据一种积极的和正面的公式而沉思出来。所谓积极的和正面的公式,是依据研究对象的言谈而获得的既是历史的又是直觉的、既是客观的又是主观的意识重建过程。理解和解释的过程就是语法解释和心理解释相结合的过程,解释者必须迈出自我的圈子,尽可能排除理解过程带来的一切主观性的因素,以便克服与作者之间的心理距离,从而达到理解和解释的客观性。

之后,德国哲学家狄尔泰提出把解释学确立为精神科学普遍的方法论基础。狄尔泰与施氏单纯注重对文本的解释不同,更加关注对历史的理解,将解释学纳入历史主义的背景中。他认为,文本是部分,解释者自身的全部历史文化背景是整体。这样,狄尔泰就进一步将解释学从语法、心理和历史文化背景三个方面加以融贯,并用"生命"把它们联系起来,使解释学达到了一个新的理论高度。他指出,解释者要解读一个历史文本,就应放弃已有的观念或偏见,以便进入作品,了解作者的原意,换言之,就是要把握原文本的"客观精神"。而人只有置身于自身和他人的生命之流的融合之中,才可能有真正的理解。

海德格尔认为,一切解释都是在前理解的基础上所达到新的理解,而这些理解本身就是对"存在"意义的探寻,强调对"此在之存在"的生存论分析,进而完成哲学解释学的本体论转向。哲学解释学的真正问题不是"存在如何理解",而是"理解如何存在"。

20 世纪 60 年代以后,以德国哲学家伽达默尔的诠释学著作《真理与方法》的发表为标志,学者们认为实践是在反思基础上最广泛意义的生活。文本没有固定的客观意义,其意义只能存在于具有历史性的不同理解中;解释者与文本是一种互动和共同发展,即互为主客体的关系;理解是在特定的语境中进行的,理解主体和对象都有历史性,二者都内在地镶嵌于特定的历史语境中,不考虑历史语境而追求纯粹的客观性根本上就是一种不切实际的梦想。

从上述解释学的发展历程来看,它越来越重视历史文化因素和人的主观因素的作用,但将来解释学的发展必然是客观论与主观论、反映论与建构论、普遍性与相对性有机辩证的结合。从这一观点出发,可以把解释看作是这样一个辩证发展过程:文本→发问→预期性解释→验证→新的解释……以此往复,解释不断深化,新意义不断呈现。若用它来描述科学研究,则科学研究呈现这样一个演进过程:现象→发现或提出问题→假设(理论)→验证→(较成熟的)理论……即人们在对现象观察的基础上提出问题,然后对问题提出解释性或预测性的假设(建构理论),并用实证方法验证假设,最后对假设进行调整、完善或否定,建构较为成熟的理论。

二、解释学理论范式的含义与特征

狄尔泰指出,精神科学不同于自然科学,理解活动并非是一种单纯的心理活动,而是包括概念和判断在内的认识对象的过程。即理解是通过人类历史中可以观察到的事实,达到感官所不及的地方,由外在的客观实在去探究内在的精神世界,从而认识由人类自己创造的社会和历史的本质,即历史理性。解释学理论范式所具有的特征包括以下几方面。

1. 与实证主义理论范式强调"价值中立"相比较,解释学理论范式认同"价值介入"的观点。他认为研究者做不到严格的"价值中立",研究者在科学分析的过程中应保持价值中立,但是在选择研究的问题时,研究者的价值不可避免地要作为研究的潜在基础。

2. 认为社会世界与自然界不同,它不能脱离个人的主观意识而独立存在。社会世界由充满了主观意义的无数"象征符号"所构成,而这些"象征符号"的意义正是由个人的经验或主观意识所赋予,随个人对它的理解的不同而不同,故不可能像研究自然界那样来研究社会。一份解释研究报告读起来比较像一本小说,或是一本传记,而不是一个数学证明。对社会背景的解释分析,就像解释一部文学作品那样,具有内在的连贯性并且植根于文本,只不过更加重视研究者认为有意义的日常生活。换言之,解释理论正是借助于揭示日常生活中人们所使用的意义、价值、诠释框架和生活规则,让读者感受到另一个人的社会现实。

3. 一般都倡导社会唯名论和方法论个体主义的原则。解释学理论范式认为社会不是一个独立存在的实体,而是无数个人的总和。因此,解释学首先把对个体行动的体验和理解引入研究中,将社会行动作为研究对象,认为个体才是社会行动的真正主体,只有通过把握人的行动动机才能"理解"社会现象的"主观意义",不能先撇开个体去研究所谓超越于个体之上的"社会"。社会、文化、结构、制度等的存在及其变化必须由个体的行为来加以说明。要了解社会就必须先了解社会的个体。因此,对社会的研究路径不应是从宏观整体出发再下降到微观个体,而应该是从微观个体出发逐步上升到宏观整体。

三、解释学理论范式对质性研究的影响

解释学研究的取向是对人们如何创造与维持他们的社会世界有所理解并给予诠释,所重视的是对社会现象的诠释性理解。研究者也正是通过直接详尽地观察在自然环境下的人们,对具有社会意义的行动进行系统的分析。因此,解释学在以下三个方面对质性研究产生影响。

1. 确认"理解"是质性研究的一个主要目的和功能　"人"既不是一个"实物",也不是一个"概念",对人的研究是要通过研究者的"阐释",回答以下关键问题:人们如何体验到这个世界? 他们创造、共享意义吗? 解释学理论范式假设人类的经验或现实,有可能存在多种不同的诠释,人们在日常社会互动中建构意义并创造诠释,由此组成社会现实。

2. "理解"是在研究者的阐释意图与解释对象之间的循环互动　"解释"要受到历史、文化和语言各方面的制约。即在具体的解释开始之前,研究者的前有、前见(预先看见的)、前设(预先假设的)等已构成前"理解"的结构。

3. 确立"理解"中参与者之间的主体间性　社会生活是建立在社会互动与社会建构的意义体系之上的,而人们拥有的是对现实的一种内在的经验感觉。我们每个人正是通过间接的方式,最初是手势、声音和行动,从外在符号走进隐藏着的内在生活。德国哲学家哈贝马斯指出,主体间性是"在互动参与者就世界中的事物达成沟通的人际交往中,能够从他人的视角与作为互动参与者的自我建立联系并形成精神沟通的过程",是作为主体的自我和作为主体的他人之间的沟通与交流,是主体与主体之间理性的语言交往与实践互动。具体来说,"主体间性是主体间关系的规定性,指主体与主体之间的相关性、统一性、调节性",是主体与主体之间在相互交流、相互沟通、相互影响中呈现的内在联系。

第三节　现象学

现象学既是一种哲学也是一种科研方法,目的是探索和描述人类的日常生活体验,以了解其含义。以现象学理论范式为理论基础的深度访谈,以及随后发展起来的常人方法学的"谈话分析"极大地丰富了质性研究的理论和方法。

一、现象学理论范式的形成与发展

胡塞尔在1900—1901年出版了著作《逻辑研究》,第一次使用现象学这一概念,之后现象学成为20世纪欧洲大陆影响广泛的哲学运动,《逻辑研究》也成为现象学运动的奠基性著作。学者们一般认为,最广义上的现象学运动可以划分为两个圆周:第一个圆周由《逻辑研究》的发表起,至胡塞尔1938年逝世,前后30多年,是胡塞尔本人身临其中的现象学的发展时期;第二个圆周则是指胡塞

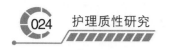

尔去世后现象学运动至今为止的发展。

1901 年胡塞尔来到哥延根,周围很快聚拢一批有志于现象学的青年学者。到 1904 年,现象学作为一个哲学运动已正式形成。1913 年在胡塞尔主编的《哲学与现象学研究年鉴》第一卷出版时,第一批现象学的代表人物得以崭露头角。马克斯·舍勒的《伦理学中的形式主义与质料的伦理学》是这一时期除胡塞尔的著作之外富有影响力的现象学经典著述。1916 年胡塞尔前往弗赖堡大学任教,现象学运动的中心逐渐转向弗赖堡,现象学运动的第一圆周的第二阶段便由此开始,涌现出该阶段的代表人物:海德格尔、卡尔·洛维特、伽达默尔等。海德格尔于 1927 年发表的《存在与时间》是这一阶段的重要代表作之一。第三阶段现象学运动的中心人物从胡塞尔转到海德格尔。阿尔弗雷德·舒茨于 1932 年出版《社会世界的有意义构造》一书,系统地提出社会现象的纲领并成为社会现象学的经典著作,直接影响了常人方法学的理论取向。

二、现象学理论范式的含义与特征

现象学要求直接、明证、原本地把握绝对真理,培养"排除成见""面对事实本身"的态度。现象学社会学在肯定对意义、生活世界和常识世界研究时,特别强调对常识实在的研究,认为我们的生活世界是常识的潜在的典型化,认为生活世界的典型化是建立在主观意义基础上的,分为初级建构和次级建构。社会世界由生活于其中的成员运用一系列客体典型化的形式,把日常世界解释成一个有机的意义系统。人们是通过一系列决定他们的行为、行动、目的、行动方式的常识建构,事先限定和解释社会生活世界。初级建构即典型化使用常识形式来解释它形成日常知识,包括行动者的个人经验,构成被认为是自然的理解世界的方式。因此,初级建构是从旁观者角度做研究,而在行动者关于社会因果的建构基础上来建构则是次级建构。

基于上述分析,归纳出现象学理论范式的一些基本特征。

(1)事实、材料和事件是相对客观存在的。与自然世界不同,社会世界或者生活世界包括直接经验的世界,同时代人的世界、前人的世界和后人的世界,是一个意义性构成的世界,是人们在其所度过的日常生活所直接经验的主体间的文化世界。每一个社会行动或社会现象都有其特定的含义,这些意义构成人类社会的本质,即生活于其中的成员运用一系列典型化的形式,把日常世界解释成一个有意义的系统。

(2)社会世界的研究者与自然世界的旁观者相比,他们与研究对象之间的关系是不同的。故社会科学家的观察活动不仅是对现象的观察与解释,还需要理解,从而解释社会世界的意义结构。关心的是为什么理解,理解如何可能,以及如何理解等,强调从生活世界出发理解主体间性问题。

(3)生活世界是由不同意义构成的一个世界,社会成员以此作为参考构架来理解和解释社会现象。具体地说,人们对于日常生活的理解是利用人们自身的"库存知识"来进行的,库存知识的内容又来自于人们在日常生活中直接或者间接的经验。其中的逻辑则是,人们通过"类型化"来组织利用库存知识,形成其社会世界建构的图景的基础。

三、现象学理论范式对质性研究的影响

现象学理论范式强调对生活世界"主体"分析,树立一种新的更全面的科学观。现象学研究通过分析研究对象中的内外成分并提炼其中的要素,探索各要素之间和各要素与周围情境之间的关系,从而获得对生活经历的深入认识和了解。现象学哲学方法的核心观点是认为人类体验具有深远意义,在认识社会现象时要具有开放性和深入性,并做整体考察以找寻现象间的关联,探索生活

经验的本质。现象学研究方法与护理学中的整体观念有相重合的部分,因此在护理研究领域中被广泛应用。具体表现在以下 4 个方面。

(1)现象学强调研究人们的主观经验及对它的诠释,亦即这些主观经验的意义。对于质性研究来说,尽管外在世界是存在的,但只有当我们意识到时才有意义。在现象学中,外在世界只能是显像(appearance)和经验,我们唯有通过感知才能把握它。因此,外在世界只能存在于视觉、听觉、触觉、味觉及嗅觉的感觉材料中。

(2)现象学强调要把先入为主之见"放入括号"。现象学认为,人们在生活世界中往往抱有一种自然态度,这样的自然态度会妨碍我们对主观经验及其主观诠释的理解。研究者在采用质性研究方法尤其是参与观察的时候,先入为主之见是必须要注意和警惕的。

(3)现象学强调通过研究对象的眼睛看世界。对于质性研究来说,研究者不能从外在世界的情况如何来推论人们的主观经验及其主观诠释,而只能从研究对象自己的角度去理解他们的主观经验及其主观诠释。

(4)现象学强调在一定的背景中进行研究。这样的论述提醒质性研究者,对人们主观经验及其主观诠释的理解不能离开他们所处的环境,包括他们个人的生活历史,或"生平情境",以及他们与其他环境因素的互动。

第四节　建构主义

建构主义理论范式认为质性研究必须建立在自然的情境中,才能捕捉行动背后所隐含的意义。研究者的主要目的不在于找出日常生活中各种现象或行动的真实本质,而在于从研究对象的角度来说明与诠释这些经验和行动是如何被建构的。

一、建构主义理论范式的形成与发展

"建构"一词通常表示"由……建造、制作、构成"等含义,建构主义则具有特定的学术内涵。零散的、不系统的建构主义思想和实践古已有之,在苏格拉底著名的"助产术"和柏拉图的理念论中,都包含知识来自于人类思维建构的观念。近代西方哲学中的认识论转向和启蒙运动促进建构主义思想在哲学中的萌芽,以康德、维科和黑格尔等为奠基人。20 世纪 20—30 年代以后,建构主义正式出现。

康德提出知识是以先天的理智范畴来综合众多的经验材料而得到的一种思维判断,认为知识不是从世界中发现和识别的,而是建构的。意大利哲学家维科认为,人类通过思维结构观察自然世界,但并不能真正理解它。然而,人类可以理解人造世界,如政府、哲学、历史、法律、宗教、诗歌、艺术、道德甚至数学。黑格尔则提出,现实世界就是在绝对理念实现自我的辩证运动中产生的。在黑格尔之后,建构主义思想不同程度地散见于各哲学流派,尤其体现在新康德主义思潮和解释学当中。伴随 19 世纪末的学科分化,许多领域都出现不同形式的建构主义。很多学者从不同角度探讨建构主义的形式与分类:从个体与社会的关系可分为"个体认知建构主义"(主要是心理认知层面)和"社会建构主义"(或称"社会建构论",强调社会因素或文化研究领域);按程度可分为"温和建构主义"和"激进建构主义"等。

建构主义思想主要体现在以下两条脉络中：首先是一种对社会现实、社会世界的建构观点；其次是具体知识的社会建构，如符号互动论关注个人之间的互动及由此形成的社会关系与互动模式。科学知识社会学则强调用科学本身的方法分析和研究科学和科学知识，着力于探究知识与其他社会或文化存在的关系，对知识的内容进行社会学分析，认为知识（多指社会科学知识）在某种尺度上是社会的产物，即思想的社会决定。

二、建构主义理论范式的含义与特征

建构主义强调我们观察到的所有东西都是"人造的"，进而主张理论亦是相对的、具有历史的特殊性，事物的价值和意义亦是文化的、历史的。我们理解世界的方式、我们所使用的分类与概念都是具有文化与历史特殊性的，其产生与发展有赖于特定的社会设置和社会场景。因此，用以描述世界的词语都是一种社会建构，一种文化、符号和人们之间历史互动的产品，即人们共同建构他们生活于其间的现实。对于后实证主义，建构主义强调现实或真理是在"这里"，即人们头脑之中，而不是在"那里"，即独立于人的存在。在建构主义者看来，人们应该考虑价值、意义和意图对于理解人类行为与社会脉络的重要意义，即现实和知识都是社会建构的，不是"个人的建构"，而是"共同的建构"，即从共同体那里获得知识、体验和思想渊源。至于建构的过程，可以理解为经由互动过程和社会实践，人们在其共同生活和日常互动之中创建知识。即知识是在社会互动与社会过程之中不断地创造、维持、解构与重构，本身亦是一个过程，并且是一个没有终结的过程。在此过程之中，尤其需要重视作为一种社会实践的语言与话语体系。当人们相互交流之时，世界即被建构，现实则经由叙事、谈话和故事构成不同的话语体系。

总结以上的论述，我们可以归纳出建构主义的 3 个主要特征。

（1）在本体论上持相对主义的态度，即现实具有地方性的特点，是具体被建构出来的。所谓"事实"是多元的，因历史、地域、情境、个人经验等因素的不同而有所不同。因此，建构起来的"事实"不存在"真实"与否，只存在"合适"与否的问题。我们只可能判断某一个行为或一种想法是否达到了自己的预期，而无法知道它们是否"真实"。

（2）在认识论上主张交往互动。研究者与研究对象之间是一个互为主体的关系，研究结果是由不同主体通过互动而达成的共识。意义存在于研究者与研究对象的关系之中。正是经由研究者与研究对象在其日常生活之中的社会互动创建意义和知识。

（3）方法论上的阐释与辩证取向。研究者要做的不是进入研究对象的头脑，而是通过反思，"客观地"审视和领会互为主体的"主观"。研究是一个交往各方不断辩证对话而共同建构研究结果的过程。这样的过程不是为了控制或预测客观现实，也不是为了改造现实，而是为了理解和建构——在人与我之间、个体和世界之间、过去和现在之间建构起理解的桥梁。通过主体之间的理解，人类将扩大自身描述和解释事物的认知结构和叙事话语。

三、建构主义理论范式对质性研究的影响

建构主义对现存知识质疑，不赞成简单地根据专业术语进行分类、类化、治疗和介入，同时社会建构主义自身的开放性和反思性亦提供了重要的对话实践，有利于不同群体之间的交流与合作，从而建立一个包容性社会。

对于质性研究来说，建构主义所强调的不带"偏见"的理解实际上是对研究者的一种提醒，看到人和社会的相互性和交往性，注意到研究者在理解中的能动作用，使研究成为一种发展生成的

过程,或者说是一个复杂的社会建构过程。因此,建构主义理论为质性研究提供无限广阔的空间和可能性,但建构主义同时认为,一切都在流动之中,只有此时此刻才是"真实"的——该观点无法提出一套可供后人遵循的方法原则,且无法设立任何衡量研究质量的标准,这是该理论的局限性所在。

第五节　批判主义

批判主义理论认为,现实中存在矛盾,矛盾使事物变化,形成否定之否定。实体是一种实现的过程,而不是事物的现实状态。社会现实与社会思想之间存在辩证关系:人同时是认知者和行动者,社会既是认知的对象,也是意志和行动的对象,社会现实本身就是由人的行动及其后果构成的。因此,批判主义理论提倡交往的、主观的认识论,研究结果受到价值观念的过滤。该范式承认客观现实的存在,同时认为"现实"是历史的产物,在历史发展的过程中受社会、政治、文化、经济、种族、性别等因素的影响。研究者的价值观不可避免地会影响研究对象。研究的目的是通过研究者与研究对象进行互动,以唤醒研究对象在历史过程中的真实意识,寻求社会现实的变革可能。

一、批判主义理论范式的形成与发展

追溯批判理论的发展历程,可区分广义与狭义两种:狭义的批判主义理论专指法兰克福的社会理论;而广义的批判理论则包括法兰克福学派的批判理论、后现代主义、多元文化主义、文化研究等当代具有批判取向的各种社会理论。法兰克福学派是指以1923年在德国法兰克福成立的"社会研究所"为核心的一批研究马克思学说和现代工业社会的学者形成的理论流派,其发展过程大体上经历3代:①20世纪30年代至第二次世界大战前为创立和形成"批判理论"阶段,代表人物有霍克海默、阿多诺、马尔库塞等人;②战后至20世纪60年代末过渡到"否定的辩证法"阶段,其中最有影响的是哈贝马斯;③1969年以后,法兰克福社会研究所逐渐解体,批判理论的主旨仍以不同的形式保持在新一代的理论家的著述中。马克思作为批判理论的创始人,他用以洞穿"法定的"社会世界的静态表征的核心术语是历史性,即社会模式的历史流动性。社会的历史性意味着过去与现在的社会模式是可以通过受压迫阶级的协调一致的政治行动与社会努力加以改变的,不存在像"自然法则"那样不可改变的"社会法则"。霍克海默作为批判理论的首脑人物,法兰克福学派的创建者之一,继承和发展马克思的批判理论。阿多诺在1966年发表的《否定辩证法》一书中,将"否定辩证法"视为一切可能的社会认识之基本原理,认为不同的研究社会的模式具有极大的差异,以社会总体及其运动的规律作为研究对象,社会以洞察"像交换关系这样的基本的结构"作为研究方法;而研究社会个别现象,就是要"单纯地确立事实"。哈贝马斯是法兰克福学派第二代至第三代最为重要的人物之一,他提出,人类全部理性可以划分为3种基本知识,即验-分析型知识、历史-解释型知识和批判型知识。3种知识分别反映人类的3种基本旨趣:技术、实践及解放的认知旨趣。因此,科学成为一种意识形态。

随着社会批判理论自身的发展及当代各种社会思潮的不断涌现,后现代主义、多元文化主义、文化研究、后结构主义和后现代思潮的崛起,在一定程度上进一步推动了批判理论在当代的发展。

二、批判主义理论范式的含义与特征

批判主义理论的"批判"隐含着双重的意义：一是对方法的内在批判，即提出任何的主张、论点，必须在理论、资料收集和语言论述三者之间取得内在的逻辑一致性；二是对社会现象本质之逻辑思维的怀疑。批判主义的主要假设是认定事物的本质在于现实的否定之中。批判主义理论着眼于分析现存社会的矛盾，否定的切入点或批判的视角扩展至整个社会，如文化、语言、技术、意识形态、合理化过程等。总的来说，批判理论具有如下几个方面的特征。

（1）把批判视为社会理论的宗旨，认为社会理论的主要任务就是否定，而否定的主要手段是批判。批判的对象包括文化、世界观、意识形态及相关制度等。

（2）认为知识不只是对于"外在"于那里的"世界"的被动反映，而是一种积极的建构，相信社会是以历史性（对于变化的敏感性）为特征的，认为"过去"与"现在"不可能原封不动地变成"未来"。

（3）采取把日常生活与更大的社会结构相联系的方法来分析社会现象与社会行为，注重理论与实践的统一。批判主义理论主张具体的否定，不仅要把理论与实践统一起来，而且要倡导人们为自己的解放负责，进而寻求改革真实社会世界的可能。

三、批判主义理论范式对质性研究的影响

反思科学是批判的社会科学的一种类型，特别注重研究者和研究对象之间的一种对话。正是通过这样的对话进一步确定反思科学的特征，表现在以下4个方面。

（1）研究者与研究对象的互动所产生的干扰有助于揭示和更好地说明社会生活。

（2）研究者在特定的情况中，可以采用研究对象的视角，但并不能仅仅停留于此。研究者将个体研究对象的多种视角和特定情况结合起来，并将它们聚合到更广的社会过程中。

（3）研究者在从内到外研究社会世界的同时（从研究人的主观看法开始研究），还要从外到内研究（从影响人们的外在力量的视角开始研究）。

（4）研究者总是不断地建构和重构理论。这样的重构是在与研究对象的对话中进行的，同时也是在科学共同体中其他研究者的对话中进行的。

小结

本章主要介绍了质性研究的基础哲学理论内容及其与质性研究方法的关联特征。质性研究不是来自一种哲学、一个社会理论或者一种研究传统，而是受到多种不同社会思潮、理论和方法的影响。在质性研究中也存在很多不同的建构理论的方式，研究者因个人所受训练的流派不同、看问题的方式不同、研究的情境不同，都可能采取不同的对待和处理理论的方式。一名好的质性研究者，应对多种哲学基础理论的进展有一定了解，这样才能更好地理解质性研究的世界观，掌握质性研究方法的内在特点。

精读（在线推送）

（一）完成文献阅读

文军，蒋逸民. 质性研究概论［M］. 北京：北京大学出版社，2010.

请阅读该书第二章。

（二）在线学习任务

观看《护理质性研究》第二章讲座视频。

思考题（学习通、在线平台均可完成）

1. 批判主义理论与质性研究有什么内在联系？请举例说明。

2. 解释学与现象学的内在联系有哪些？

参考文献

[1]陈向明.扎根理论在中国教育研究中的运用探索[J].北京大学教育评论,2015(1):2-15.

[2]周云仙.护理质性研究理论与案例[M].杭州:浙江大学出版社,2017.

[3]许云平.主体间性理论视域下大学生闲暇教育的实施路径[J].云梦学刊,2022,43(5):120-124.

第三章　现象学研究

▓▓▓ 重点提示 ▓▓▓

识记　①能正确说出现象学研究的概念及适用情形。②能列举现象学研究的常用类型及其特征。

理解　①能根据临床实践需求提出护理现象学研究的应用情境。②能比较描述性现象学研究与解释性现象学研究的异同点。

运用　①能根据所学知识,提出一个现象学研究题目,并说明依据。②能够对相关文献进行初步评判性分析。

斯普拉德利(Spradley,1979)曾说:"我想从你的视角来探索世界,我想以你熟知的方式来了解你的所知。我想知道你经历的意义所在,穿着你的鞋走路,以你的感受来感知事物,以你的解释来诠释事物。你愿意成为我的老师并帮助我理解吗?"这是现象学研究者致力追求的态度。那么具体是什么态度呢?

第一节　现象学研究的概念及适用情形

一、现象学研究的概念

现象学由德国哲学家胡塞尔在20世纪初创立。现象学既是一种哲学理论,也是一种方法。哲学是指胡塞尔创建的哲学流派及其追随者形成的哲学理论,是一种表象的科学,描述某一种现象或一件事情的外表,并以哲学的观点重新审视现象或事情的意义,从表象到真实,演绎出所见现象或事物的本质。该方法是一种用于人文社会科学研究领域的重要方法体系,主要用于探讨人们的生活体验,常以"经历某种体验意味着什么"(What is the essence of this phenomenon as experienced by these people and what does it mean?)的形式提出问题,是一种采用描述性和归纳性的方法寻找问题本质的学问。

目前对于现象学有很多解释,但尚未形成统一的认识。从方法论视角,有部分学者认为现象学是一组人员对某一概念或现象的生活体验意义的描述,有些学者认为现象学是对现象的探讨和描述,还有些学者认为现象学是描述体验的本质特征。尽管如此,学者们认同的现象学研究方法是针对某种特定的现象分析该现象中的内在成分和外在成分,把其中重要的提炼出来,并探讨各要素之间及各要素与周围情境之间关系的一种质性研究方法。通过现象学研究方法可以获得对生活经历的深入认识和了解。

二、现象学研究的核心概念

现象学有生活世界、生活体验、意识、现象学还原等一些重要的概念,可帮助学习者认识现象学的特征。

1. 生活世界　生活世界是现象学的一个重要概念,指的是人们日常生活的世界。这一世界已经存在,与经过思考、定义、概括、分类及理论化的世界是相对的。人就处于生活世界中,充满了体验、关系和世界观。生活世界包括日常生活习以为常的事物,如天气状况、如何选择衣服、怎样处理尴尬事件等。尽管每个人的生活世界有所不同,但若将其放在个人日常生活中去观察,那么他们的行为是可以理解的。

2. 生活体验　生活体验来源于生活世界,是人们在一定的时间、地点等特定情境中的当下体验,是现象学的核心概念,是现象学研究的基础。

3. 意识　意识是现象学研究的对象。它的基本结构是意向性,是指意识"指向"某物的活动。在现象学中,所谓探讨生活世界中的现象,其实质即为探讨现象在生活世界背景下开始呈现意识的事物。意识在某种程度上就表现为人的体验。如果一个事物的存在没有被人们所意识到,那么它便不会成为人们生活世界的一个组成部分。

4. 现象学还原　现象学还原,是指将人们带回到体验世界的意义和存在的起源之处。胡塞尔(1931)解释为"回到事物本身",是现象学研究的重要步骤。现象学还原对描述现象的研究者来说尤为重要,可以分为本质还原和先验还原。本质还原是指研究者回到使事物得以显现的意识活动现象中,以得到对本质直观的证明。先验还原是指研究者站在先验自我的位置上,对原始意识活动做出反思性描述。在研究过程中,实践现象学还原需要不断说明个人偏见、假设、理论、预想、先前想法等,防止对现象的看法和描述产生影响。

5. 悬置　悬置或分隔可实现现象学还原的步骤(胡塞尔,1931)。现象学认为,人们在生活世界中往往抱着一种自然态度,这种自然态度会妨碍人们对主观经验及其主观诠释的理解。悬置要求研究者尽可能地把有关某一现象的所有前认识(科学的、宗教的、日常生活方面等)放置在一边,放弃一切对外部世界存在的判断。使得研究者能够从参与者的视角出发,充分理解参与者的体验。悬置的目的在于突出意识本身,便于对意识现象展开进一步的研究。研究者可通过文献回顾、反思等策略来实现悬置。

6. 交互主体性　交互主体性是指人们在交往活动过程中,主体之间所表现出来的相互影响、相互作用的规定性。这意味着行动者背后的一套理论或价值观是来源于社会共享的意义世界,而非凭空制造出来的,是属于那个时代共通的交互主体性。例如,当你看到一幅画时,不仅要理解这幅画,而且要理解绘画的年代、画家本身的生活世界等。

7. 本质或要素　本质或要素(essence)是指与某件事的理想或某件事的真实意义相关的元素,也就是给予研究中的现象一般性了解的概念。

三、现象学研究的适用情形

现象学家最关心的是人类的体验如何,特别是哪些事物对人们来说至关重要、是什么构成人们的生活世界。因此,现象学广泛应用到心理学、护理学、教育学等人文社会科学领域。护理学强调

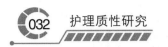

人际互动与关系,存在较多人类对健康和疾病的体验的问题,因此现象学研究方法在护理领域主要用于探究与健康和疾病有关的价值观、世界观等主观认识方面或生活体验的研究。比如应用现象学方法探讨各类患者的患病体验,如脑卒中患者疾病体验、四肢毁损伤保肢患者康复体验、慢性阻塞性肺疾病患者肺康复体验;探究照顾者的体验,如急性白血病患儿照顾者疾病获益感、ICU 患者家属的体验;探究医护人员的体验,如参与新型冠状病毒感染重症患者救治护士的真实体验、ICU 护士照护长期昏迷患者的真实体验等,或是探索与人类生活体验有关的现象,如恐惧、快乐、依赖、亲属活体肾移植供者的心理体验等。现象学是我国护理质性研究中常用的方法之一。

第二节　描述性现象学与解释性现象学研究

现象学已成为目前国内护理研究中最常见的质性研究方法。但在实际的应用中,现象学有很多的种类,比如胡塞尔的(超验)描述性现象学、海德格尔(Heidegger)的解释现象学、盖格(Giorgi)的现象学美学、范梅南(Van Manen)的存在现象学等,大家在查阅资料的时候也会发现不同的研究可能使用的方法有差异。目前护理文献中最常用的是描述性现象学和解释性现象学,这也是现象学的基本方法。

一、描述性现象学研究概述

描述性现象学又称先验现象学,是由现象学之父胡塞尔创立,胡塞尔会经常问的"How can we have knowledge of the world ?"是以胡塞尔现象学理论为基础。它强调"回到事物本身",主张从传统概念、理论、偏见及习惯思维中解脱出来,从最初看到的"纯粹"现象中认识事物。目的是描绘真实世界,试图描述呈现人们的经历而不加解释。

二、解释性现象学研究概述

解释性现象学,又称诠释性现象学,是由胡塞尔的学生海德格尔发展起来的,对理解、解释现象更感兴趣,是基于海德格尔的存在主义现象学理论。解释性现象学认为,现象学方法不是先验现象学的纯粹描述,而强调对现象进行解释,旨在通过解释来理解现象。强调人类现实的"情境性",任何人都无法隔离掉那些早已融入研究者大脑中的,引导研究者去思考一些具有研究价值话题的固有背景知识"行为。该流派反对回到事物本身,认为从本质上说所有的描述都是在解释,完全悬置是不可能的。

三、描述性现象学与解释性现象学的区分

描述性现象学更关注研究对象的生活体验本身,适用于揭示某现象的普遍本质。解释性现象学更强调一定的情境特征,针对特定人群关注其生活体验背后的含义,适用于解释某种情境下人类的体验和行为。主要从哲学基础、研究理念、研究方法论三个方面区分描述性现象学和解释性现象学。

(一)哲学基础

描述性现象学起源于心理学,强调认识论(epistemology),是基于认识论的基础上建立起来

的,现象的本质独立地存在于认识者和观察者之外,更强调认识的普遍性,认为所有经过某种相似经历的人都具有一种普遍的鲜明特征,关注的是人类意识所感知的体验,并对此加以描述。解释性现象学强调本体论(ontology),以本体论为哲学基础,其哲学理念可概括为存在于世(being in the world),更加强调客观实在的本质及世界中的存在,旨在理解人的"存在",认为个体与世界之间是共同建构的且相互依存。它关注的是人类本身及其生存环境,强调在对某现象充分理解的基础上,领会生活体验背后的含义,继而进行解释。

(二)研究理念

描述性现象学提倡"回到事物本身"的思维方式,最核心的研究理念是对现象进行"纯粹"的直观的把握,主张对普遍性本质的把握时应该彻底脱离一切背景和情景性的因素,以便于揭示现象的最基本的结构。

解释性现象学家认为描述性现象学家过度强调了描述的重要性,认为现象学研究的主要目的是理解和解释参与者的经历,其核心问题应该是关注人类生活经历的本质及其意义。因此解释性现象学拒绝对现象进行置身事外式的"纯粹"的描述,认为"人类的任何经历都与其所在的社会、文化和政治背景密切相关",主张通过可以包容与研究对象有关的背景知识及研究者个人的知识与观念等,即"解释圈"这一循环往复的过程来确保个人的先前知识与经验在现象学研究中的重要引导作用。海德格尔曾说:"任何人都无法隔离掉那些早已融入研究者大脑中的、引导研究者去思考一些具有研究价值的话题的固有背景知识。"

(三)研究方法论

两种方法的研究方法论,我们主要从资料分析方法、悬置及确保研究信效度的手段进行区分。

1. 资料分析方法　描述性现象学与解释性现象学在资料分析中存在明显的区别。描述性现象学研究的结果一般以"描述性文本"的方式呈现,即真实地描述对现象的观察与体验,不包含相应的解释。常用 Colaizzi 和 Giorgi 的现象学方法进行分析。

解释性现象学研究的数据分析实际上是研究者与参与者共同建构的过程,而且意义的产生是通过循环阅读、反思性的写作和解释而获得的,而且这一分析过程可以循环往复,直至最终对经历赋予明智性的意义为止。常用的分析方法是 Van Manen 的现象学方法。

2. 悬置　描述性现象学强调研究者应该采取"置身事外"的态度,遵守已有的严密的科学方法,以"局外人"的身份进行研究且始终要保持"超然"的态度,在整个研究过程中搁置自身偏见,并不将其纳入分析。

解释性现象学认为研究者与其所研究现象的假设和偏见不可分离,研究者应该以"参与者"的身份投入现象的体验与研究之中,并参与数据的收集与分析等整个研究的过程。而且,研究者应在事先确定的语境标准的指导下积极地与参与者合作,共同对现象做出合理的解释,因为只有双方的共同建构才使得对现象的解释具有意义。

因此描述性现象学文献交代整个研究过程中"防止偏见"的具体措施。解释性现象学研究需表明研究者持有何种偏见并表明如何将其融入分析结果。

3. 确保研究信效度的手段　描述性现象学研究为了确保能对现象进行不带任何先人之见的描述,要求研究者能端正其"纯粹"的研究态度,主动搁置一切个人知识与因素。同时,它还采用分析结构和"还原"等技术来增加研究的活力与信度。

解释性现象学研究为了确保研究的信度与效度,主张利用"解释圈"采取多阶段的多轮解释策略,允许经历中的意义单位不断浮现且得到反复的修改与整合。而且,在对数据的解释中,要紧密

结合研究者、参与者、研究的具体场景及其他一切相关信息等主客观因素,最终做出真实的综合性的归纳与分析。

综上所述,在哲学基础上,描述性现象学是基于认识论,解释性现象学是基于本体论;在关注点上,描述性现象学关注的是人类意识感知的体验,解释性现象学关注的是人类本身及其生存环境;描述性现象学的重点是描述,解释性现象学的重点是理解和解释;描述性现象学要描述人类行为、体验的一般特征,解释性现象学要解释某一特殊情境下人类的行为、体验。其区分见表3-1。

表3-1　描述性现象学与解释性现象学的主要区别

区分点	描述性现象学	解释性现象学
哲学基础	认识论	本体论
关注点	人类意识感知的体验	人类本身及其生存环境
研究重点	描述	理解和解释
其他	描述人类行为、体验的一般特征	解释某一特殊情境下人类的行为、体验

四、描述性现象学与解释性现象学的内在联系

胡塞尔提出了描述性现象学,胡塞尔的学生海德格尔则在现象学的基础上发展了解释性现象学,所以两者也存在一些共性。

(1)两种现象学研究流派在本质上都是一种描述性的和归纳性的研究。

(2)两种现象学都坚持以"回到事物本身"为其核心的思维态度与原则,重视参与者本人的视角、立场、感觉等。

(3)现象学研究关注的核心对象是人,核心问题是人在生活世界中特定情景下的某种体验的本质及其蕴含的意义,其终极目标是追寻其中的普遍本质,而且以描述性文本的方式尽可能真实地再现研究参与者的体验。

(4)两种现象学研究都具有无限延展性的特征,现象学研究应用范围很广,研究问题涉及人类社会生活的各个方面,也非常适合关注护理学领域与健康相关的各个方面,但是在应用中没有特别固定的研究模式,更多的是取决于研究者因各项研究的目的、视角、内容等因素而做出的个性化选择,因此更利于研究者开拓创新,也可以根据研究的需要对参与者的过去、现在、未来等进行延展或压缩。

综上所述,现象学研究中描述性现象学与解释性现象学存在明显的区别,但也有内在的联系,这也提示同学们在开展现象学研究时应明确地指出采用的是哪种现象学方法及为什么要用这种现象学方法,并在整个研究过程中前后保持一致,以更好地确保研究的信度和效度。

第三节 现象学研究的基本步骤

一、界定研究现象

研究现象指的是研究者希望集中了解的人、事件、行为、过程、意义的总和。与健康有关的人类经验都可以成为护理学研究的现象。如在临床护理方面,某类患者的疾病体验、照顾者的照护感受;护理管理方面,护士的职业倦怠感、职业期望;护理教育方面,护理学生的择业心态、实习感受、角色认同等。

明确以下问题可帮助澄清研究现象是否适合进行现象学研究。

(1)所选择的研究现象是否需要更深入地去澄清一些问题或者说需要进一步地了解? 如果关于该问题已出版或发表的文献非常少,则可能有许多要澄清之处。

(2)研究现象的最佳资料来源是不是需要个案分享她或他的生活经验? 是否能够提供最丰富、最具有描述性的资料。

(3)现有的资源有哪些? 个人的特点、知识、技巧、能力如何? 如何完成此项研究? 如何将此研究呈现给何人?

二、确定研究问题

研究问题来自于一定的研究现象。找到一个"有意义的问题",一个不仅对护理学科有意义,而且对研究者与研究对象来说都有意义的问题。正确确定现象学研究问题即关注体验。比如:"学生学习某一新事物的体验是什么?""与恋人分手后心里的感受是怎么样的?"而不是"这些学生是如何学习这一新事物的?""您与恋人是如何分手的?"

三、明确研究对象

并不是每个人都能主动自我反思,需要有目的地选择拥有丰富体验并提供丰富的、生动的、引起读者兴趣的体验资料的研究对象,需要经历过某一特定现象的人。研究对象选取最常用的方法为目的性抽样。

四、自省研究者的前设与见解

强调对研究者本人与研究问题有关的个人经历及自己对该问题的了解与看法进行反思,避免先入为主,做到"存而不论"。存而不论是一个研究者使自己消除或至少自己意识到自己对所研究的现象持有偏见、观点或假设的过程,有助于研究者用一种崭新的、开放的观点,不带入先前判断或太快地把意义强加在资料上,即悬置/分隔。需要注意的是解释性现象学不需要悬置前设。

五、资料收集

资料收集最常用的方法为深度访谈法和非结构性访谈。鼓励受访者用自己的语言表达看

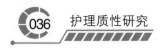

法,了解受访者自己认为重要的问题、他们看问题的角度、他们对意义的解释,他们使用的概念及表述方式。

访谈前准备:研究者本人作为研究工具,本身的训练很关键,在研究报告中应报告研究者具备了哪些能成为研究工具的资质。

六、资料分析

资料收集与资料分析同时开始。资料分析以明确主题与主体间的关系为目标,通过编码、分类、解释现象的实质与意义,提炼主题、要素或本质来完成。

现象学常用的3种资料分析方法为Colaizzi的资料分析方法(七步法)、Giorgi的资料分析方法(4个步骤)和Van Manen的资料分析方法(三大部分),见表3-2。

表3-2 3种现象学研究资料分析方法比较

比较项目	Colaizzi方法	Giorgi方法	Van Manen方法
特点	侧重于说明所有参与者体验的共同本质	需要先分析每个个案的经验本质,然后再综合所有个案的情境性结构描述,形成一个整体的结构描述	围绕现象,所有能用的资料都可以用于分析;首先从语源的追迹、惯用语句追迹开始分析资料
资料来源	观察、访谈资料	访谈资料	访谈资料,照片、日记、诗歌、散文、文学和艺术
优点	侧重于分析所有参与者的共同属性,有利于护理理论的开发	每个个案的经验本质都要分析,因此适合于研究参与者之间差异大比较时;初次进行现象学研究的人员适合采用此方法进行资料分析	比较适合于有照片、日记、文学和艺术作品等实存现象较多时,强调研究者必须充分自省自身对研究现象的前设与见解
缺点	初次进行现象学研究者运用起来比较困难	需要对每个个案的经验本质分别进行结构描述,由于相似的内容有可能反复地出现,读者在阅读研究报告时容易感到枯燥	由于用于分析的资料比较庞大,研究者很难做到完全分隔(bracketing)

虽然上述3种现象学资料分析技术略有不同,但是在从被访者的描述转化为研究者对被访者描述的步骤上存在共性之处。

(1)认真、反复阅读被访者描述的全部文本。

(2)识别被访者思想的变化,将文本按照思想的片段分割。

(3)在每个思想的片段,用被访者的语句详述重要的表达。

(4)用研究者的语言提炼重要的表达,以表达思想片段的中心意思。

(5)将有相似意思的思想片段汇总。

(6)针对研究现象本质初步综合汇总思想片段。

(7)最终对本质的综合。

七、结果的报告与写作

现象学研究法最终的报告为描述性的,常引用研究对象的原话描述其经历,来支持主题的内容;强调对研究现象进行整体的、情境化的、动态的"深描",适当地引用研究对象的语言;研究者要注意不要将描述型语言(即研究者对研究对象的描述)与分析型语言(即研究者对研究现象的分析)相混淆。

第四节　现象学研究案例分析

本节以发表在《中华护理杂志》,题名为《急性白血病患儿照顾者疾病获益感的现象学研究》的一篇文献为例进行深入分析,以解读现象学研究的应用案例。

一、研究背景

白血病是儿童时期最常见的恶性肿瘤,近年来随着治疗水平的提高,患儿的存活率提升,预后较成人好。但是长期、反复的化疗过程给患儿带来痛苦的同时,更给患儿照顾者带来了沉重的心理负担。随着积极心理学的兴起,人们发现疾病在给患者带来负性影响的同时,也有其积极作用。国外研究发现,癌症患儿照顾者在孩子患病过程中能够体验到多方面的疾病获益感,如个人有所成长、更加欣赏生活、人际关系增强等,而国内对疾病获益感的研究仍处于起步阶段,尤其针对急性白血病患儿照顾者疾病获益感的研究更少。本研究旨在运用质性研究中现象学研究方法,探讨在我国文化背景下的急性白血病患儿照顾者疾病获益感体验,为临床护理提供借鉴和参考。

这是开展现象学研究的依据,探讨在我国文化背景下的急性白血病患儿照顾者疾病获益感体验符合现象学研究要解决的问题。

二、研究设计

研究者采用目的抽样法,选取某三级甲等综合医院就诊的急性白血病患儿照顾者进行访谈。明确排除标准,样本量取决于访谈信息是否饱和。

目的性抽样法是做质性研究最常用的方法,要注意选取的研究对象需要对所要研究的问题非常了解,或者在研究对象中非常典型。样本量饱和的具体操作方法最好能够详细报告。

三、数据收集

采用半结构访谈收集资料,这也是质性研究常用的方法。半结构访谈方法最核心的是访谈提纲,这项研究的访谈提纲是在查阅国内外相关文献和课题组成员讨论的基础上,拟订访谈提纲初稿,选择2名照顾者进行预访谈,根据预访谈结果对访谈提纲初稿进行调整,最终形成的。

访谈提纲的制定比较严谨。相关的研究调查也显示通过文献分析是形成访谈提纲的主要来源,可以通过预访谈、咨询相关专家等进行修改,也可结合自己的研究情况制定访谈提纲。

访谈提纲的内容:①请谈谈您孩子患病给您带来的影响有哪些?②孩子患病的这段时间,您的内心感受是如何变化的?③孩子生病的这段经历,使您发生了哪些改变?对自身的认识有何变化?为什么会有这些变化?④您这些改变中哪些是积极有益的?⑤以后的生活中如果遇到困难,您觉得自己会如何面对?为什么?访谈提纲都是围绕照顾者获益感体验开展的,侧重于心理的感受和体验,符合现象学研究的应用特点。

资料收集的具体方法:研究者与研究对象提前约定访谈时间和地点,保证访谈环境安静、舒适、不被干扰,访谈过程中认真倾听,仔细观察受访者情感变化并做记录,每例个案访谈45~60 min,全程访谈同步录音。在开展访谈的时候,如何选择访谈的地点,访谈的时候有没有其他人在场,访谈的次数、要不要录音,访谈的方式是面对面还是电话、视频等,都会影响访谈的质量,所以要详细交代。此外,也要提前想好如何应对访谈中出现的一些问题,比如受访者哭泣时,应该如何更好地处理。

四、数据分析

资料的分析方法:访谈结束24 h内将录音资料转录为文字,采用Colaizzi分析法进行资料分析,运用Nvivo 11.0软件与人工分析相结合,认真通读材料,对反复出现的观点进行编码;将编码后的观点进行归类,摘录出与急性白血病患儿照顾者疾病获益感体验相吻合的且有意义的陈述,并进行归纳和提炼,进一步形成主题和主题群,进行完整的叙述;最后保证主题提炼的真实性和准确性,将所得结果返给访谈对象,进一步验证内容的真实性。

现象学资料分析方法最常见的是Colaizzi分析法。资料的收集与分析同步进行才能及时确定下次要访谈的研究对象,并明确资料是否饱和等。质性资料分析可以借助一些软件如Nvivo软件,但该软件只是辅助分析过程,帮助研究者高效管理数据,研究者必须主导分析过程。研究者也应意识到没有软件能够分析定性数据。质性资料分析普遍反应较难,很多学者需花费1个月甚至更长时间才能沉浸到资料中,在这一过程需要研究者非常专注,时刻思考和提炼主题。

五、研究结果

研究共提炼出人生哲学的变化、个人能力提升、感知多方支持、健康相关认知行为的改善4个主题,这些主题仍然是围绕着照顾者获益感,回答了研究问题。

以其中一个亚主题"珍惜当下"为例,孩子患病后在与疾病抗争的过程中,照顾者会发现一些原本被自己忽视的东西,并学会珍惜自己目前所拥有的(需要对亚主题先进行简单的介绍,明确什么是珍惜当下)。照顾者N表示:"以前关心的就是工作啊什么的,现在觉得孩子最重要。我现在学会了珍惜每一天与他相处的时间,只要他开心就好。"照顾者O也提到:"对的,一定要珍惜,珍惜朋友之间的感情,珍惜一家人在一起的时光,珍惜生命。"用两个照顾者的语言进行描述,支撑研究者所提炼的主题,这也是质性研究结果展示比较常见的格式,即对结果进行描述。

六、讨论

讨论部分是针对结果开展的,第一部分讨论急性白血病患儿照顾者能够在照顾患儿的过程中体验到疾病获益感,确定照顾者存在获益感并开展讨论;第二部分讨论急性白血病患儿照顾者疾病获益感对临床护理工作有重要的启示作用,提升研究的意义,画龙点睛,提升整个研究的实践价值。

综上所述,这个现象学研究是描述性现象学研究,是对现象的描述,还原现象本身,是最常用的现象学方法。可进一步对这篇文章进行评论,比如悬置,作者是否交代了如何悬置?是如何做的?这是分析描述性现象学比较重要的特征,也是区分描述性现象学与解释性现象学比较重要的一点。

小结

本章主要介绍了现象学研究的概念及适用情境,介绍了现象学研究中研究常见的类型即描述性质性研究和解释性质性研究的区别与联系,并阐述了现象学研究的步骤,开展了现象学研究的实例分析。通过学习上述内容,希望初学者了解现象学研究的意义和内涵特征,并在实施具体研究的过程中选择合适的现象学方法。

精读(在线推送)

(一)完成文献阅读

1. 吴亚美,张春梅,郑小芬,等.急性白血病患儿照顾者疾病获益感的现象学研究[J].中华护理杂志,2018,53(6):674-678.

2. 尹秋馨,梁珍红,刘晓虹.特大事故重伤者亲属早期照护体验的诠释现象学分析[J].中华护理杂志,2015,50(11):1303-1307.

3. PEDERSEN B,GROENKJAER M,FALKMER U,et al. "The ambiguous transforming body"—A phenomenological study of the meaning of weight changes among women treated for breast cancer[J]. Int J Nurs Stud,2016,55:15-25.

4. LIN R S Y,YU D S F,LI P W C,et al. Lived experience of neuropsychiatric symptoms among females with mild cognitive impairment:a phenomenological study[J]. J Adv Nurs,2022,78(4):1100-1111.

(二)在线学习任务

观看《护理质性研究》第三章讲座视频。

思考题(学习通、在线平台均可完成)

1. 现象学研究的目的是什么?
2. 描述性现象学与解释性现象学的异同点是什么?
3. 现象学研究的适用范围有哪些?

参考文献

[1]周云仙.护理质性研究:理论与案例[M].杭州:浙江大学出版社,2017.

[2]吴亚美,张春梅,郑小芬,等.急性白血病患儿照顾者疾病获益感的现象学研究[J].中华护理杂志,2018,53(6):674-678.

[3]黄广芳.从描述到解释:现象学研究路径转向[J].社会科学家,2017(10):52-56.

第四章 扎根理论研究

重点提示

识记　①能正确说出扎根理论的概念及特征。②能列举扎根理论的适用情形。

理解　①能与现象学研究比较,并分析扎根理论的哲学基础和方法论。②能初步说明扎根理论的研究过程。

运用　①能根据所学知识,进行扎根理论的研究设计。②能对相关文献进行评判性分析。

案例1

晚期肺癌靶向治疗患者的希望调适策略研究

【研究目的】

本研究拟探索晚期肺癌患者在接受靶向治疗过程中,对于希望的体验和希望变迁的机制;并在此基础上,构建希望管理策略,以帮助晚期肺癌患者在接受靶向治疗这一新型手段的过程中更好地管理希望,从而获得更多的临床受益,提高生活质量,延长生存期。具体目标包括以下几点。

(1)探索晚期肺癌靶向治疗患者对希望的感知,理解希望变迁的机制。

(2)建构晚期肺癌靶向治疗患者的希望管理策略。

(3)评价晚期肺癌靶向治疗患者的希望管理策略。

【研究方法】

本课题先开展质性研究,探索晚期肺癌靶向治疗患者独特的希望变化机制,然后采用文献研究法梳理希望干预的相关证据,基于课题探索的机制整合希望管理策略并进行现场评价。课题共包括以下3个部分。

1.晚期肺癌靶向治疗患者希望的质性研究　本部分采用质性研究中的扎根理论研究方法,通过目的抽样和理论抽样,选取2019年7—11月某三级甲等综合性医院和某市某肿瘤专科医院住院或门诊治疗的25名接受靶向治疗的晚期肺癌患者为研究对象,进行深度访谈。采用实质性编码(开放性编码、选择性编码)和理论性编码的方式进行编码,同时采用提问和不断比较等分析及理论形成技术,建构类属/范畴间关系结构图,形成晚期肺癌靶向治疗患者的希望调适理论。

2.晚期肺癌靶向治疗患者希望管理策略的建构研究　本部分首先采用文献研究法,通过国内外文献检索获取证据,按照循证的策略,对证据进行提取、评价、分析和综合,初步建构晚期癌症患者的希望管理策略;其次在第一部分形成的希望调适理论基础上,结合晚期肺癌靶向治疗患者的特征,从博弈的视角,采用多学科专家小组讨论法,确立动机管理策略和路径管理策略。

3.晚期肺癌靶向治疗患者希望管理策略的评价研究　本部分采用专家现场论证法,对接受靶向药物治疗的晚期肺癌患者的希望管理策略进行评价,判断策略的可行性、适宜性、有效性和临床意义。

[来源:宁丽.晚期肺癌靶向治疗患者的希望调适策略研究[D].上海:中国人民解放军海军军医大学,2021.]

上述研究中涉及一种重要的质性研究类型——扎根理论(grounded theory)研究。扎根理论又称根基理论、实地理论或实据理论,是由 Barney Glaser 和 Anselm Strauss(1967)提出的一种通过系统、同步收集和分析资料,不断比较,与资料互动,从资料中衍生出理论的方法。作为一种质性研究方法,其目的在于试图在经验资料基础上建立与创新理论。一方面,扎根理论强调研究的经验性,研究者在研究时不强调理论预设,而是着重从原始资料入手,逐级归纳出抽象层次不同的概念与范畴,分析概念间的各种关联,并最终建构出具有扎根性的理论。另一方面,扎根理论强调在研究过程中对新理论的建构,强调从经验资料中抽象出新的理论元素,而不仅仅止于对实证资料做经验性描述。因此,扎根理论的目的在于提出一种科学的资料分析与理论建构方法。理论建构是其最终目的,而强调扎根性是为了保证理论与现实生活的紧密关联。扎根理论特别强调运用分析、比较方法,结合归纳与演绎的交替运行,把所搜集到的原始资料缩减、转化、抽象化,使之成为概念并最终形成理论。可见,在这一过程中理论的发现与验证是同时进行的。从案例中也可以发现扎根理论在整个研究设计中的重要作用。本章,我们主要介绍扎根理论的渊源、特点、操作步骤、应用实例等。

第一节 扎根理论的渊源

随着社会科学研究的发展,部分研究者发现,一些理论的建构缺乏经验性资料的支持,一些经验性研究缺乏理论提升。部分学者习惯于运用某一理论去分析经验材料,但尚未掌握如何从经验材料中去提取理论的方法,导致旧有理论无法适应社会变迁,新的理论又无法从新的经验资料中及时归纳提取出来,于是如何打通理论与经验资料之间的鸿沟就成了众多学者思考的重心。20 世纪 60 年代,B.格拉斯(B. Glaser)和斯特劳斯两人通过对医务人员处理即将去世的患者的实地观察,在《扎根理论的发现》(The Discovery of Grounded Theory)一书中提出了"扎根理论",认为扎根理论是用归纳与演绎方法,在系统化收集、整理、分析经验材料基础上,验证已有理论或发展出新的理论成果。扎根理论研究的逻辑在于发现而非验证。之后,扎根理论经历了发展和传播阶段。目前,该方法已被广泛应用于健康科学、护理学、社会学、心理学、经济学、管理学等领域。扎根理论方法的形成深受符号互动论、实用主义科学的逻辑与工作社会学的影响,以下将做简要介绍。

一、符号互动论的影响

符号互动论的代表人物是美国社会学家库利、托马斯、米德、布鲁默和戈夫曼等人。符号互动论认为,人们行为的基础是他们赋予物体和情境的意义,该意义是在互动中产生并不断转化的。因此,行为中包含了行为者自身的理解,而不是对外界刺激的机械反应。符号互动论对扎根理论的影响表现为以下三个方面。

（1）符号互动论认为，自我和社会（或他人）是不可分离的，两者之间存在着一个不断进行着的符号互动过程。自我持续地对社会进行理解与内化，确定自身行为的意义、策略与方式，然后外化为各种具体行为，从而反过来对他人与社会产生影响。自我、现实和社会均依赖语言，且通过互动产生。符号的使用是心灵、自我与社会的形成和发展的先决条件。人们运用共享的符号（如语言、服饰、手势等）解释其经历，通过社会交往、互动交流来实现现实建构。扎根理论认为理论本质上都是暂时的，在新现象、新经验材料面前，需要不断地加以修正、完善，故理论建构是一个开放的、没有绝对定论的过程。

（2）符号互动论认为，意义并不存在于事物本身，而不断产生于互动过程中，这种互动过程包含着众多可能影响行为者的条件或因素。人对事物所采取的行动是基于这些事物对人的意义，而非对外界刺激的机械反应。个人在根据事物的意义采取行动之前会经历一个诠释过程。某一事物对个体的意义取决于其他人就该事物如何与行动者互动，因此意义具有动态性。扎根理论倾向于将研究对象纳入一个多元的、相互影响的分析框架中，也就特别重视经验材料的复杂性、特殊性及因果关系的多元性；主张建立多层次概念体系，保持概念的弹性与概念间的张力，在归纳与演绎并重的前提下，时刻注意保持理论抽象与经验事实之间的对应性。

（3）符号互动论认为，行为者的行为受其情境定义的影响，情境定义表现在行为者总是不断地试图解释所遭遇的各种情境并赋予对象以主观意义。扎根理论主张研究者采用自然主义研究方法，强调研究真实的社会情境而非人造情境。

研究者通过实地观察、深度访谈等方式收集第一手资料，同时注意捕捉个体的意义诠释过程，从行动者的角度理解社会互动、社会过程和社会变化。此外，研究者应尽量从当事人角度收集分析资料，理解当事人行动的意义，并且在建构概念过程中尽量考虑当事人的原话。

二、实用主义的影响

实用主义对扎根理论的影响可归纳为以下几点。

（1）实用主义解决问题的方法是分解与综合，在扎根理论中的"开放式登录"就是首先将观察或访问的资料逐字、逐行进行区分、拆解，而撰写研究报告时，则属于一种综合回归工作。

（2）实用主义影响下的扎根理论表现出突出的实用性格。研究者通常在社会实际中寻找和发现问题，其研究成果也主要运用于解决实际问题。因此，扎根理论的目的不只在于理论建构，还在于运用理论解决实际问题。

（3）任何理论都有待于根据客观实际进行修正，以持续产生实际效用。因此，扎根理论也特别强调对理论的不断修正，理论服从于发生变化的新现象、新材料。理论只是人们行动的工具，它为行动者所使用。

三、科学的逻辑与工作社会学

科学的逻辑一般指的是恰当地运用归纳、演绎、比较、假设、检验等科学方法进行研究。扎根理论注重归纳与演绎的交替使用，反复比较经验材料并确定其异同及规律所在，建构理论并不断验证其科学性，因此它被视为"定性研究中最科学的研究方法"。扎根理论强调的经验性质表现在其十分重视案例的收集，但其区别于严格的量性研究之处在于并不要求案例必须达到规定数量。研究者具有较之严格的量性研究和更自由的主观经验来判断那些案例的代表性与价值。扎根理论强调研究的过程，在这一过程中，归纳与演绎、抽象与验证同时进行，遵循了科学研究的逻辑。

工作社会学主张研究者将研究工作与其日常生活紧密结合起来,这样就使其研究工作不仅仅局限在工作范围内,而是扩展至生活中。在这种情况下,研究者倾向于将研究工作与日常生活合二为一,使用搜集来的各种"田野"笔记、备忘录等,将理论活动与研究者的日常生活体验结合在一起,并有助于培养研究者在日常生活中的观察力与理论嗅觉,帮助其透过常识获得关于社会现象的新感知。

受上述学术传统的影响,扎根理论方法特别强调从行动中产生理论,从行动者的角度来建构理论,理论必须来自资料,与资料之间有密切的联系。扎根理论也经历了一个发展过程,大致可分为4个阶段。①发现阶段:在20世纪60年代,扎根理论在社会学领域被发展成为一个重要的研究方法。②发展阶段:在20世纪70年代,扎根理论通过研讨会、博士后教育等形式得到较快的发展。③传播阶段:在20世纪80年代,扎根理论从社会学领域逐步扩展到其他社会科学领域。④多元化阶段:20世纪90年代以后,扎根理论的应用范围不断扩大,研究方法不断改进,呈现多元化趋势。

第二节　扎根理论的特点

在案例1中研究者先采用目的抽样法,再利用理论抽样法选取研究对象。以信息相对饱和为标准。采用经典扎根理论,即预设存在某种"现实",研究者对资料分析需保持中立、客观的态度。使用的编码策略主要使用实质性编码和理论性编码。研究者共访谈研究对象25名。其中P1~P20为目的性抽样,选择较可能提供丰富信息的研究对象,通过对访谈资料的编码、归纳、提炼、不断分析和持续比较,逐渐析出"感知"和"调适"两大概念,并且逐渐形成希望调适的理论雏形。在此基础上,进行了理论性抽样(P21~P25),选择具有某些特征的研究对象做更聚焦的访谈,进一步揭示和验证类属间的关系。

结果归纳出的类属关系如图4-1、图4-2所示。

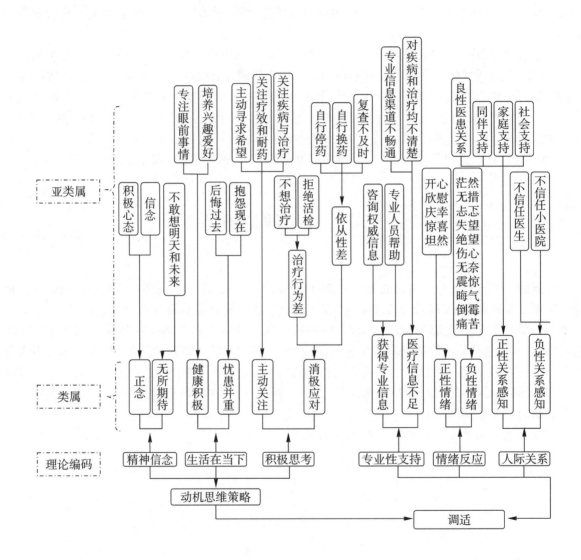

图4-1　晚期肺癌靶向治疗患者希望调适概念结构（节选）

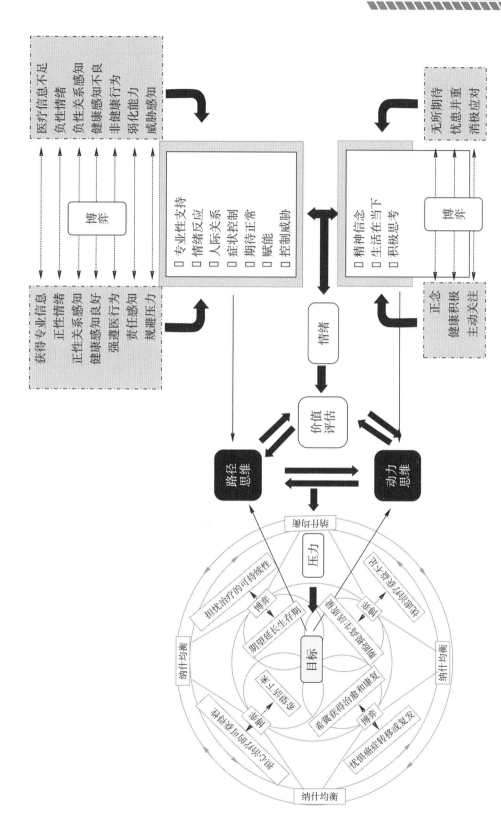

图 4-2 晚期肺癌靶向治疗患者希望调适理论（节选）

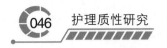

从案例 1 的研究过程及结果呈现方式分析,可以发现扎根理论的一些特点,其主要体现在以下几个方面。

一、在资料中建构理论

扎根理论注重知识的积累,认为这种积累必须基于大量的客观事实基础,在实证资料中获得实质理论,再从实质理论上升为形式理论。因此,扎根理论认为研究应着重资料的分析与实质理论的建构。扎根理论强调理论的发展,而且该理论植根于所收集的现实资料,以及资料与分析的持续互动。可见,扎根理论强调从现实资料中发现理论,理论建构只有经过对经验材料的反复归纳、演绎才是科学的。

扎根理论在资料中构建理论的含义可以概括为以下几点。

(1)研究前一般没有理论假设,在不断提问与发现现实资料中,直接从原始资料中提炼概念、建构理论。

(2)扎根理论强调研究材料的经验性与日常生活性。资料必须源于日常生活,研究是为了解决日常生活中的实际问题。当然,在资料收集、整理过程中,关键在于要通过多元化的数据收集与对比,以保证资料的有效性。

(3)扎根理论强调理论建构与实证分析相结合。好的扎根理论研究注重实证资料的获取,以归纳为主的方式逐步建立概念,始终保持理论与资料之间的紧密关联。

(4)扎根理论强调扎根性的发展概念与范畴。它为研究者提供一个如何发展概念的程序,使研究者得以立基于现实资料发展概念。

二、不断进行比较

不断进行比较又称持续比较法(constant comparative method)。不断进行比较是扎根理论的主要分析思路之一,在资料和理论之间不断进行对比,然后归纳出类属(category)及其属性。并且,比较始终贯穿于研究的整个过程。扎根理论是一个不断比较、思考、分析、转化资料成概念以建立理论的过程。

扎根理论不断进行比较的含义:①比较不同的人(比如他们的观点、情境、行动、话语和经历等);②比较相同个体在不同时间的资料;③事件的比较;④数据资料与类别的比较;⑤一个类别和另一个类别的比较。研究者可以在不同分析层次进行比较,如编码与编码、范畴与多个编码、范畴与范畴、范畴与文献等。编码与编码的比较可以在逐行编码资料时进行。当一个范畴形成后,它会与更多编码比较,以使这个正在形成的范畴饱和。范畴与范畴的比较可以形成更抽象的概念。当一个范畴达到它的理论饱和时,便可以将它与文献进行比较。不断进行比较有助于研究者审视自己的基本假设、视角、偏见,使分析更快地从描述层面进入概念层面。

具体比较的步骤可归纳为如下 4 步(表 4-1)。

表4-1 具体比较的4个步骤

步骤	比较内容
步骤1	根据概念的类别对资料进行比较:对资料进行编码并将资料归到尽可能多的概念类属下面以后,将编码过的资料在同样和不同的概念类属中进行对比,为每一个概念类属找到属性
步骤2	将有关概念类属与它们的属性进行整合,对这些概念类属进行比较,考虑它们之间存在的关系,将这些关系用某种方式联系起来
步骤3	勾勒出初步呈现的理论,确定该理论的内涵和外延,将初步理论返回到原始资料进行验证,同时不断地优化现有理论,使之变得更加精细
步骤4	对理论进行陈述,将所掌握的资料、概念类属、类属的特性及概念类属之间的关系一层层地描述出来,作为对研究问题的回答

三、适度运用文献

文献分析是扎根理论的重要组成部分。这是因为一定的文献分析有助于研究者对比原有理论的优缺点,从中发现可能的理论创新之处及研究方向。另外,扎根理论的成果也可以用来与原有理论进行对比。因此,适度而又灵活地使用文献资料能够使我们的研究更具方向性。

四、对理论保持敏感

理论敏感性是研究者的一种个人特质,一种能察觉资料内涵意义精妙之处和面对资料所施展出的一种概念化的能力。研究者应与资料进行对话,从中寻找关联和冲突,保持反思和质疑的态度,并考虑其他的解释。理论敏感性的主要来源是文献、专业经验和个人经验。扎根理论特别强调研究者应对理论保持警觉。不论是在设计阶段、收集阶段,还是在分析综合阶段,研究者都应该对与之相关的现有一切理论保持必要的距离,而着重从实证材料中发现、建构新的理论,因此需要对理论保持足够的敏感。在研究过程中,扎根理论特别注意将经验材料与理论建构联系起来进行思考。保持理论敏感性不仅可以帮助研究者在收集资料时有一定的焦点和方向,而且在分析资料时,特别是当资料内容本身比较松散时可以注意寻找那些可以比较集中、浓缩地表达资料内容的概念。

五、研究过程的系统性与程序化

扎根理论是一种运用系统化的程序,针对某一现象来发展并归纳式引出扎根性理论的质性研究方法。研究过程的系统性、程序化是指发现问题、收集资料、编码、转译、摘记和报告撰写等一系列步骤。在研究方法上,扎根理论主要采用观察法、访谈法、文献法等。同时,在收集与分析资料过程中,不断采用归纳、演绎、提问、对比、验证等方法。

六、强调理解式研究

扎根理论是质性研究的一种,它与量性分析的差异之一在于强调理解式研究。一方面,研究者尽量采用"当事人"立场收集、分析资料,理解当事人行动的意义,并且在建构概念过程中也尽量考虑采用当事人的原话。另一方面,扎根理论认为研究者的个人解释在研究中也起着重要作用。研

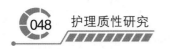

究者可以运用自身的经验性知识去理解资料。这样,原始资料在研究者与研究对象的立场之间不断得到互动性辨析与提炼。通过扎根法建构的理论,实际上是研究者将个人解释与理解资料内涵相结合的产物。

第三节　扎根理论研究的基本步骤

扎根理论研究的步骤主要指扎根理论研究的整个操作程序和过程,一般由选题与资料收集、资料分析、撰写备忘录、理论性抽样、检验与评估等步骤构成。

一、选题与资料收集

(一)选题

扎根理论主张发现问题需要敏锐的理论触觉。要求研究者应锻炼敏锐的理论触觉,在日常的社会现象中发现问题。良好的理论触觉体现为一种面对复杂现象时的概念化能力,可以帮助研究者迅速察觉那些隐藏于日常生活常识背后的本质。扎根理论特别重视研究材料的经验性及研究成果的现实有效性,其分析主要关注社会过程(social process),而非社会结构单元(social structural units)(如个人、团体、组织等),对现实存在但不易注意到的行为模式进行概念化,故扎根理论学者形成的是关于(社会)过程的范畴,而非(社会)单元。基本社会过程可以分为基本社会心理过程(basic social psychological process)和基本社会结构过程(basic social structural process)。但是选题仅取材于客观现实是不够的,同时还应该考虑研究者的个人经历与体验。个人经历是个体生活的记录,是个体各种体验、认识、感受的积淀,极大地影响个体理解与看待社会问题的角度与立场。个体的生活体验往往有限,因此作为间接经验的文献资料就显得十分宝贵。扎根理论主张研究中收集与研读文献资料,但比较强调与文献中的现有理论保持一定距离,在研究中不被原有理论所束缚,重视从经验材料中归纳理论,从而使理论具有扎根性。在选题的标准方面,主要依据如下几条标准。

1.重要性　选题应该具有现实或理论价值和意义。任何研究都要求解决问题,扎根理论尤其要求解决社会生活中的实际问题,适宜探讨开放、灵活、宽泛,来源于研究对象,且人们所知甚少的过程类问题或体验类问题。这涉及"为什么"特定选题值得去研究的问题。理论方面的意义或价值,主要体现在研究问题对一门学科的发展、对某种理论的形成或检验、对社会规律的认识、对社会现象的解释等所能做出的贡献上;而实践方面的意义或价值,则主要体现在研究问题对社会现实生活所提出的各种具体问题能否进行科学的回答和能否提供合理的解决办法上。罹患慢性病意味着患者需要在带病的情况下生活几年甚至几十年。面对这种情况,患者是如何应对的? 在整个患病过程中,他们最关注的问题是什么? 对于这些问题,他们又是如何解决的? 了解这些问题有助于护理人员为慢性病患者提供针对性的护理,而对这些问题的揭示较适合采用扎根理论方法。

2.创造性　扎根理论要求抛弃先在理论的束缚,注重从经验材料中建构新理论,即理论创新。而选题上的创新为理论创新创造了良好的条件。实际上,扎根法本身就是力求在方法上找到某种突破,从而期待借此获得更多更好的理论。

3.可行性　扎根理论强调理论来源于经验材料,因此选题必须保证在经验材料的获得上首先是可行的。实际上,重要的、具有创新性的选题往往会面临更高的研究难度。这种难度来自主观与客观两个方面。与研究者自身条件有关的是主观限制,如研究者在生活经历、知识结构、研究经验、组织能力、操作技术等方面的限制,有时还包括性别、年龄、语言、体力等限制。客观限制是指诸如时间、经费、文献、伦理道德、法律、习俗等可能给资料收集带来的不利影响。

4.合适性 合适性与可行性不同,可行性是指研究的"可能性",而合适性指的研究者在当时当地展开此项研究是否"最佳"。按照扎根理论的旨趣,扎根法更倾向于强调选题应该与研究者的个人兴趣、知识储备、熟悉程度等相结合。因此,可行的选题未必是合适的,而合适的选题必然是可行的。

(二)资料收集

资料收集是指研究者发现、聚集或产生所要分析的资料的过程。扎根理论更多采用参与式观察、访谈、"田野"调查来获取资料,认为一切都是资料,都能用来不断比较,从而形成范畴。这些资料可以是文字形式的,如信件、传记、日记、年鉴、备忘录、访谈笔记、历史材料、临床个案记录、访谈录音逐字稿、政府统计数据、文献等;也可以是视图形式的,如录像、视频、传媒、图片、照片、音乐等。

此外,扎根理论多使用理论性抽样方法。理论性抽样属于一种目的性较强的非概率抽样,其特征为主观性、目的性、小样本,往往选择有限的但具有代表性的个案作深度研究。因为扎根理论抽样的样本量不大,因此对于每一个样本的分析便要求详细且深入。扎根理论会关注样本的各个不同方面,例如时间、地点、人物、事件、原因、过程与关系等,收集在研究对象身上发生了什么、为什么发生及如何发生,研究对象涉及几个主要方面及其之间存在什么关系,又是如何互动的等信息。此外,扎根理论在收集资料时的提问往往是开放与灵活的,甚至有意留有余地,以便意料不到的资料会突然出现。因此,扎根理论的观察与访谈,事先往往只需要准备一个纲领性问题列表。

二、资料分析

在扎根理论中,对实证资料进行逐级登录(编码)是特别重要的步骤。登录(coding)又称编码、标签、码号、译码,是超越资料的具体陈述,是进行分析性解释的第一步。编码通过对资料逐字、逐句、逐段进行分解,用简明的术语对其进行命名,以此来发展抽象概念和范畴。编码具体是指将收集到的经验资料分解、辨析并赋予概念(conceptualized)的过程。登录意味着初步理论开始形成,理论返回来又会指导下一步的资料收集。在登录过程中,研究者可以对资料产生新的理解,获得进一步研究的灵感,包括获得下一步资料收集时的方向感。登录的类型有 3 种:开放式登录(open coding)、主轴(关联式)登录(axial coding)与选择式登录(selective coding)。这 3 个步骤的目的在于不断地对经验材料进行比较、提问,建立概念、范畴,并在此基础上一步步归纳、提升出理论。需要指出的是,开放式登录、关联式登录与选择式登录之间并不存在严格确定的先后次序,也可以将它们视为 3 种不同的登录类型。在分析程序中,3 种登录类型可以根据研究需要而选择不同的次序。

(一)开放式登录

登录实际上是在资料中逐渐提炼概念的过程。在开放式登录过程中,研究者需要对资料进行逐字分析与逐行分析(line by line coding),以期发现隐含的重要社会现象。这些重要的社会现象应该是关键性的或经常性出现的,抓住这些现象,并对其进行命名(范畴化),最终可以帮助研究者理论性地把握社会现实。因此,开放登录就是反复仔细推敲经验材料,并对重要的社会现象加以命名及范畴化的过程。

下面,我们引用一个例子来说明开放式登录。该例子是一段被访者的谈话,内容是她喜欢她的

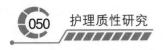

工作,她是居家护理的支持者。研究者通过对访谈逐行登录,逐渐形成了"身份弃用"(identity trade-offs)范畴,详见表4-2。

表4-2　访谈记录逐行编码示例

逐行编码	访谈记录a
决定放弃	
根据成本	所以我决定,这(工作中产生的痛苦、疲劳和压力)不是个活法
权衡利弊	我不一定要工作……所以带着极大的遗憾,也不是出于我的计划
放弃身份	我递交了辞呈,这是我所做过的最棒的一件事
决定身份弃用	

具体而言,开放式登录包含以下4个步骤(表4-3)。

表4-3　开放式登录的4个步骤

步骤	具体内容
步骤1:将材料上升为概念	即仔细分析原始资料中的句子、段落或篇章等,对从中发现的类似现象加以概念化(conceptualizing)。一般而言,概念的来源主要是研究对象的原话、研究者的经验与文献。在这一阶段,概念可以是一个词、一个短语或句子。概念应该能够准确概括经验材料的实际情况,并且具有创意
步骤2:将概念上升为范畴	即将概括相同或类似现象的那些概念集中起来,统一归到相应范畴之下
步骤3:命名范畴	即赋予范畴以名称。实际上,前述第一步将材料上升为概念也是在赋予现象以名称,不同之处在于针对未经处理的资料赋予名称,这些名称即是概念。而命名范畴则是针对类似的概念群赋予名称,是一种更抽象的名称。命名范畴可以采用当事人的原话,也可以采用研究者自己的语言,即用一个抽象层次较高的名词说明某一重要的社会现象。范畴是工具性的,研究者借此可以方便地区分复杂的实证资料;范畴也是暂时性的,它可以被新的经验材料所检验与修正
步骤4:发展范畴	每一个范畴都包含不同维度与特征,可以从这些方面来发展、充实该范畴

在完成开放式登录的过程中,应遵循以下基本原则。

(1)对资料进行非常仔细的登录,不要漏掉任何重要的信息;登录越细致越好,直到达到饱和;如果发现了新的码号,可以在下一轮进一步收集原始资料。

(2)注意寻找当事人使用的词语,特别是那些能够作为码号的原话。

(3)给每一个码号初步的命名,命名可以使用当事人的原话,也可以使用研究者自己的语言,不要担心这个命名现在是否合适。

(4)在对资料进行逐行分析时,就有关的词语、短语、句子、行动、意义和事件等询问具体的问题,如:这些资料与研究有什么关系?这个事件可以产生什么类属?这些资料具体提供了什么情况?为什么会发生这些事情?

(5)迅速地对一些与资料中词语有关的概念之维度进行分析,这些维度应该可以唤起进行比较的案例;如没有产生可以比较的案例,研究者应该马上寻找。

(6)注意研究者自己列出来的登录范式中的有关条目。

(二)关联式登录

关联式登录也叫轴心登录,因为研究者一次只围绕一个范畴加以研究,从该范畴出发建立各种相关关系。在开放式登录阶段,概念化与范畴化过程对经验材料进行一定程度的抽象、概括,范畴对概念做了一定的整合,但范畴之间关联尚需厘清。关联式登录的目的是在范畴与范畴之间建立联结,用来表明资料中各部分之间存在的逻辑关联。这些关系主要是因果关系、过程关系、结构关系、功能关系等,从而能够将经验材料以新的、更清晰、更整合的方式组织起来。在研究范畴间各种相关关系时,研究者应该考虑到研究对象的意图与动机,并考虑到研究对象的社会文化因素。因此,扎根理论运用典范模型(paradigm model)来完成各范畴间的联结。

典范模型是扎根理论的一种重要分析策略,它能够有效地将各个独立的范畴联结起来,包括因果条件、现象、中介条件、行动/互动策略、结果等方面,从而将众多范畴区分为主范畴与次范畴,并建立逻辑关联。因果条件指的是事物间引起与被引起的关系,多因一果现象较常见。现象是指一组行动/互动当中的事件。中介条件是指该现象背后更广泛的环境、结构、社会背景等,作为特定情境影响行动/互动策略的选择。行动/互动策略是指针对现象而采取的行动。结果是指行动在某一特定阶段完成时的状态,它作为一个事件,可以影响研究对象下一步的行为。在运用典范模型过程中,关键是要厘清各范畴间的联系,并分清主次。在此过程中,这些主次关联必须反复得到经验材料的检验。当然,典范模型并不是在关联式登录时才着手建立,实际上在开放式登录时,研究者就应该在资料分析中获得此模型的主要信息。

(三)选择式登录

选择式登录是指"在所有已发现的概念类属中经过系统分析以后选择一个'核心类属(core category)',将分析集中到那些与该核心类属有关的码号上面"。选择式登录建立在关联式登录基础上,进一步选择一个核心范畴,并有系统地加以说明、检证与补充。显然,选择式登录较开放式登录、关联式登录更具目的性与抽象性。

核心类属具有如下特征。

(1)核心类属必须在所有类属中占据中心位置,比其他所有的类属都更加集中,与大多数类属之间存在意义关联,最有实力成为资料的核心。

(2)核心类属必须频繁地出现在资料中,或者说那些表现这个类属的内容必须最大频度地出现在资料中;它应该表现的是一个在资料中反复出现的、比较稳定的现象。

(3)核心类属应该很容易与其他类属发生关联,不牵强附会。核心类属与其他类属之间的关联在内容上应该非常丰富。由于核心类属与大多数类属相关,而且反复出现的次数比较多,它应该比其他类属需要更多的时间才可能达到理论上的饱和。

(4)在实质理论中,一个核心类属应该比其他类属更加容易发展成为一个更具概括性的形式理论。在成为形式理论之前,研究者需要对有关资料进行仔细审查,在尽可能多的实质理论领域对该核心类属进行检测。

(5)随着核心类属被分析出来,理论便自然而然地往前发展了。

(6)核心类属允许在内部形成尽可能大的差异性。由于研究者在不断地对它的维度、属性、条件、后果和策略等进行登录,它的下属类属可能变得十分丰富、复杂。寻找内部差异是扎根理论的一个特点。

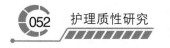

选择式登录包括下列 5 个步骤(表 4-4)。

表 4-4　选择式登录的步骤

步骤	具体内容
步骤 1	明确资料的故事线(story line)
步骤 2	在典范模型基础上,对主要范畴(类属)与次要范畴(类属)的属性、维度加以描述
步骤 3	提出理论假设,发展或补充资料与相关范畴
步骤 4	确定核心类属
步骤 5	在核心类属与次类属之间确立逻辑关系,并依据需要填满可能需要补充或发展的范畴

在案例 1 中,作者围绕研究问题,经过对研究资料的开放性编码和选择性编码,逐渐提炼出各级类属和范畴,接受靶向药物治疗的晚期肺癌患者呈现出"精神信念""生活在当下""积极思考""专业性支持""情绪反应""人际关系""症状控制""期待正常""赋能"和"控制威胁"10 个亚主题,以及 20 个类属及多个亚类属,形成晚期肺癌靶向治疗患者希望调适概念结构图(图 4-1)。

三、撰写备忘录

撰写备忘录是进行扎根理论时,介于资料收集和论文写作的一个关键步骤。备忘录又称为分析报告,指的是研究者将资料记录在笔记上,写下他们使用的方法、研究策略、研究发现及初步结论的意见,其目的是通过写作对自己的研究进行思考。一般在对资料进行登录的过程中开始做备忘录。登录主要是对资料的分解,而做备忘录则是一种综合。登录是在"打破""揉碎"资料,备忘录则是在"整合""提升"资料。备忘录的内容一般在于整理、分析、解释资料并对资料进行理论性提升,以及进一步研究的思路与计划。在撰写备忘录的过程中,研究者可以更多地发现资料的理论价值及其存在的不足,可以提升所收集资料的抽象层次等。这些都可以帮助研究者调整研究思路,从而更有目的性地挖掘有价值的资料,为进一步的理论建构创造条件。首先,研究者对资料进行归纳、整理,借此发现研究中存在的各种不足。研究者进而通过演绎方法,在理论建构的同时重新回到经验材料那里,以弥补理论建构所需。在不断地归纳与演绎过程中,资料的抽象层次不断提高,资料的丰富性也不断得到加强。扎根理论就建立在这些循环往复的对比、提问、归纳、演绎的基础上。

备忘录为研究者提供了一个停下来思考资料、激发灵感、发展想法的空间。在这个空间里,研究者可以专注地探求某个范畴及范畴的属性、面向等,并把产生的想法记录下来。撰写备忘录有助于维持研究者对于该研究扎根性的觉察度,提高抽象水平。

撰写备忘录的方法是相对自由的。研究者不必担心用词是否准确、语法是否正确或表达是否精炼,只需将头脑中呈现的想法尽可能迅速、清晰地记录下来。在撰写备忘录时,需注意以下两个方面。①主题式:最好以一个个主题的形式撰写备忘录,在以后撰写研究报告时方便处理。②注明日期:每一份备忘录都应标明一个日期,以显示研究的脉络次序。日志式的研究资料也为其他学者了解研究进程提供依据。

备忘录一般是以主题形式撰写的,而同一研究的不同主题之间必然存在着一定的逻辑关系,因此将备忘录进行排序能为研究者理论性解释经验材料提供帮助,甚至有助于确定报告的撰写思路,即排序后的备忘录往往可以成为研究报告的纲要。在撰写研究报告过程中,排序的备忘录不仅可以揭示写作脉络,也可以直接被引用作为报告的一部分。备忘录的引用,不仅使研究报告在论证上更具说服力,也使其在内容上更丰富、翔实,从而更生动、可信。详见案例2。

案例2

一位研究者的备忘录(节选)

地点:205 办公室

时间:2018-01-29

我们约的访谈地点是在受访者的公司一楼大厅。因为怕打扰他工作,我们约了大概半小时的访谈时间。今天的这位受访者(简称P14)是一位事业正当年的软件工程师,目前是公司的中层管理人员,有一个小孩在上小学。他是一个逻辑思维非常强的人,说话条理非常清楚,语速也非常快,可以看出患者的恢复情况比较好。P14 在上大学的时候,接触过一些运动知识,他那时候单身也有时间去健身房进行一些运动。后来他工作、结婚了,有更多的事情需要处理,基本上从结婚以后就没有主动进行过运动锻炼,加上工作的性质就是久坐不动,而且工作的节奏很快,常常需要加班熬夜完成任务。此外,因为工作需要思路连续,P14 有时为了思考问题常常忘了正点吃饭。P14 一度体重达到 83 kg(身高 170 cm)。P14 还需要陪小孩完成家庭作业,此外经常加班到凌晨。这样的熬夜、没有运动的生活方式一直持续到 2017 年 4 月,P14 脑卒中病发。幸亏抢救及时,几乎没有留下后遗症。但是这次生病后,P14 认识到自己的生活方式存在问题,并通过和医生沟通、上网查找资料的方式来寻找调节生活方式的相关知识。随后 P14 开始了以恢复健康为目的的减肥和调节生活方式。每天早晚各抽出一定时间去跑步或散步,每天基本保证运动 10 km。个体运动锻炼的动机很强,在忙碌日程之中争取时间成了主要的矛盾点。P14 通过争取家人支持(让爱人承担辅导孩子的任务)、领导支持(病后休假 2 个月调节身体)、上班前运动等方式争取运动时间。在 7 月复查时体重有所下降,但是半胱氨酸指标没有变化。后来 10 月左右去复查,半胱氨酸下降明显,体重已基本控制在 67 ~ 68 kg 左右。进入冬天之后他暂停跑步,因为怕跑步着凉影响血管,导致疾病复发。他主要是中午吃过午饭后在公司附近的江边公园散步 40 min,并准备春天继续坚持跑步。

四、理论性抽样

理论性抽样(theoretical sampling)是指在已成型或正形成的理论(概念)基础上进行的样本选取过程,目的是使概念本身更清晰、概念间的关系更清楚。理论性抽样的对象是与用来建构理论的那些概念相关的事件。扎根法中的理论性抽样是一个需要不断持续进行的过程,它的终点是达到理论饱和,这是理论抽样的原则所在。具体说来,当收集和分析了一些资料,形成了一些尚未清晰定义或属性单薄的范畴时,研究者应进行理论抽样。理论抽样不仅包括研究对象的选取,还涉及事件的选取。另外,研究者可借助想象的比较,对研究现象进行有创意的思考。例如,研究者可假设一些关系,并等待进一步收集资料来验证,将系统核实和完善带入资料分析中。随着理论的逐渐演化,所进行的抽样将变得越来越具体、明确。

理论饱和(theoretical saturation)是研究者决定何时停止抽样的标准。理论饱和是指新收集的资料不能使分析者再进一步发展某个范畴特征、属性,也无法再产生进一步的理论见解。这时范畴为理解一个现象提供了具有相当宽度和深度的信息,且与其他范畴之间的关系也已经被澄清。判断理论是否饱和的标准如下。

(1)抽样对象已基本穷尽。这是指对核心概念而言,特定时空内很难再收集到新的经验材料。

(2)概念已相当密集,典范模型中因果条件基本形成。依据扎根理论的理念,任何理论不论看起来有多完善,都只是暂时的,都必须在变化了的新的社会现实面前重新证实或证伪。

因此,我们说的理论饱和也只是暂时性的。理论抽样可以在三级编码的任一阶段进行,如同备忘录的撰写也应该贯穿整个编码过程一样。与一级编码对应的是开放性抽样,此阶段抽样的针对性相对较弱,研究者可根据研究范围及研究对象特点进行相对宽松的样本选取工作,可以是即兴抽样,可以是系统抽样;与二级编码对应的是歧义性抽样,此阶段抽样的目的性较上一阶段强烈,研究者在抽样时应注意区分概念间的差异关系;与三级编码对应的是区别性抽样,在发展概念、形成理论方面目的性最强,研究者在选取样本时带有极强的针对性,目的就是厘清概念关系与研究脉络,补充尚不充足的范畴,以及验证成型理论的科学性、合理性。在每一阶段的理论抽样过程中,前一阶段归纳得到的初步理论,可作为下一阶段理论抽样的标准,同时也是下一阶段资料收集的依据;前一阶段所得的各种概念、范畴,可启示下一阶段研究假设的建立;在对资料不断比较、分析、综合,对资料与理论之间不断归纳、演绎的基础上,逐渐浓缩经验材料,提升理论层次。扎根法的理论抽样,目的是界定与发展概念与范畴,出发点则是资料分析过程中的各种疑问与假设。对这些疑问及假设的解决与论证,能使先前的那些概念更明确,使概念间的关联更清晰。

五、检验与评估

扎根理论侧重于社会结构或心理过程的分析(Glaser,2003),其研究结果可以跨时间、地点和人物应用,也就是说,研究成果不受时间、地点和人物的限制。与其他的研究方法论不同,扎根理论研究成果具有更大的覆盖性(coverage)、可推广性(generalisability)、持久性(durability)和可转移性(transferability)(Glaser 和 Holton,2005)。

评价扎根理论应遵循整体标准、方法论一致及过程准确的原则。整体标准涉及给予证据以说明研究者对扎根理论是否熟悉,以及是否存在研究设计局限等内容。方法论一致旨在要求研究者说明哲学基础、哲学基础与方法论是否一致等。过程准确旨在要求研究者严格遵循扎根理论方法论原则,如是否使用备忘录、是否有证据表明研究结果扎根于资料等。同时,各版本还有自己的评价标准。例如,经典版本的评价标准为相关性(relevance)、可行性(workability)、适用性(fit)、可修改调整性(modifiability)(Glaser,1978,1992,1998;Glaser 和 Strauss,1967)。这意味着扎根理论与研究对象息息相关,适用于广泛的场景,适用于真实的(社会)世界,并且可以随时被修改。Strauss 和 Corbin(1990,1998)认为,程序化版本的评价标准为研究过程充分、研究结果扎根及资料质量较高。研究过程的评估涉及抽样过程,概念、范畴、核心范畴及其相互关系的产生,反面案例等。概念和范畴应从资料中产生并得到充分的发展;理论应包含各种变化情况,如条件和后果,并与真正的分析交织在一起;结果是否已考虑过程,并经得起时间的考验。结果应具备一定的新意、重要性和解释力,可作为行动指南。建构版本的评价标准为可靠性(credibility)、原创性(originality)、共鸣(resonance)和有用性(usefulness)(Charmaz,2006)。可靠性涉及研究者对问题或背景是否足够熟悉,研究资料是否充分,概念或范畴间是否进行系统比较,范畴是否包含大量的经验观察,资料和分析之间是否有强烈的逻辑关系,是否有足够的结论、证据让人们作出独立的判断等。原创性涉及范畴是否新颖,是否提供了新的见解;理论是否有深度,是否挑战、扩展或完善了现有的观点、概念和实践;研究是否具有独特的社会价值和理论意义等。共鸣涉及范畴是否充分描述了所研究的体验,是否揭示了原来习以为常的意义,理论对研究对象或那些有着相似经历的人来说是否有意义,是否为他们提供了关于他们生活和世界更深刻的见解等。有用性涉及分析是否具有解释力度,是否提供了人们日常生活能够运用的解释;分析性范畴是否能揭示一般过程,是否检验了这些一般过程所默认的含义;分析是否激发了其他实质领域的进一步研究;研究对知识的贡献是否有助于创造一个更好的世界等。

具体而言,我们可以从如下一些方面对扎根理论展开评估(表4-5)。

表4-5 扎根理论的评估

评估项目	评估内容
项目1	研究问题来源及样本选择的依据
项目2	研究背景对研究对象产生影响的程度
项目3	具体的概念和范畴与原始资料的对应程度
项目4	概念和范畴的代表性、扎根性
项目5	概念与范畴的稠密程度
项目6	理论性抽样的依据
项目7	初步形成的理论对进一步收集资料的指导性
项目8	假设被验证的程度
项目9	核心范畴或主次范畴确定的科学性
项目10	理论的歧义性
项目11	研究程序的科学性
项目12	成形理论的解释力

小结

本章主要介绍了扎根理论的起源、发展历程及实施步骤、评价内容等。如果研究者考察的是个体形成和应对某一种生活状态或模式时的个人经历,同时涉及其与周围人之间的互动交流及与周围环境之间的互相作用,具有明显的互动性,则比较适合使用质性研究方法。扎根理论重视互动性,是一种行动取向的研究方法,注重探究行动改变的条件、行动的策略和行动的结果。扎根理论研究的目标是从资料中构建理论,即从具体的研究调查资料出发,通过归纳总结提炼出具有一定抽象度的概念和理论解释,以便为促进个体有效应对某一社会现象的挑战提供启示和参考。此外,扎根理论拥有一套系统的技术方法,可帮助研究者从具体的研究资料中归纳总结出符合资料的理论解释,包括资料的收集、编码与分析、理论的构建等。随着我国护理理论研究发展,扎根理论必将逐步在国内护理研究中得以广泛应用。

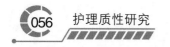

精读（在线推送）

（一）完成文献阅读

1. 陈雪梅. 博弈：静态生活方式与静态生活方式改变的互动过程模式研究：一项扎根理论研究[D]. 上海：中国人民解放军海军军医大学,2018.

2. 宁丽. 晚期肺癌靶向治疗患者的希望调适策略研究[D]. 上海：中国人民解放军海军军医大学,2021.

（二）在线学习任务

观看《护理质性研究》第四章讲座视频。

思考题（学习通、在线平台均可完成）

1. 扎根理论与现象学研究有什么不同？请举例说明。

2. 扎根理论与符号互动理论的内在联系有哪些？

3. 你认为扎根理论对研究者素质有什么要求？

参考文献

[1] 陈向明. 扎根理论在中国教育研究中的运用探索[J]. 北京大学教育评论,2015(1):2-15.

[2] 朱丽叶·M. 科宾,安塞尔姆·L. 施特劳斯. 质性研究的基础：形成扎根理论的程序与方法[M]. 朱光明,译. 重庆：重庆大学出版社,2015.

[3] 文军,蒋逸民. 质性研究概论[M]. 北京：北京大学出版社,2010.

[4] 杜鹏,李庆芳. 质性研究的六项修炼[M]. 北京：经济管理出版社,2019.

[5] 周云仙. 护理质性研究理论与案例[M]. 杭州：浙江大学出版社,2017.

第五章　质性研究资料的收集与分析

▨▨▨▨ **重点提示** ▨▨▨▨

　　识记　①能正确说出访谈法与观察法的概念及特征。②能列举访谈法与观察法的常用类型及其适用情形。

　　理解　①能根据临床实践需求提出合适的访谈方式。②能比较开放式观察法、逐步聚焦观察、回应式互动观察法的不同点。③能运用主题分析法分析质性研究资料。

　　运用　①能根据研究目的选择适当的资料收集方法并设计访谈提纲。②能够根据所学知识,对一份访谈或观察笔记进行资料分析。

　　在确定研究问题和选择研究对象之后,质性研究者就需要开始收集、整理和分析资料。质性研究一般综合运用多种资料收集的方法,例如访谈法、观察法、档案资料收集法等。质性研究的资料收集与资料分析同步进行,是一个连续的过程,以确定下一步的研究策略、何时完成资料收集工作等。资料分析是一个手工操作和劳力相结合的过程,要求研究者必须沉浸于资料中,投入大量的精力与时间对原始资料进行反复阅读和理解,并直接感知、分析及综合整理。常用的分析方法有主题分析法和内容分析法。本章将主要介绍质性研究常用的资料收集方法及资料分析过程。

第一节　质性研究资料的收集

案例1

　　由于疾病、治疗、药物等因素,口渴成为危重症患者普遍存在的症状。尽管缓解危重症患者口渴问题已被列为推动重症监护实践变革的护理举措之一,然而大多数重症医学科护士管理危重症患者口渴问题的经验较少,护士对患者口渴的感知往往与患者自身感受有差异,导致患者口渴感在临床护理实践中常常处于被低估、低测评、低处理的状况。李世杰等采用质性研究的半结构式访谈法,选取重庆市 4 家医院的 16 名 ICU 护士为研究对象,围绕"危重症患者口渴"设计访谈提纲并收集资料。访谈提纲内容为:①您对危重症患者口渴有怎样的认识?②您如何对危重症患者的口渴进行护理评估?③您在平时的工作中如何护理危重症患者的口渴?每次访谈结束后 24 小时内对访谈内容进行转录,并采用主题分析法对访谈内容进行分析。最终发现 ICU 护士对危重症患者口渴

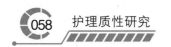

的护理困境表现为口渴问题难以评估、护士自身因素、医疗环境因素3个方面。

[李世杰,米洁.ICU护士对危重症患者口渴护理困境的质性研究[J].中国护理管理,2022,22(9):1397-1400.]

访谈法是护理科研常用的研究方法。上述案例中,研究者采用质性研究中的访谈法,深入了解ICU护士对危重症患者口渴问题的护理困境,为改善危重症患者口渴的不适、制定针对性护理措施提供参考。本章将具体介绍访谈法的分类、特点及实施过程。

一、访谈法

作为科学研究方法的"访谈"与日常生活中的交谈不同。访谈是一种有目的性的研究性交谈,是通过研究者与研究对象口头谈话的方式从研究对象那里收集第一手资料的研究方法。访谈法的目的主要是收集有关研究对象行为、态度方面的深层信息,描述社会现象的发生、发展,探讨研究对象各种行为背后的原因,以增强对社会世界的现象及本质的理解。作为一种言语事件,访谈是双方相互作用、共同构建"事实"和"行为"的过程。交谈双方实际上是在一起营造访谈的氛围和话语情境。

(一)访谈法的优势

与其他几种质性研究资料收集方法相比,访谈法具有其独特的优势。一方面,与观察法相比,访谈法可以进入研究对象的内心世界,了解其心理活动、情绪反应、生活经历及行为方面隐含的意义。观察法通常只能看到或听到研究对象外部显露的行为话语,很难准确探究他们的内心世界。另一方面,与查阅文档资料、视觉资料等方法相比,访谈法更具灵活性、即时性,且具备意义解释功能。实物无法直接向研究者表达其意义,而在访谈时研究者可以询问研究对象的想法,了解他们创造出来的实物的意义,探寻背后的深层次内容。

(二)访谈法的类型

依据不同的分类标准,质性研究的访谈法可以分为多种类型。按照访谈内容,访谈可分为结构性访谈、半结构性访谈和非结构性访谈3种。按照受访者的人数,访谈还可以进一步分成个别访谈和集体访谈。根据访谈的次数,访谈分成一次性访谈和多次性访谈。

1. 按照访谈内容分类

(1)结构性访谈(structural interview):指研究者根据事先设计好的有一定结构的问题(通常为是非题或选择题)进行访问的方法。它是一种对访谈过程高度控制的访问形式,包括提出的问题、提问次序和方式及记录方式等都完全统一与格式化。由于其严格的标准化程序,所以难以收集到较深层次的信息。

(2)半结构性访谈(semi-structural interview):指在质性研究资料收集过程中,研究者采用同义重述的方式,以提纲为蓝本,以不同形式的开放性问题,引导受访者针对主题进行深入陈述的方法。对于不同的受访者,字句不需要相同,只要与预设问题的意思相同即可。半结构性访谈内容比较集中,能够挖掘较深层次的信息,是一种护理领域最常用的质性资料收集方法。

(3)非结构性访谈(unstructured interview):指在质性研究资料收集过程中,访谈之前并不准备任何具体问题,只需预定主题,在访谈时以聊天方式就主题进行自由交谈,研究者以少量的语言引导使受访者尽可能多地陈述个人的情绪、感受、看法、理解与观点等。

2. 按照受访者人数分类 根据受访者人数,访谈还可以进一步分为个别访谈和集体访谈。个别访谈法通常由一名研究者和一名受访者组成。此方法是挖掘访谈对象对某些问题的想法、感受的基本手段,但对研究者要求很高,要求具备追问、倾听等技巧。集体访谈法是一种类似于公众座谈会形式的一种集中收集信息资料的方法,通常由 1 ~ 3 名访谈者和 6 ~ 10 名参与者组成。此方法工作效率高、经费投入少,但对访谈者组织能力要求较高,访谈过程可能被少数人所主导,且不适合涉及个人隐私、保密、敏感性问题方面的访谈。

3. 按照访谈次数分类　　根据访谈的次数,访谈分成一次性访谈和多次性访谈。前者主要以收集事实性信息为主;后者则用于追踪调查,或深入探究某些问题(特别是意义类问题),可以有一定的结构设计,逐步由浅到深,由表层到深层,由事实信息到意义解释。在质性研究中,一般提倡多次性访谈。

(三)实施过程

1. 访谈前的准备工作　　访谈是一个双方交互的过程,访谈成功与否在很大程度上取决于访谈者与受访者之间的关系。访谈前,访谈者在向受访者告知自己的研究课题时,要尽量做到坦率、真诚,尽自己的可能回答对方提出的问题,帮助对方消除疑虑。访谈者应该向被访者许诺自愿原则,尊重受访者的语言,鼓励其用母语进行表达。如果需要录音,要征得访谈者的同意。至于访谈时间的确定要尽量以受访者方便为宜。另外还有访谈提纲的设计,访谈者要保持一种开放、灵活的态度,要尽量避免太多的前设。在正式开始访谈前,研究者通常需要做一些必要的准备工作,包括选取访谈对象、熟悉访谈对象及访谈主题、设计访谈提纲、预约访谈的时间和地点、协商访谈相关事宜等。

(1)选取访谈对象:质性研究最常用的是"目的性抽样",也称为理论性抽样,即按照研究目的抽取能够为研究问题提供最大信息的研究对象。目的性抽样的具体策略如下。①极端型个案抽样:即研究者选择研究现象中极端的、被认为是"不正常"的现象进行调查研究。②强度抽样:指的是抽取较高信息密度和强度的个案进行研究,目的是寻找可以为研究问题提供丰富信息的个案。③最大差异抽样:即被抽中的样本所产生的研究结果将最大限度地覆盖研究现象中各种不同的情况。这种抽样方法可以先找出现象中具有最大异质性的特点,以此为标准筛选研究对象。④同质型抽样:它指的是选择一组内部成分比较相似的个案进行研究,从而可以对个案内部的某些现象进行深入分析。⑤典型个案抽样:即选择研究现象中具有一定"代表性"的个案,目的是了解研究现象的一般情况。在质性研究中,对典型个案进行研究不是为了将结果推论到从中抽样的人群,而是为了展现或说明一个典型个案或现象。⑥分层目的抽样:研究者首先将研究对象按照一定标准进行分层,然后在不同的层面上进行目的性抽样。⑦关键个案抽样:即选择可以对事情产生决定性影响的个案进行研究,目的是将从这些个案中获得结果,并有逻辑地推论至其他个案。⑧证实和证伪个案抽样:常用在研究者已经初步建立结论后,希望通过抽样来证实或证伪自己的初步理论假设。

(2)熟悉访谈对象及访谈主题:对于访谈对象,研究者需要把握其基本情况,包括年龄、文化程度、职业、婚姻状况等,特别是对其当前的思想情况和精神状态等进行全面、深入的了解。熟悉访谈主题对于话题的深入非常重要。例如,要访谈宫颈癌患者,获知她们的患病体验,研究者需要学习有关宫颈癌的病因、临床表现、疾病对身体的影响、一般治疗方案及术后康复等知识。

(3)设计访谈提纲:首先,研究者需根据研究目的选择适当的访谈方法,并设计访谈提纲。通过文献回顾,了解研究问题的国内外总体进展,以及在本研究领域已知的和未知的问题。文献回顾还包括对与质性研究访谈相关的方法学层面的知识回顾,从而帮助研究者学会如何专业地表达自己的访谈问题。其次,专业人员基于自己的专业实践和研究经历,为访谈问题的适宜性提供了保证。专业人员包括高等院校中的专业导师、临床上经验丰富的专业人员及可能的跨专业或边缘学科的专家等。最后,访谈提纲应罗列出研究者认为在访谈中应该了解的主要问题和涉及的问题范围。

这些问题应该是开放的、简明易懂的,且可操作性强,一般由研究者根据自己的经验或查阅文献后编制形成。例如,一项 ICU 护士护理谵妄患儿体验的质性研究中,研究者通过文献回顾及研究目的初步制定出访谈提纲,再经过课题研究小组讨论后设计访谈内容,并对 3 名 ICU 护士预访谈后确定出最终访谈提纲,主要包括以下内容:①您能描述下最近护理过谵妄患儿的具体情况吗? ②您能描述下当时对这种情况的感受吗? ③您能描述下您是怎么应对这种情况的吗? ④面对不同谵妄亚型的患儿,您能描述下有什么不一样的体验吗? ⑤未来您觉得护理可以从哪些方面来更好地认识和管理谵妄患儿?

研究者需注意,访谈提纲在访谈中只起到一个提醒的作用,以免遗漏重要内容。在使用访谈提纲时,研究者要保持灵活、开放的态度。具体过程应因人而异,不必强行按照访谈提纲的语言和顺序进行提问。

(4)预约访谈的时间和地点:一般说来,访谈的时间应选择访谈对象心情愉悦、愿意受访的时候,地点以方便访谈对象、保护其隐私为原则。例如,与乳腺癌患者探讨她的患病体验,如果患者受邀在人流量大、环境嘈杂的饭店大堂谈及自己患病的真实体验,那么她会担心自己的想法被他人听到而显得局促不安。此时研究者应让访谈对象按照自己的意愿,选择在安静、舒适、私密的场所,如受访者的家、咖啡馆、茶室等接受访谈。在选好访谈地点后,研究者与访谈对象在初次接触时还需要协商好访谈的持续时间及次数。通常每次访谈时间宜为 45 min 至 1 h,最好不超过 2 h,以免访谈对象疲劳、厌倦和不耐烦。当然也有访谈对象在访谈超过 2 h 仍侃侃而谈,兴致依然很高,此时访谈可继续进行。但是,这时研究者应密切关注对方的表情、神态等非语言行为,一旦感觉到他(她)出现不耐烦或厌倦等情绪,访谈须立即停止。需要注意的是,访谈时间也不能因访谈对象的兴致高昂而无限制延长,研究者应不时地用语言或动作表示访谈已经超过约定的时间,若对方愿意,则访谈可以随时结束。

(5)协商访谈相关事宜:访谈双方就访谈的相关事宜达成共识可以使双方建立和维持一种比较良好的关系,使访谈得以顺利进行。一般说来,在访谈开始前,研究者应先做自我介绍,并向访谈对象坦率、真诚地介绍自己的研究课题,包括希望向对方了解哪些信息。此外,研究者还应就交谈时的语言使用、交谈规则、自愿原则、保密原则和录音等问题与对方进行协商。访谈时的语言使用应尊重访谈对象的表达习惯,采用他(她)熟悉的语言提问。在访谈正式开始前,研究者应再次向对方强调自愿原则和保密原则,说明他(她)在研究过程中有权随时退出,而不必负任何责任;承诺对收集得到的资料严格保密,如需在研究成果中呈现,则会做好匿名措施。另外,访谈双方还需就访谈录音进行协商。一般说来,如果条件允许且访谈对象又没有异议,那么最好对访谈内容进行录音,这不仅有利于研究者获取完整的信息,减少笔录误差,方便日后分析资料和撰写报告,而且可避免因专注记笔记而忽略访谈对象的某些表情和行为,有余力对访谈内容进行及时追问。而且,有些访谈对象认为录音能够显示出研究者对他(她)的重视。但是,在某些情况下录音会产生不良影响,如当访谈双方尚未建立信任关系时,录音会使访谈对象感到紧张不安,甚至选择隐瞒某些信息等。另外,有些访谈对象认为录音是一件严肃的事情,因此会在谈话时避免使用日常语言,而尽量使用正式语言。

(6)准备访谈工具:以往研究者能利用的访谈工具一般为笔和记事本,访谈时简要记录访谈对象的回答,结束之后尽快进行整理,以最大限度地保证信息的完整性和准确性。随着信息技术的快速发展,现代化设备如录音机、录音笔等被广泛用于记录访谈信息,这为资料的收集提供了极大的便利,且能较好地保证访谈资料的真实性。但是,研究者应事先检查设备,以确保其功能正常。如果在访谈中设备出现故障,那么将影响所收集的资料质量。

2.实施访谈　在做好访谈前的各项准备工作后,研究者即可实施访谈。访谈通常会以几分钟的闲聊作为开始,以营造一种轻松、舒适的氛围,消除受访者的紧张情绪。例如,受访者担心自己的回答不符合要求,研究者需要使他们相信自己是研究主题方面的专家。受访者的回答没有对错之分,研究者只需了解他(她)的个人体验或感受。之后研究者可进行正式的自我介绍,表明自己的身份和角色,重申访谈目的,并从简单的问题入手开始访谈。在进入访谈主题后,研究者需要把握访谈的方向和焦点。在访谈时,研究者和研究对象之间的互动会对访谈效果产生影响。访谈中除了言语行为,还有非言语行为,如动作、面部表情、眼神、人际距离等,可提供言语行为无法提供的信息。言语行为和非言语行为的良好结合标志着访谈的成功。这主要从提问、追问、倾听和回应4个方面表现出来。

(1)提问技巧:在访谈中,提问是研究者所做的主要工作之一。研究者所提的问题需要依据研究主题、研究者的习惯、研究对象的个性及当时的情境而定。不同类型的问题会在很大程度上影响研究对象的言语行为。一个好的访谈问题不仅有助于资料收集、形成良好的访谈互动,而且能激励研究对象说出自身的体验和感受,确保访谈顺利进行。奇费尔和布林克曼在《质性研究访谈》一书中提到研究者可能采用的各种访谈问题类型:①导入性问题(introductory questions)。此类开放性问题可以引发自然而丰富的描述,研究对象所提供的自身经历是所研究现象的主要内容,如"您能谈谈刚被确诊为乳腺癌时的感受吗?"②追踪性问题(follow-up questions)。此类问题可以使研究对象的回答得到进一步扩展,促使研究对象对之前的回答进行更深入的描述,如"您能告诉我具体发生了什么吗?"③具体性问题(specifying questions)。此类问题是为了获取更加精确的描述,如"当您感到焦虑时,您做了什么?"最后,研究者可以采用沉默来推进访谈。谈话中的停顿可使研究对象有足够的时间去思考和想象,随后他(她)可能提供与研究主题相关的重要信息。

(2)追问技巧:追问是指访谈者就受访者前面所说的某一观点、概念、语词、事件、行为进行进一步探询。追问程度要适宜,应考虑到研究对象的感受、双方的关系及问题的敏感程度。追问的方式有很多种,主要分为:①直接追问与迂回追问;②当场追问与集中追问。直接追问就是直接请研究对象对没有回答或回答得不具体、不完整的部分再做补充回答。例如,"这个问题您能解释得更多一些吗?"迂回追问就是通过询问其他相关联的问题或换个角度对未获得答案的问题进行探究。与直接追问不同,这种方式适用于思想上有顾虑或对情感性问题不愿意涉及的访谈对象。例如,一位访谈者去高校采访一位被父母遗弃的小女孩。

访谈者:"你在技校学习,你们班男生多还是女生多?"

女孩:"男生多,不过我们班可团结啦!"

访谈者:"那你说,男生和女生比,谁更恋家、恋父母?"

女孩:"当然是女生呐。"

访谈者:"记得我刚上大学的时候,住在学校,一做梦就是回家,看见爸爸妈妈。这么多年了,你有没有梦到过你的亲生父母?"

女孩:"(迟疑片刻)其实,我不知道做过多少这样的梦了。可是,在梦中我总是看不清我爸妈长的是什么样儿。每当在公园、在大街上,看到别的同学和父母一起逛大街、逛商店,我就想,我的亲生父母是什么样儿?是胖还是瘦……"

本来女孩可能不愿意谈及自己的亲生父母的,但是经过访谈者的一番迂回,她的心理发生了转化,在一瞬间所有的真情实感得到了倾泻。正是迂回深入的提问方法使得这段采访感人至深、令人震撼。

对于一些简单的问题,如事件发生的时间或地点研究者没有听清,则可在对方回答问题时立即追问。例如,"我刚才没听清楚,请您再重复一遍"。但是,对于一些比较重要的、复杂的问题应先记

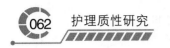

下来,等访谈告一段落后再集中追问。

(3)倾听技巧:"问"是访谈者所作的有形工作;而"听"是访谈者所做的无形工作。在质性研究中访谈的主要目的是了解和理解受访者对研究问题的看法,因此访谈者应该注意倾听他们的心声,了解他们看问题的方式和语言表达方式。访谈者要以平等、亲切的态度对待不同类型的访谈对象。当被访者在回答问题时,必须有礼貌地耐心听,做到边问、边听、边记。访问者可以适当地使用"嗯""对""听懂了"等语言信息或者用点头、目光和手势等非语言信息鼓励对方继续谈下去。当被访者谈到收获时,应为他(她)高兴,当他叙述到不幸的事情时,应表示同情,以加强情感交流。

(4)回应技巧:访谈者不仅要主动地提问、认真地倾听,而且还要适当地做出回应。"回应"是指在访谈过程中访谈者对受访者的言行做出的反应,包括言语反应和非言语反应。回应的目的是建立一种对话关系,传递自己的意向、态度和想法。回应直接影响谈话风格和谈话内容,而且在一定程度上限制访谈整体结构、运行节奏和轮换原则。一般常用的回应方式有认可,重复、重组和总结,自我暴露,鼓励对方。它们分别起到接受、理解、询问、共情等作用。①认可:访谈者对受访者所说的话表示已经听到了,希望对方继续说下去。表示认可可以用微笑、点头、鼓励的目光等非言语行为,也可以用"嗯""对""是吗"等言语行为。研究表明,当访谈者做出上述认可的动作和响声时,受访者的回答比访谈者一声不吭要强3倍。②重复、重组和总结:重复是为了引导研究对象对该事件的细节再次陈述,将研究对象所说的话重复一遍,可起到检验研究者对这件事的理解是否正确的作用。重组是指将研究对象所说的话换种方式说出来,不仅可检验研究者的理解是否正确,而且可使研究对象及时做出纠正。总结就是研究者将研究对象所说的话进行概括,以帮助对方理清思路,鼓励对方继续谈话,同时检验自己的理解是否正确。③自我暴露。自我暴露指研究者对研究对象所说的内容用自己的相关经历或经验做出回应。适当的自我暴露可以拉近彼此间的距离,使双方关系变得比较和谐,使交谈更具互动性。④鼓励对方。受访者通常有一些顾虑,不知道自己所说的内容是否符合访谈的要求。受访者往往希望得到对方的鼓励。尤其在要求对方披露自己个人隐私的时候,以及谈及比较伤心的事情等情况下,更需要访谈者不带有偏见地理解和鼓励。

在实际访谈中,还可能出现一些不恰当的回应方式,具体包括以下两种。①论说型回应。论说型回应指研究者从自身角度出发,利用现成的理论或个人经验对研究对象所说的内容进行评说。这种回应方式不仅会给研究对象一种居高临下的感觉,而且会使他们感觉自己不是在被访谈、被理解,而是在被分析,从而产生一种排斥访谈和研究者的心理。②评价型回应。评价型回应指研究者对研究对象的谈话内容进行价值上的判断("好"或"不好")。与论说型回应相似,评价型回应也会给访谈的进行和双方的关系带来不良的影响,给研究对象造成一种不被尊重的感觉,从而妨碍研究对象自由地表露自己。

3. 结束访谈　研究者在完成访谈提纲上重要问题的询问,抑或访谈超过事先约定的时间、访谈对象已经十分疲劳、访谈的节奏变慢或访谈环境变得不太合适(如访谈对象家里来了客人)时,就可考虑结束访谈。通常建议研究者尽可能以一种轻松愉快、衔接自然的方式结束访谈,可以给研究对象一些语言或行为上的暗示。例如,研究者可以问研究对象"您还有什么想说的吗""您对今天的访谈还有什么想补充的吗"等诸如此类的话语,如有必要,则还可以采用收拾录音笔或笔记本的行为加以提示。最后双方一起回顾访谈过程和讨论的主题,研究者应感谢研究对象的支持与配合。如果还需与研究对象进行多次访谈,那么也可与其约定下次见面的时间和地点。

综上所述,访谈中访谈者要对受访者高度尊重和关注。访谈者需要审视自己的言语行为和非言语行为,时刻对自己的思维方式和行为方式进行充分反省,才能获得高质量的第一手资料。

二、观察法

观察是人类认识事物的一个最基本方法,也是进行社会科学、人文科学和自然科学等学科领域科学研究的一种主要手段。观察法是通过直接观察研究对象的行为及其影响因素等进行资料收集、整理和分析工作,目的是了解和认识人类社会现象及其本质,分析其发展及变化趋势等。质性研究中的观察法与日常生活中的观察存在显著区别:前者具有明确的目的,在观察前会制订观察计划,并按计划进行观察,同时对观察现象予以记录,且在观察后及时反思;而日常生活中的观察没有明确的研究目的,不会事先建立理论假设和观察计划,具有较大程度的随意性,且不会对观察进行记录,观察后也无须进行反思。下面就观察法的类型、适用情形及观察步骤等方面进行介绍。

(一)类型

1. 根据研究者所担任的角色分类 按照研究者所担任的角色,观察法可进一步分为参与式观察和非参与式观察。

(1)参与式观察:这是观察法中常用的一种分类方法。参与式观察是指观察者加入被观察群体中去,在与被观察对象的共同活动中进行观察的一种方法。这种方法常用于对社区或群体的典型调查和个案研究。参与式观察的主要优点是:它可以缩短或消除观察者和被观察者之间的心理距离,便于深入了解被观察对象内部的真实情况。但这种方法也有其局限性,主要是观察者容易受到被观察者的影响,其观察结论易带主观感情的成分。

(2)非参与式观察:非参与式观察是指观察者以旁观者身份对观察对象所进行的观察。观察者无须参与被观察者的活动,只须在距离被观察者很近的地方观察,对被观察者及其活动不表露任何兴趣,只听、只看,并适当做些记录。这种方法通常在观察者无法进入被观察者内部或无须介入被观察对象的活动时采用。非参与式观察的主要优点是观察者不易受观察对象的影响,观察结果比较客观、公允。主要局限性是研究者较难对研究现象进行比较深入的了解,对现象的观察易带有表面性和偶然性。

2. 根据观察内容和要求分类 研究中根据不同的观察内容和要求,观察法可分为结构性观察和非结构性观察。结构性观察是指根据统一设计的观察记录表或记录卡所进行的观察活动。它有明确的目的和计划,有严格而详细的观察项目。优点是结果便于比较,能做量化处理,能进行较大样本的观察。局限性是缺乏灵活性,不能做深入的研究。非结构性观察是观察者并不预先规定标准化的观察项目和程序,仅根据研究的目的和任务灵活进行的观察。它具有很大的灵活性,适用于探索性研究和有深度的专题研究。局限性是难以开展较大样本的观察。

(二)适用情形

1. 了解人类行为及其特征 通常所用的调查方法,主要是采用面谈或填表的方式了解人的行为或行为动机,但不能直接看到行为的本质特征和内在意义。对人的行为痕迹研究只能通过观察法进行。例如某研究者为了解游人在公园内的游憩行为特征,以武汉市沙湖公园为研究对象,运用观察法对公园内的游人特征及行为活动进行观察分析。该研究通过分析游憩行为现状特征,找出沙湖公园对于周边居民的服务存在的问题,提出了对未来空间改善的展望。

2. 研究社会隐藏或敏感问题 当有关社会现象很少被人所知或人为因素容易对观察结果产生影响时,可以运用隐蔽性参与式观察进入研究现场,以便获得相对"真实"的信息。例如,既往对手卫生依从性的调查主要采用直接观察法,但直接观察法会受到霍桑效应影响,出现数据偏倚,数据可靠性下降,某研究者采用隐蔽性观察法观察了医护人员手卫生执行情况、院内感染发生率。

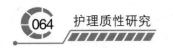

3. 开展深入的个案调查　当研究者需要对社会行为现象进行深入的个案调查时,通过参与式观察,研究者可以将所研究的个案放到当时当地的社会文化情境之中,对事件的发生过程及社会成员之间的行为互动关系获得较为直接、完整和全面的了解。例如,某研究者针对轻度产后抑郁的产妇开展了一项个案研究,通过对产妇的生活环境、生活状态、言语情绪、谈吐等进行观察,了解个案的状态。

　　第二次家访案主家庭时,为了观察产妇刘姐与家人互动情况,我们选择下午六点半前往。到的时候刘姐家里还在做菜,刘姐的丈夫已下班回家,婆婆也在家。我们进门时,由于事先跟刘姐联系过,吃完饭过去,她就没问我们吃饭没有,招呼我们坐下看会儿电视。我们一进门,刘姐婆婆就热情邀请我们在这里吃饭。

　　婆婆:"你们吃饭没有啊?"

　　笔者:"我们吃完饭过来的。"

　　婆婆:"真吃了? 别不好意思,不知道你们要过来,没买几个菜,添口饭吧。"

　　笔者:"不用了婆婆,我们吃得很饱了,看会儿电视就可以了。"

　　丈夫:"你们别客气,自己拿水果吃。"

　　摆好饭菜和碗碟之后,婆婆又看了我们一眼,又问了一遍:"过来吃点吧? 我再添碗筷。"

　　她还没说完,刘姐就接上:"人家说了吃过饭了,还要问几遍,这儿跟老家不一样,他们没吃饭还会骗你说吃了吗? 搞这些假客套。"

　　笔者见这情形连忙说:"婆婆你不用管我们,我们吃好了。"

　　婆婆脸色很难看,还是笑着招呼我们,刘姐丈夫脸色也不好看,哼了一声没有说话,刘姐看上去很烦躁,一家人闷声落座,默默吃完。

　　从这一段对话可以看出,刘姐个人说话比较直接爽快,与婆婆在行事风格上有所不同。

(三)观察步骤

观察的全过程可分为 3 个阶段:准备阶段、实施阶段和资料处理阶段。每个阶段中又包括几个主要步骤(表5-1)。

表5-1　观察的步骤

阶段	内容
准备阶段	①制定研究目的;②制订观察计划;③理论准备和物质准备
实施阶段	①进入观察现场;②与观察对象交往;③进行观察,做现场记录
资料处理阶段	①整理和分析观察记录;②撰写调查报告

1. 准备阶段　观察前应确定研究目的,制订观察计划,包括确定观察对象、内容和范畴,选择观察方法,确定观察地点和时间。详细考虑各观察法的基本要求:①观察前,尽量了解观察对象的基本情况,对观察的项目和程序做周密的计划,熟悉和掌握必需的观察技巧和手段。②观察时,持客观、科学的态度,避免个人偏见;详细、完整地做好观察记录,不漏掉有价值的资料。③观察后,设法利用其他研究方法(如问卷、访问等)来检验观察结果的信度和效度。

2. 实施阶段

(1)进入观察环境:正式实施观察首先要保证能够顺利进入观察现场。研究者进入观察环境的难易程度主要取决于两个因素:一是环境的公开性,二是研究对象接受观察的意愿。一般而言,最易进入的环境是公共场合,人们在这些环境中对自己的行为没有保密的必要;最难进入的观察环境是限制进人的场合,且参加者都有保守自己行动秘密的理由。对于非参与观察而言,完成观察任务的关键是不惊扰观察对象。

(2)观察实施:观察应逐步具体化,并聚焦于与研究问题有关的核心点。在观察的实施过程中,需要注意以下两方面:①观察要先从大处着眼。在观察初期,观察者不要急于观察一些细微问题,应先对观察现场进行全方位的、整体的、感性的观察,即对观察对象所处的自然环境、物质环境和人文环境有全面的了解,对观察对象所属的社会群体特征与结构有总体的认识,从而有助于了解具体观察内容的背景和深层次原因。②注意转换观察视角。在对具体内容进行观察时,不能只盯着某一现象或某一被观察者,而忽略了其他观察对象,应注意转换观察的角度,并根据客观情况随时调整观察的思路。观察者可以在主要观察现象和次要观察现象间转换视角,以获得有关观察对象的更全面的资料。

(3)观察记录:观察记录是对所观察到的现象的文字描述。观察记录的过程是观察者对观察现象思考、分类和筛选的过程,也是一个澄清事实、提炼观点的过程。观察记录的方式主要有当场记录与事后追记。当场记录是最常用的一种记录方式。为了观察记录的完整与准确,通常是同时由两个以上的观察者分别记录,以便相互对照、取长补短。

当场记录的主要方法是手工记录。在结构式观察中,观察者会建立观察表格(表5-2)。设计观察表的基本要求:①要详细注明观察的时间、地点,作为原始观察记录的重要凭证。②观察内容应具体、详细,并尽量将观察内容数量化,以使观察结果更具说服力。③观察员必须签名,以明确责任,并备查。④要将记录中的客观描述与观察者的看法和解释区分开来,分别归类。

(4)结束观察:如果研究者认为观察到的信息重复出现,资料分析后不能再得出新的研究结果,就表明观察达到了"饱和",此时即可结束观察。观察的时长是不固定的,可依据获得的资料而定,还与研究对象是否有时间、是否允许观察等因素有关。研究者要事先与研究对象沟通,估计观察的持续时间,并遵守约定在适当的时候离开,不能任意地延长观察时间。

表5-2 结构式观察记录表

乳腺癌患者在癌症康复团体中的交往		
编号:_____		
记录人:_____	观察地点:_____	观察方式:_____
观察日期:_____	开始时间:_____	结束时间:_____
团体名称:_____	团体人数:_____	
观察范畴	观察结果	
(1)帮助病友	□_____	
(2)请求帮助	□_____	
(3)与病友交谈	□_____	
(4)拒绝交谈	□_____	

3.资料处理阶段 该阶段包括整理和分析观察记录,进行统计分类,总结观察结论。在长期连续的观察中,研究者会积累大量的观察记录。非结构式观察当场手工记录的观察资料往往比较分散,需要进行整理。结构式观察则要对观察记录表进行梳理。通常是采用分类学的方法对观察记

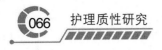

录做进一步的整理和分析。分类主要是以人物、事件或行为为指标,分别建立资料档案以便查阅和检索。

三、其他资料收集方法

除了前面提到的访谈法、观察法,以及焦点小组(详见第六章)外,书面文档资料和视觉影像资料也是质性研究资料的重要组成部分。这些资料可以帮助研究者从多个角度对研究问题进行分析,具有其自身的特色和优势。

1. 书面文档资料　书面文档资料根据资料来源可分为现成的文档资料和研究过程中产生的文档资料。现成的文档资料是指研究前已经存在的文档,如信件、文件、日记等。研究过程中产生的文档资料是指在研究的过程中因研究对象的参与而生成的文档资料,如请研究对象书写与研究主题有关的日志或反思日记等,这些资料需要研究者设计一些与研究项目相关的活动才能获得,而且需征得研究对象的同意,不可强加于对方。在收集文档资料时,研究者可以先收集一些容易获得的资料,初步分析后再逐步缩小范围。质性研究自身的性质决定了研究者可以在这个过程中调整资料收集的方向和数量,具体可以从以下两个方面收集资料:①研究所处大环境的相关资料。这些与大环境有关的宏观资料会在一定程度上影响微观层面的资料分析。②与研究项目直接相关的资料。根据研究问题有目的、有方向地收集相关资料,这些资料可以为研究者提供丰富的信息。

2. 视觉影像资料　照片、视频等视觉影像已逐渐成为质性研究的重要资料之一,为研究者深入研究创造了可能性,为研究提供了丰富的信息。其中,研究对象拍摄的照片、视频等可为研究者提供了解他们世界观和人生观的有关线索。通过仔细观察这些照片,研究者可以了解研究对象对周围世界的看法,同时也可帮助研究者挖掘研究对象的个人经历和生活细节。需要注意的是,收集照片和视频可能涉及伦理问题,研究者须事先征得伦理委员会及相关部门和个人的同意。例如,某研究收集了某师范大学疫情期间一个 25 人班级的英语微格在线实训(导入技能)视频,借助 Nvivo 12.0 对视频进行质性分析,将视频人物的语言和行为进行分类编码,并通过对视频资料进行自下而上的编码分析,发现了师范生的信息素养、在线教学的课堂组织技能和在线教学的基础技能方面的现状,总结出师范生在线教学技能的培养现状。

四、质性研究资料的整理

质性研究资料收集后,研究者首先需要对资料进行整理。质性研究资料整理是指运用科学规范的方法,对调查所获得的各种原始文字资料进行审核、检验、汇总、分类与初步加工综合,使之系统化和条理化,从而以统一、简明的方式反映研究对象总体情况的处理过程。

研究者需要对每一份资料进行编号并建档。建档的内容包括:资料的类型(如访谈、观察等);研究对象的一般情况(如姓名、性别、职业等);收集资料的时间、地点;资料的排列序号(如第几次访谈等)等。研究者需要将所有的书目资料标上编号,以便日后查找。原始资料在整理编号后应复印一份备用。

第二节 质性研究资料的分析

质性资料的分析是研究者对其所获取的庞杂的质性资料(如访谈资料、现场记录、视频、图片或者某些文件等)进行逐步提炼和浓缩,系统地寻找其中所包含意义的过程。质性资料分析是最耗费时间与精力的,而且要求资料分析与资料收集同步进行,否则无法判断"资料饱和"。这个过程不仅需要投入大量的时间,而且需要研究者深深地"浸入"到资料中,反复进行阅读和理解、感知和分析、提炼和比较、归类和综合等。质性研究的资料包括访谈资料、现场记录、视频、图片、某些文档记录等,最常见的是文本资料。因此,本节主要以质性研究资料中文本资料的分析为例来进行介绍。

一、主题分析法

(一)主题分析法的概念

Braun 和 Clarke(2006)将主题分析法定义为"一种从资料中识别、分析和报告模式(主题)的方法"。该方法不受理论框架的限制,可用于不同的研究范式,包括现实主义的本体论或建构主义的本体论。但在应用时,研究者要阐明其具体的研究范式和理论框架。主题能捕捉资料中与研究问题有关的重要信息,代表资料中某种层次的模式化的反应或含义。

(二)主题分析法的一般过程

在质性研究中,研究者如果不能明确如何将研究资料分析得出主题,那么他便无法知晓分析方法及整个分析过程,从而导致分析方法不透明,也就无从判断其研究质量及研究结果是否有意义。Braun 和 Clarke 提出了主题分析法的基本步骤:①熟悉资料,即转录资料(如有必要),反复阅读资料,写下初步的想法。②形成初始编码,即对资料中有意义的部分进行系统的初始编码(语义或潜在层面),编码视情况可以以资料为驱动,也可以以理论为驱动。同时,整理每个编码的相关资料。③寻找主题,即整理编码形成潜在的主题,收集每个潜在主题的所有相关资料。④回顾主题,即检查主题与被编码的资料及整个资料集的相关性,生成分析的主题图。⑤定义和命名主题,即持续分析,以修订每个主题的细节和分析所阐述的整体事件,对每个主题形成清晰的定义和命名。

1.阅读原始资料 研究者反复聆听录音,阅读原始资料,熟悉资料内容,使自己沉浸在与资料的互动中,标出其中有价值的部分,仔细琢磨其中的意义和关系。在阅读原始资料时,研究者要将自己头脑中有关的前设和价值判断暂时搁置,沉浸在资料中,让资料自己"说话"。同时,研究者要与资料互动,体会自己对资料的思想和情绪反应,从不同层面寻找意义。

举例:《关于乳腺癌康复者重返工作经历的访谈记录》
访谈对象:一名乳腺癌康复者,记名为 A。
访谈内容:关于重返工作的经历。
访谈者:"您回去工作以后很多人都知道您生病了,大家都躲着您,不敢跟您说话,那个时候您心里是怎么想的呢?"(阶段:重返工作岗位初期的经历)
A:"我那时候就想着这生活这日子真的挺难过的哈(难过),人生病以后无论是你自己还是别人心理都是会发生变化的,就是说你自己可能思考的方式和结果与过去不一样,别人对你的看法也可能和以前不一样。因为我原来给别人的感觉就是一个总是精力充沛的人,我给别人的感觉可能是太要强了,任何事都不成问题哈。所以说生病以后我也不知道该和人家聊什么,该和人家怎么交流,别人可能也不敢和我说,我自己可能也不想说,实际上当时就形成了一个很孤立的心态。在单位我有一种孤立的感觉,觉得呀,我都不想上班了,就是说身体恢复了我也不想上班了,觉得上班没有意思了,没有原来那种意思了。"(难过,孤立,时过境迁,没有原来工作时的氛围和干劲了。)

2.编码 寻找意义的工作主要是通过编码来完成的,即将有意义的词、短语、句子或段落标注出来。编码是质性分析中最基本的工作,是将资料打散并赋予标签的过程。资料收集和资料编码循环进行,随着研究过程的展开和深入,最终实现对相关概念更清楚的确认和理解。但是,所赋予的标签是暂时性的,可以在之后的分析中进行修改。编码的命名可以来自原始资料、研究者的创造性领悟或文献。格拉瑟和斯特劳特认为编码分为3个阶段。

(1)范式编码:分析的最初阶段。如重新考察了10篇记录稿,以确认临时性的概念。然后对这些概念进行修改和补充,以便重新调整抽样策略并改进访谈技术。根据这种初步分析进行的分类再应用于另一轮资料,看看它们是否合适。

(2)轴向编码:寻求已确认的类别之间的联系。"我们已经从简单的列举任务(社会工作者是这样做的)演变到对类似属性进行分组(履行其角色行为的区域)。"

(3)理论性编码:范式和条件命题的演化。研究者指认出基本的一致性(根据最初的分类及其属性),并根据一套概念性系统表述理论思想观念。

3.建立编码和归类系统 对原始资料进行编码后,研究者按照编码系统将相同或相近的编码进行归类。为了使资料有意义且便于管理,研究者一般将类别数量限制在10~12个。一旦资料完成类别化,研究者就可取出每个类别的档案袋,阅读所有的摘录,并确保资料和类别相符。当然,研究者可能还需要移动摘录、重新编码、合并类别、解散类别或发展亚类别等。需要注意的是,除了个别设计外,一般质性研究在资料分析开始时不使用理论或概念框架,而是从逐行分析开始。在资料分析过程中,研究者需要撰写备忘录,记录自己的分析性思想,如某一关键概念逐渐明确的定义。此外,研究者也可用图表来展示类别和亚类别之间的关系。同时,研究者应牢记资料分析不是一个机械的过程,而是一个创造性思考的过程(表5-3)。

表5-3 编码过程与代码——以被动接纳期中的"社会生活困境"为例

访谈摘要	编号	形成代码
l85 我那朋友谁也不联系了,打电话也不接。l86 怕别人能看出来。l87 我这人不想让朋友知道我得病,我朋友不知道我得病。l88 我觉得丢人,我的思想就是丢人,谁也不让知道。l89 我们门口有吃席这些,公共场所我都不去了。l93 我哥来看我,走的时候,我还说,村里人谁也不准说,不叫别人知道我得这病。l94 我就特别在乎这个。(1)	l85 不联系朋友 l86 怕被人看出生病 l87 不想让别人知道生病 l88 觉得丢人 l89 不去公共场所 l93 不让家里人告诉别人 l94 在乎别人知道	l140 隐瞒病情(l86,l87,l93,l94) l141 限制行为(l85,l89) l142 自觉耻辱(l88)

续表 5-3

访谈摘要	编号	形成代码
k33 就有点见不得人那种感觉。k34 你知道吗,你可能理解不了,人家就说了,肯定干缺德事了。k35 别人怎么不得癌,你怎么得癌了。k36 就觉得见不得人。(k)	k33 感觉见不得人 k34 感觉别人有(干缺德事的)想法 k35 感觉别人有(别人都不得癌,就你得癌的)想法 k36 感觉见不得人	kk13 自觉耻辱(k33,k36) kk14 自觉他人异样的想法(k34,k35)

注:字母指第几位被访谈者,k 代表第 11 位被访谈者,l 代表第 12 位被访谈者,kn/ln 为第 11/12 位被访谈者的原始资料中第 n 个有意义单元所对应的编号,kkn/lln 为第 11/12 位的第 n 个代码。

二、内容分析法

内容分析法是一种结构化的方法,是对内容进行客观的、系统的和量性的分析方法,是一种独立的、完整的科学研究方法,是质性分析中唯一将结果发展为实证资料的分析方法。

案例 2

采用内容分析法对资料进行分析,即将非定量的质性数据转化为定量的数据,并依据这些数据对访谈内容进行量化分析,直观、科学地呈现访谈话语的特征和规律。具体步骤:①确定分析单元,设立分析类目,形成编码表;②编码员信度分析;③资料编码。

1. 确定分析单元,设立分析类目,形成编码表　分析单元是内容分析时研究者进行实际分类的最小元素。本研究借助 Nvivo 11.0 分析 18 份访谈记录,选定描述体外膜肺氧合(ECMO)专科护士核心能力的关键词作为分析单元。分析类目是依据一定特征或属性对资料内容进行分类的标准。本研究基于专科护士核心能力框架,由本文第一作者和另一位编码员对访谈文本中具有相同或相似内容的分析单元进行范畴归类(7 个类目:临床专业知识、临床实践技能、评判性思维能力、专业发展能力、沟通协调能力、管理能力、个人特质)。每个类目下都有相应编码(如 ECMO 的工作原理、ECMO 相关感染的预防等),这些编码内容基本可以囊括所有访谈文本中的关键词。

2. 编码员信度分析　在内容分析法中,信度的检测是对不同编码员所做编码一致性的检测。2 名编码员采用随机数字表法,从 18 份访谈资料中随机抽取约 25%,即 5 份访谈资料,对其进行统计并计算相互同意度。相互同意度 $= 2M/(N1+N2)$,M 表示编码员一致同意的编码数;$N1$、$N2$ 指 2 名编码员分别编码的单位数。根据平均相互同意度求出信度,信度 $= n \times$ 平均相互同意度$/[1+(n-1) \times$ 平均相互同意度],其中 n 为编码员人数。信度 >0.80 即认为编码表可被接受(编码员信度为 0.91)。

3. 资料编码　建立编码表后,将其作为研究工具,对全部访谈资料进行分析与解读。2 名编码员分别对每份访谈资料摘录到的分析单元进行反复阅读,同时各自进行编码。将 2 名编码员评定的一致性结果作为内容分析的结果,当编码出现分歧时,通过研究小组讨论和调整,以确保结果的信度。

[来源:高冬,黄霞,贾培培,等.体外膜肺氧合专科护士核心能力特征要素的质性研究[J].中华护理杂志,2021,56(12):1783-1788.]

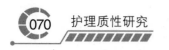

上述案例是内容分析法在护理领域的应用举例,作为资料分析方法,对质性的访谈文本进行量性分析,直观、科学地呈现访谈话语的特征和规律。除此之外,内容分析法也可用于分析各种有价值的图像、音频、视频、网站等,如癌症患者的社交视频日志。

(一)内容分析法的概念及类型

内容分析法是当代社会科学研究中一种重要的方法,最早在传播学中较为流行,现在则进入图书馆学、心理学、社会学、医学等各学科领域。不同学科对何谓内容分析法有着不同的认识,综合各学科的认识,文军在《质性研究概论》一书中阐述,内容分析法是一种注重客观、系统与量性的独立、完整的文献资料分析方法,是一种融合质与量的科学研究方法。

内容分析可以分为量性内容分析和质性内容分析。量性内容分析的目标在于将文本的、非量性的文献转化为量的数据,而质性内容分析重视整个内容系统结构的分析,注重诠释字里行间的深层意义。量性内容分析是内容分析法的主流,优点是科学化、精确化、客观中立,信度好;缺点是太重视符号出现的频率,无法了解符号暗含的意义,效度较差。质性内容分析具有较高的价值,优点是可了解文本背后的背景、动机和目的等,探讨深层意义,效度较强;缺点是不严密、不精确、主观涉入研究情境,信度较弱。

(二)内容分析法的特征

1. 分析内容的客观性　对资料进行诠释和编码时不是全凭研究者的解释,而是按操作化的分类标准加以归类,再根据客观事实做出分析描述,减少了研究者主观偏向对结果的影响。

2. 分析过程的系统性　对资料的判断、记录和分析过程是依据系统化的编码规则,以特定的表格形式,按一定的程序进行。

3. 分析结果的定量性　对资料的分析和把握,最终以量化的形式表述,这种表述并不等于简单的或者纯粹的"数字化",而是通过"量"的变化来说明"质",从而使对"质"的把握更为准确。

(三)内容分析法的实施步骤

1. 量性内容分析法的实施步骤　量性内容分析法可用来做特征分析、趋势分析和比较分析。特征分析是对某一对象在不同问题上或在不同场合上所显示出来的内容资料进行分析、比较,以发现其特征;趋势分析是对同一对象在同一类问题上在不同时期显示的内容资料进行量化分析,以发现这一对象在这类问题上的发展过程、规律和趋势;比较分析是对围绕同一中心问题,但对象和来源不同的内容资料进行量化比较分析,以确定异同点。其实施步骤如下(以"高冬,黄霞,贾培培,等.体外膜肺氧合专科护士核心能力特征要素的质性研究[J].中华护理杂志,2021,56(12):1783-1788."做举例说明)。

(1)提出研究问题:研究问题应该明确而具体,能清晰地指示接下去的数据收集工作。

研究问题:缺乏规范、有效的ECMO专科护士评价标准,目前我国尚没有ECMO专科护士的统一定义。

(2)内容抽样,确定分析对象:①确定研究样本的总体;②进行来源、日期、单元等抽样;③剔除无效研究样本;样本的数量取决于研究目的和资料的性质及人力物力条件。

采用目的抽样法,选取山东省2所三级甲等医院内独立实施过ECMO技术的护士、ICU医师和体外循环医师及护理管理者进行半结构式访谈。

(3)编码:是指依据某种规则对内容进行分类,是内容分析的核心过程。可分为4个步骤。①确定分析单位;②制定编码表;③编码员培训并进行预编码;④正式编码。制定编码表时要注意互斥性和穷尽性,互斥性是指每个分析单位能够且只能够归为某一个类别,穷尽性是指每个分析单位都可以归为某一个类别。

编码表(表5-4)包含ECMO专科护士核心能力的7个主题:临床专业知识、临床实践技能、评判性思维能力、专业发展能力、沟通协调能力、管理能力、个人特质;ECMO的工作原理、ECMO的治疗作用等38个编码。

(4)数据分析:编码员完成编码工作之后,对数据进行分析,即用数字的形式表现结果,如频数、百分比等,也可借助于计算机同时完成编码和数据分析的步骤。

表5-4　ECMO专科护士核心能力特征要素词汇的频数统计

类目	编码	提及该编码的人数(名)		
		所有受访者(n=18)	护士组(n=10)	非护士组(n=8)
临床专业知识	ECMO的工作原理	18	10	8
	ECMO的治疗作用	14	8	6
	ECMO的类别	18	10	8
	ECMO的适应证和禁忌证	16	9	7
	ECMO并发症的预防及处理	17	10	7
	呼吸循环衰竭相关疾病的病理生理机制	12	7	5
	清醒患者ECMO应用策略	8	4	4
	ECMO的撤机标准	6	1	5
	ECMO建立前环境、患者的准备	12	8	4
	ECMO设备、耗材的准备	14	8	6
	ECMO管路安装、预充方法	18	10	8
	ECMO置管过程中的配合	11	7	4
	ECMO管路的固定	17	10	7
	ECMO基本参数的监测	15	9	6
临床实践技能	ECMO患者生命体征的监测和病情评估	14	10	4
	ECMO患者血气分析的监测	10	7	3
	ECMO患者出凝血相关指标的监测	18	10	8
	ECMO患者的液体平衡管理	14	9	5
	ECMO患者的气道管理	14	8	6
	ECMO患者的镇静、镇痛护理	10	7	3
	ECMO患者的肠内、肠外营养护理	8	5	3
	ECMO患者的皮肤护理	12	10	2
	ECMO患者穿刺侧肢体血栓或缺血的监测	14	9	5
	ECMO相关感染的预防	13	5	8

续表 5-4

类目	编码	提及该编码的人数（名）		
		所有受访者（$n=18$）	护士组（$n=10$）	非护士组（$n=8$）
	ECMO 患者早期康复锻炼方法	9	5	4
	ECMO 转运的准备、实施	14	8	6
	ECMO 撤机过程中的配合	6	3	3
	ECMO 常见报警故障处理	18	10	8
	ECMO 手摇柄的使用方法	10	6	4
	ECMO 膜肺更换流程	7	5	2
	ECMO 耦合剂涂抹流程	6	5	1
	ECMO 水箱的使用和调节	6	4	2
	ECMO 联合血液净化技术	16	9	7
	相关急救技术和抢救仪器的使用	11	7	4
评判性思维能力	评估 ECMO 患者的病情变化	9	6	3
	评估 ECMO 患者及家属的需求	3	2	1
	预见 ECMO 并发症的发生情况	15	8	7
	识别 ECMO 运行过程中的护理问题	2	2	0
专业发展能力	学习 ECMO 护理相关的新知识、新技术及新动态	5	4	1
	进行 ECMO 临床护理带教	4	3	1
	运用科研方法解决 ECMO 临床护理问题	3	2	1
沟通协调能力	与 ECMO 团队其他成员密切合作	18	10	8
	与 ECMO 团队其他成员沟通交流	18	10	8
	协调物资、人力为急危重症患者实施紧急救护	7	4	3
管理能力	妥善管理 ECMO 设备和相关物品	3	0	3
	监督医生、体外循环医师、其他专科护士的工作	7	5	2
	进行医院感染监督	8	6	2
	协助 ECMO 护理制定、常规流程及应急预案的制定	5	2	3
个人特质	责任心	16	10	6
	奉献精神	12	7	5
	对患者有同情心	4	4	0
	具有抗压能力	10	7	3

注：ECMO 为体外膜肺氧合；非护士组包括重症医学科医师、体外循环医师和护理管理者。

（5）报告研究结果及编码员间的信度：研究结果是以定量的方式对统计结果进行描述，并在此基础上，辅以定性方法深入分析和推断。内容分析的信度是指 2 个或 2 个以上的研究者，按照相同的编码表对同一材料进行评价所得结果的一致性程度。编码员间信度 $=2M/(N1+N2)$，M 是编码决策过程中,两个编码员意见一致的数量。$N1$ 和 $N2$ 是两个编码员各自进行的编码决策的总量。编码员间信度越高,即编码员间内容分析的一致性越高,结果越可靠。

2.2.2 主题2:临床实践技能　临床实践技能相关指标出现频次最多。护士 N10:"护士在翻身等护理操作时要注意妥善固定 ECMO 管路,防止导管脱出,而且要定时测量并记录导管外露长度。"体外循环医师 T2:"鉴于 ECMO 患者大多数都是在紧急情况下上机,护士必须能快速、准确地完成管路预充,分秒必争。"

编码员间信度为 0.91,信度较好。

2. 质性内容分析法的实施步骤　质性内容分析法是根据一定的规则,研究者系统地将质性资料缩减为少量可重复内容类别的一种分析方法,适用于描述性质性研究。质性内容分析法强调分析文本的"表面内容"和"隐含内容",常用的方法有 Hsieh 和 Shannon 的传统内容分析、定向内容分析、总结内容分析;Graneheim 和 Lundman 的质性内容分析;Elo 和 Kyngäs 的质性内容分析等。

(1)Hsieh 和 Shannon 的传统内容分析法:Hsieh 和 Shannon 将内容分析法分为传统内容分析、定向内容分析和总结内容分析。传统内容分析法,也称为归纳性类别发展,多用于发展概念或建构模型,常用于有关研究现象的现有理论和文献非常有限时;定向内容分析法,也称为演绎性类别发展,多用于验证或扩展某一概念框架或理论,适用于研究现象有一些已知理论或文献存在时;总结内容分析法类似简单计数,其假设是出现频率最高的词反映了研究对象最重要的关注。

1)传统内容分析法的步骤:研究者反复阅读资料,以沉浸在资料中,从而获得对资料的整体感;逐字阅读资料,标注出关键思想和概念,记录其第一印象、想法和初步分析,进行编码;将相似和相关的编码归类形成类别和亚类别;定义类别、亚类别和编码,可采用树状图展示层次结构,并从资料中找出相应的摘录范例。为了便于分析,一般将类别和亚类别的数量限定在 10~15 个。

2)定向内容分析法的步骤:利用现有的理论或先前的研究,首先确定关键概念或变量作为初始编码类别;使用该理论确定每个类别的操作性定义;使用预定的编码对所有突出显示的段落进行编码,任何不能用初始编码方案进行分类的文本将被赋予一个新的编码或识别为现有代码的亚类别。

3)总结内容分析法的步骤:首先识别和量化文本中的某些单词或内容,目的是理解单词或内容的上下文使用;其次进行潜在内容分析,发现词语或内容的潜在含义。

传统内容分析、定向内容分析和总结内容分析都需要 7 个经典步骤的分析过程,包括制定要回答的研究问题、选择要分析的样本、定义要应用的类别、概述编码过程和编码员培训、实施编码过程、确定可信度以及分析编码过程的结果。这 3 种质性内容分析法之间的主要区别在于初始编码如何开发。在传统内容分析中,类别来源于数据分析过程中的数据。研究者通常能够通过这种方法对一种现象有更丰富的理解。通过定向内容分析,研究人员在开始分析数据之前,使用现有的理论或之前的研究来开发最初的编码方案。随着分析的进行,开发了额外的编码,并对初始编码方案进行了修改和改进。研究者采用定向内容分析法可以有效地扩展或完善现有的理论。总结内容分析法与前两种方法有根本上的不同,分析数据时文本不是作为一个整体,而是经常被当作与特定内容相关的单个单词(表 5-5)。一项研究是否需要传统、定向或总结内容分析,可以通过匹配具体的研究目的和感兴趣领域的科学状态来回答。

表5-5　Hsieh 和 Shannon 质性内容分析法的主要编码差异

内容分析类型	研究以什么开始	定义编码或关键词的时机	编码或关键词的来源
传统内容分析法	观察	在资料分析中定义编码	编码来自资料
定向内容分析法	理论	在资料分析前和分析中定义编码	编码来自理论或者相关研究结果
总结内容分析法	关键词	在资料分析前和分析中找出关键词	关键词来自研究者的兴趣或者文献回顾

（2）Graneheim 和 Lundman 的质性内容分析法：Graneheim 和 Lundman 的质性内容分析法没有根据研究目的和研究问题确定条目的选择标准，没有加入理论定义条目，也没有计算编码出现的频次，它要求尽可能对文本内容保持开放性，并沉浸于文本内容之中，分析文本的表面内容和隐含内容，是从文本内容到分析单元，进而语义单元、压缩语义单元、编码、类别，逐步系统提炼，最后形成主题，回答研究问题。具体的分析步骤：把每个访谈文本或观察笔记等作为分析单元，分析时首先将所有文本作为一个整体通读几遍，从而获得整体感；接着在分析单元中寻找表达特定含义的语句，形成语义单元；对语义单元进一步概括，形成压缩语义单元；对压缩语义单元进行概括和标记，进行编码；比较所有编码的相似与不同，将具有共性的编码归为同一类别，进而形成彼此联系又相互独立的类别谱，即"表面内容分析"。对形成的编码和类别进行反复讨论、反思，阐释其潜在含义，形成主题，即"隐含内容分析"（图5-1）。最后注意，类别是相互排斥的，而主题不一定相互排斥。

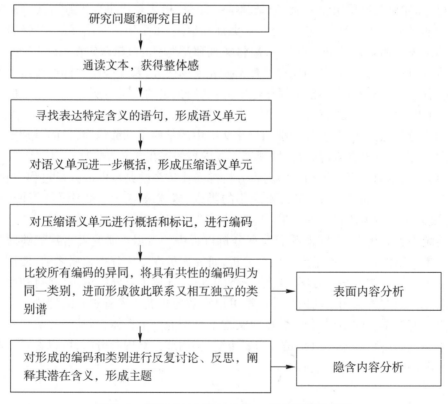

图5-1　Graneheim 和 Lundman 质性内容分析法

（3）Elo 和 Kyngäs 的质性内容分析法：Elo 和 Kyngäs 将内容分析法分为归纳内容分析和演绎内容分析。若对某一现象没有足够的认识，或者这种认识是分散的，则使用归纳内容分析；当分析的现象是在先前认知的基础上进行操作时，就使用演绎内容分析，研究的目的是理论检验。归纳和演绎的分析过程都表现为 3 个主要阶段：准备、组织和报告。准备阶段从选择分析单元开始，然后沉浸于数据，获得整体感。归纳内容分析的组织阶段包括开放编码、创建类别和概括。开放编码时研究者将注释整理为编码表，自然形成类别，然后对数据进行分组，将那些相似或不同的类别分解为更广泛的更高阶类别来减少类别的数量。概括意味着通过生成类别来制定对研究主题的一般描述，每个类别都使用内容特征词来命名，具有类似特征的子类别被分组为类别，而类别被分组为主题。演绎内容分析的组织阶段是开发一个分类矩阵，并依此对数据进行编码，当使用无约束矩阵时，根据归纳内容分析的原则，在其范围内创建不同的类别。如果矩阵是结构化的，只从数据中选择适合分析矩阵的方面，这也可以被称为验证类别、概念、模型或假设（图 5-2）。

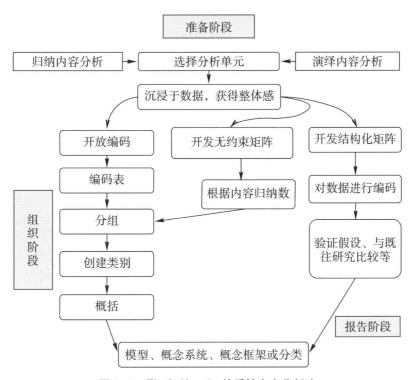

图 5-2　Elo 和 Kyngäs 的质性内容分析法

三、质性研究资料的处理软件

在质性研究中，研究者通常以手工操作的方式对资料进行整理、分析，如运用剪刀加档案袋的方法。而自 20 世纪 60 年代以来，越来越多的质性研究者开始使用计算机对文本进行基本的内容分析，但当时最主要的运用是计算文本中特定的词或者短语的出现次数。直至 20 世纪 80 年代中期，计算机辅助质性资料分析软件（如 ATLAS. ti，MAXQDA，Nvivo，The Ethnograph，InfoRapid 等）在质性资料的处理中得到了越来越广泛的应用。

计算机辅助质性资料分析软件能在该领域得到广泛应用，说明其具有一定的优势。质性资料包括大量的录音稿、现场笔记，甚至照片、录像带等，这些资料往往具有量多、纷繁复杂、难以处理的特点。如果研究者按传统的方法处理这些资料,就会花费大量的时间、精力,对研究的热情也可能消失殆尽。计算机辅助质性资料分析软件能够帮助研究者加快资料处理的速度,避免出现上述问题,特别是当研究者需要面对大量文字内容的质性资料时,可通过这些软件来提高资料处理、管理和查找的速度。另外,研究者可运用这些软件来提升质性研究的品质,如提高分析程序的一致性及分析工作的严谨度。

与统计分析软件(如 SPSS 等)不同,这些资料软件无法自觉执行质性分析,只能使资料处理变得相对容易。因此,质性研究者切勿将全部希望寄托于此。此外,研究者应根据研究的性质、研究人员的计算机能力,以及现有的人力、物力来选择合适的软件进行资料分析。下面我们将简要介绍3 种比较常用的质性资料分析软件,分别为 ATLAS.ti,MAXQDA 和 Nvivo(Flick,2011)。

(一)ATLAS.ti

ATLAS.ti 是由德国柏林科技大学 Thomas Muhr 开发设计的一套软件。研发至今,ATLAS.ti 已有许多版本,较新的版本不仅可以处理文字资料(如访谈、文章、报告),而且可以处理图像(如照片、屏幕截图、图表)、录音(如采访、广播、音乐)、视频剪辑(如视听资料)、PDF 文件(如文件、手册),甚至可以对地理数据(如使用谷歌地球定位数据)等资料进行处理。一旦各种资料被添加或者链接至该软件,研究者就可以真正地开始工作了。我们可将整个项目想象成一个能够包容所有资料的容器,整个容器就是 ATLAS.ti 的项目文件,称为解释学单位(hermeneutic unit)。这个解释学单位能够保留所有资料的来源,并储存这些资料发展出的编码、编码家族及一些观点等。此外,ATLAS.ti 还有助于研究者对编码进行归类,并且将编码与范畴以概念网络的形式加以呈现。在建构理论时,研究者可通过 ATLAS.ti 建立概念图表来表示不同范畴之间的关联。而这些概念和图表可以与资料中的案例相链接,从而使研究者能够迅速得到关于阐释理论的文字部分。

(二)MAXQDA

MAXQDA 是 WinMAX 的新版本,是用于质性资料分析的辅助软件。与 WinMAX 相比,新版本做了一些改进和提高,如载入文件并启动时,MAXQDA 可提供修正功能,且载入文件的格式不必再转成纯文本格式,但仍需转成 RTF 格式等。在实际操作中,研究者可通过 MAXQDA 实现对研究资料的归档、编辑,亦可对资料进行编码,并且当研究者想强调编码之间的关系时,可以使用套色。此外,研究者也可以选择不显示某些编码,或隐藏其中一些编码等。另外,MAXQDA 还具有检索功能,除了检索文件外,研究者也可以一次性检索一个或几个编码,并了解这些编码出现的次数及所在位置。当然,研究者还可以运用该软件来撰写和整理备忘录,并标出相应的类型和特点。除了上述功能外,MAXQDA 还有视觉化的功能,包括跨个案的视觉化功能和每个个案的视觉化功能。最后,研究者可以利用上述功能激发一些想法和灵感,并为自己撰写的论文提供所需的材料。

(三)Nvivo

Nvivo 是最早开发的一套整合性计算机辅助质性研究软件,已被许多国际知名大学使用及推广。Nvivo 提供了便于操作的用户界面、更简单的资料输入程序,并且可将所有有关联的资料置于同一地方。

1.创建新项目　软件应用开始之前,需要创建一个项目以保存现有的或在将来工作过程中产生的所有数据和想法。运行 Nvivo 10.0,在欢迎界面上单击"新建项目"按钮或在"文件"菜单上单击"新建项目",在"新建项目"对话框内输入项目名称,选择项目保存的位置,单击"确定"按钮,新增项目,将以此文档名称以".nvp"格式保存到计算机中。

2. 建立原始资料 保存完毕后,此新建项目即处于打开状态,左边导航视图可查看材料来源,材料来源主要分4类,即内部材料、外部材料、备忘录及框架矩阵。内部材料指可以直接导入软件中的文字、图片、音频、视频等文档;外部材料指用于存放无法直接导入 Nvivo 中的研究资料,如网页、Endnote 导入文献等,可以在此通过建立超链接的形式将其链接起来;备忘录用于存放研究过程中研究者的心得体会、观察的结果或见解等内容;而框架矩阵为在网格中总结研究材料内容。

3. 建立节点 导入及转录后的原始资料必须加以分解、比较和鉴别,运用概念化与范畴化来处理类似与异同的主题和事件,节点即是关于某一特殊主题、地点、人物或其他案例集合的参考点。Nvivo 软件中的节点分为"自由节点"和"树状节点"两种类型,其中"自由节点"间的关系是平行的,若一个节点是另一个节点的上级或下级的关系时,可将其放到"树状节点"中。如在一项运用现象学研究法对"临床护理教师在实习生带教中的微信应用体验"中,最初建立的节点主要有费时费力、觉得功能不够强大、年龄因素、网络原因、习惯问题、隐私保护、实习生流动性大、人数过多或过少等,这些均为自由节点,研究者将所有关于费时费力方面的内容均放入"费时费力"节点,见图5-3。在第1次自由编码并对访谈内容充分熟悉后,研究者进行归纳总结后形成二级编码,即建立"树状节点"。如"微信群"节点、"朋友圈"节点、"公众号"节点均为"自由节点",而"微信功能"节点为对这3个"自由节点"的归纳,即为"树状节点",而这3个自由节点亦可称为"微信功能"节点的"子节点",见图5-4。

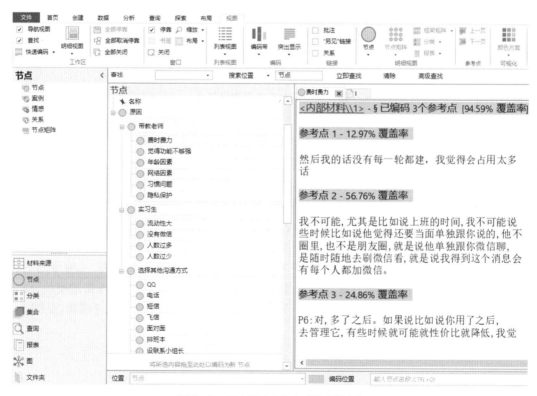

图5-3 建立节点(节点:费时费力)

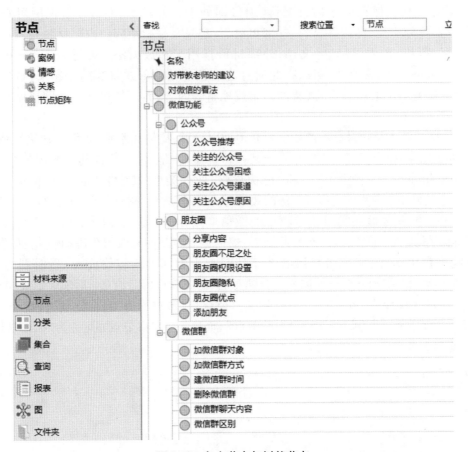

图5-4 自由节点与树状节点

4. 编码 若在研究的初期,对于研究概念仍模糊不清,可以一边浏览一边进行编码并形成节点;若研究者事先已掌握研究框架,研究的概念也很明确,此时先建立节点系统再进行编码。如在分析微信应用于护理实习生带教质性研究的资料之初,没有明确的概念模式,故采取边分析边编码,通读一遍所有录音转录文字后,开始初始编码,将编码先保存为"自由节点",待编码完成后,再重新检视节点,分析各个"自由节点"之间的关系,形成"树状节点"。操作方法:选择需编码的内容,然后使用"编码"菜单选择"对选定的内容编码"功能完成操作,见图5-5。

5. 质性分析阶段 通过"分类"菜单,选择关系类型,右键选择新关系类块,几种范例的关系类型有"关联""单向"和"对称"。建立模块具体操作:通过"模块"菜单,右键选择新建模块,输入名称后,在明细视图下面空白地方,右键添加项目,并选择项目项(关系),可成功建立模块,见图5-6。

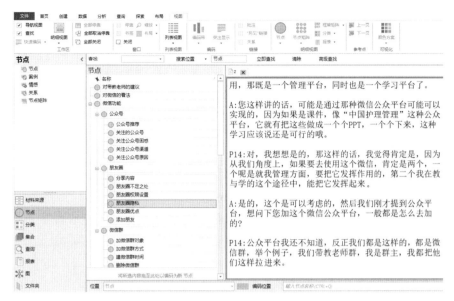

图5-5 编码界面

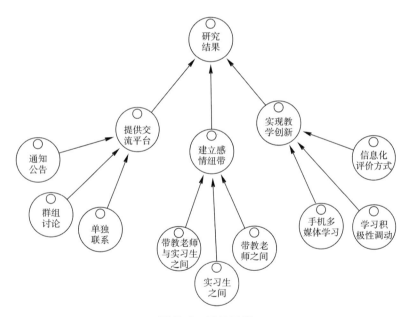

图5-6 模块示例

小结

本章就质性资料中的收集、整理与分析方法进行了介绍。质性研究作为一个直接面对和深入研究对象的环境和现象中,深度描述、分析和解释社会现象、社会行为和社会过程的研究方法,与护理领域的"以人为中心,强调护理对象的感受,强调患者身心康复整体性的适应协调"是完全匹配的,是研究护理领域中复杂的医护患环境及现象所需要的研究方法。

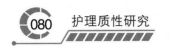

在质性研究中，研究者对任何步骤或者细节都不能机械地执行，而应根据选择的研究方法灵活应用。一项国内护理质性研究的文献分析显示，个人访谈常作为首选的资料收集方法，但不应该局限于单一的资料收集方法，采取多种资料收集的合众法有利于提高研究的可信度。因此，护理研究者应加强综合运用质性研究方法的能力。

精读（在线推送）

（一）完成文献阅读

1. COLBERT S，THORNTON L，RICHMOND R. Content analysis of websites selling alcohol online in Australia[J]. Drug Alcohol Rev，2020，39（2）：162-169.

2. 徐亚萍，李爽.疾痛身体的媒介化"活力"：对癌症患者社交视频日志的内容分析[J].新闻与传播研究，2021，28（7）：59-78，127.

（二）在线学习任务

观看《护理质性研究》第五章第六节讲座视频。

思考题（学习通、在线平台均可完成）

某研究生拟开展一项乳腺癌患者压力感知和应对体验的研究，当他进入病房里看到这样一个场景：患者的家属坐在床旁面带微笑，言语鼓励患者。但是患者本人却眉头紧锁、直摇头，隔壁病床的病友及其家属窃窃私语。

根据案例资料，请您谈谈采用哪种资料收集和分析方法，以及具体如何实施。

参考文献

[1]栾伟，曹莹，唐文娟，等.基于行为事件访谈法及专家咨询法的医疗护理员胜任力模型研究[J].护理学杂志，2022，37（4）：59-63.

[2]王红红，赵地，赵晓敏，等.护理质性研究的可信赖度现状及提升技术分析[J].中国护理管理，2022，22（2）：161-166.

[3]陈向明.质的研究[J].中国护理管理，2021，21（1）：14.

[4]杨莉萍，亓立东，张博.质性研究中的资料饱和及其判定[J].心理科学进展，2022，30（3）：511-521.

[5]马丁·登斯库姆.怎样做好一项研究小规模社会研究指南[M].5版.张玉婷，译.上海：上海教育出版社，2020.

[6]林恩·理查兹，珍妮丝·M.莫尔斯.做质性研究，先读我[M].重庆：重庆大学出版社，2022.

[7]孙柳，王艳玲，陈少华，等.慢性病共病空巢老年配偶压力感知和应对体验的质性研究[J].军事护理，2022，39（7）：33-36.

[8]克拉克·穆斯塔卡斯.质性研究编码手册[M].刘颖，译.重庆：重庆大学出版社，2020.

[9]罗莎琳·德爱德华兹，珍妮特·霍兰德.什么是质性访谈[M].上海：上海外语教育出版社，2020.

[10]罗伯特·菲利普·韦伯.内容分析法导论[M].2版.李明，译.上海：格致出版社，2019.

[11]弗雷德里克·沃茨，凯西·卡麦兹，琳达·麦克马伦，等.社会科学研究方法丛书 一个案例五

种方法 质性研究与资料分析的艺术[M].王曦影,丁瑜,李沛薇,等,译.北京:北京师范大学出版社,2023.

[12]HSIEH H F,SHANNON S E. Three approaches to qualitative content analysis[J]. Qual Health Res,2005,15(9):1277-1288.

[13] GRANEHEIM U H, LUNDMAN B. Qualitative content analysis in nursing research:concepts, procedures and measures to achieve trustworthiness[J]. Nurse Educ Today,2004,24(2):105-112.

[14]ELO S, KYNGÄS H. The qualitative content analysis process[J]. J Adv Nurs,2008,62(1):107-115.

[15]陈少华,刘均娥,郭东梅,等.乳腺癌患者一级亲属健康行为改变模型构建的研究[J].中华护理杂志,2023,58(16):1932-1939.

[16]冯狄.质性研究数据分析工具 Nvivo 12 实用教程[M].北京:人民邮电出版社,2020.

第六章 焦点团体访谈

重点提示

识记 ①能正确说出焦点团体访谈的概念。②能列举焦点团体访谈的常用类型及其特征。

理解 ①能根据不同研究目的说明焦点团体访谈适用范围。②能与其他研究比较,并分析焦点团体访谈的哲学基础和方法论。③能与一对一访谈比较说明焦点团体访谈的优势和局限性。

运用 ①能根据所学知识,进行焦点团体访谈的研究设计。②能根据所学知识,学会采用混合设计,使用焦点团体访谈收集资料。

质性访谈可以分为个别访谈和集体访谈两种形式。焦点团体访谈(focus group interview)是常见的集体访谈的形式之一,在这种访谈中,访谈问题通常集中在一个焦点上,研究者组织一群参与者就这个焦点进行讨论,并积极鼓励和关注团队互动,通过观察不同参与者对同一主题的讨论,获得个别访谈所不能得到的多种看待问题的角度、参与者之间的相互纠正及其人际互动关系等信息。

焦点团体访谈最初由哥伦比亚大学应用社会研究所开发,用于评估公众对公共广播的反应,随后很快广泛应用于在广播、营销和公众舆论的研究领域,很多研究人员使用它来引出特定群体的"观点"或"态度"。目前,焦点团体访谈已在社会科学、医疗行业、护理及管理领域用于需求评估、项目评估、探索性数据收集、解释性数据收集及问卷设计和验证等。本章将介绍其哲学和方法论基础、概念、特点及实施步骤,以便研究者明确如何设计和使用焦点团体访谈。

第一节 焦点团体访谈的概念

案例

WHO 提出,康复对于满足老年认知障碍患者需求非常重要,多维度、跨学科的康复干预(multi-dimensional inter disciplinary RE habilitaion in dementia study,the MIDRED study)可以增加老年认知障碍患者及其非正式的主要照顾者积极生活和继续参与社会活动的机会。这类康复干预团队一般由多专业的成员组成,采用以个人为中心和跨学科的方法进行。研究者基于对老年认知障碍疾病复杂性的了解,以及对其康复研究的积极发现,建构了老年认知障碍患者的康复干预方案,方案扩展了干预计划,增加了来自不同专业的团队。为了增加对老年认知障碍患者及其照顾者的跨学科康复干预方案的可行性和实施情况的了解,并为今后规划和发展这一人群的康复方案提供重要的依据,研究人员希望能够了解实施干预的多学科团队成员的经验。为了达到这样的研究目的,研究人员采用了定性研究设计,并使用焦点团体访谈的方法收集资料。

一、焦点团体访谈的概念及应用

焦点团体访谈的概念最初是由 Merton 和 Kendall 描述的,它被界定为一群有一些共同特征的参与者,由研究人员聚集在一起,作为一个小组进行互动,分享对特定主题的观点,讨论经验并提出建议。

焦点团体访谈法的运用可追溯到 20 世纪 50 年代后期,最初由哥伦比亚大学应用社会研究所开发,用于评估公众对公共广播的反应。随后,它很快被广泛应用于社会科学的研究中。由于大多数与健康有关的问题是由社会环境造成的,焦点团体访谈被认为特别适合应用在卫生保健和医学研究方面,它逐渐发展成为评估公众对疾病理解的流行方法。许多研究人员在健康、医疗、护理和社会关怀领域使用焦点团体来引出特定群体的"观点"或"态度",如确定人们对于健康风险行为的想法、发现公众对疾病原因的看法、深入了解人们对于疾病健康和健康服务的观点、探索健康服务提供者的态度和需求等。研究者还发现焦点团体访谈对于研究敏感问题,如急性精神痛苦、人类免疫缺陷病毒/人类免疫缺陷病或性健康问题等也特别有效。医学领域的科学研究常面临着复杂的问题,需要采用各种研究方法来回答,由于焦点团体访谈具有探索性和解释性的潜力,它在医学研究领域有很广阔的应用前景。

焦点团体访谈作为一种收集资料的方法,主要作用为深入探索知之不多的研究问题,如新治疗、新技术、新计划等潜在的问题;焦点团体访谈研究的主题往往是参与者的想法、解释、感受、行动和环境等。它可以收集研究主题的一般背景信息,形成研究假设;了解参与人对特定现象或问题的看法和态度,为问卷、调查工具等的设计收集资料。因此,焦点访谈团体多用于研究的早期阶段,对了解不多的问题或现象进行探索性的定性研究,然后,可在此基础上进行规模较大的定量研究。另外,它也可为分析大规模、定量调查结果提供补充,可在定量调查之后进一步收集资料,帮助更全面地解释定量研究结果。此外,团体焦点访谈还是一种检验研究假设的方法,当研究者有充分的证据相信一个假设的正确性或小团体的"反证"会拒绝假设时,就可使用该方法检验假设。研究者应能够根据对方法论和范式的理解来合理化选择焦点团体作为一种方法。

二、焦点团体访谈的哲学和方法论基础

焦点团体作为一种方法符合建构主义范式,该范式将现实(本体论)视为社会协商或构建的,而知识(认识论)则是个人和社会之间共同构建的社会互动的产物。传统意义上的个别访谈主要是基于一种个体主义的、实证的知识建构方式,认为在个体身上存在一些"知识"需要研究者想办法去"挖掘",虽然这种知识获取是一种访谈者与受访者之间的共同构建,但是事实上,受访者经常扮演的是"信息提供者"的角色。在一个理想的焦点团体访谈中,参与者不是单独"对着"研究者说话,而是自己加入其中进行交谈,参与者之间的激励和刺激是产生思想和情感的主要手段。焦点团体访谈的理论假设是:个体知识是从一个复杂的、个体与他人互动的人际网络中涌现出来的,在这种网络互动中,参与者的视角会通过集体的努力而得到扩展,进而接触更加具体的知识内容,深入更加深刻的认知模式、人际情感价值评价,并引发出个人以往经验和现有意义之间的联系。焦点团体访

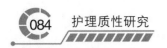

谈可以激发创造力和想象力,从而产生预想不到的结果。同时,焦点团体访谈不仅可以将群体成员的认识往前推进,共同建构新的知识,而且可以加强群体成员相互之间的了解,消除或减少彼此的隔阂。社会现象是由参与者共同创造的,社会实践又维持了社会现象,而焦点团体中的互动构成了一种这样的社会实践形式。因此,焦点团体提供了一个非常有利的观察点,从中观察思想、意义和话语的形成、争论、辩论和修改过程。通过参与者之间的活跃互动,焦点团体也提供了条件来生成符号互动论方法下的资料,这些资料能够强调积极建构的意义。

另外,马克斯韦尔认为,焦点团体访谈既承认现实世界的作用,又承认参与者观点的流动性和临时性的本质。他认为批判现实主义将现实主义本体论与建构主义认识论结合起来,这种表述是一种更有助于看待焦点团体访谈研究的方式。

综上撰述,基于建构主义范式,焦点团体访谈允许从个人经验的角度,通过小组互动,阐述新的概念,了解参与人的观点。

本章导入案例中研究者旨在探讨团队成员为社区老年认知障碍患者提供以人为中心的多维、跨学科康复的经验,了解干预进行的过程和影响健康的复杂因素,因此,研究者选用了焦点团体访谈的方式收集资料。

第二节　焦点团体访谈的基本步骤

案例(续)

为了探讨多学科团队人员的经验,研究人员选取了焦点团体访谈的方法。焦点团体参与者均为参与 MIDRED 研究的团队成员,包括专业人员:助理护士、牙科保健师、营养师、神经心理学家、护士、职业治疗师、药剂师、医生、物理治疗师和社会工作者。共邀请了 13 名团队成员参与并分享跨学科团队的经验,该专业团队由 12 名女性和 1 名男性组成,平均年龄为 47 岁(35~65 岁),他们平均有 19 年(2.5~40.0 年)的工作经验。这些多学科团队成员在 16 周的干预期间,给老年认知障碍患者提供个性化的干预。康复期结束后,焦点团体的参与者被分为两组(A 组和 B 组),分别有 6 名和 7 名参与者。每个焦点团体分别会面 3 次(共 6 个焦点团体),并讨论他们的经验。每个焦点团体都以对研究的介绍、参与者的期望及对道德原则的提醒开始。焦点团体访谈由两位研究者带领,他们具有丰富的研究访谈、临床康复和团队合作经验,但是没有参与对患者的多学科康复干预中。每次焦点团体会议持续 1.5 h,由 1 名没有参与研究的专业转录员进行录音和结束后逐字转录。

一、焦点团体访谈的实施程序

开展焦点团体访谈的过程包括界定研究问题、选择团体的参与成员、编制主持人指南、安排场地、实施访谈、转录和分析数据、报告研究结果等。焦点团体访谈资料的分析可参照质性研究资料分析方法,本章不再赘述。

(一)界定研究问题

焦点团体访谈的研究目的是确定并深入讨论焦点问题,因此必须有明确的讨论中心(即焦点)。

界定研究问题需要详细说明要解决的问题是什么,已经有的资料是什么,还需要哪些资料,是否适合运用焦点团体访谈获取这些资料等。明确研究问题可为设计主持人指南、确定主持人应提问的具体问题和研究总体等提供依据。为了保证能从焦点团体讨论中获取最佳的信息,需要明确和具体地陈述研究问题,例如,"了解人们如何定义健康的人际关系""确定人类免疫缺陷病儿童感染者的保健需求"等。焦点团体研究者应该探索特定或较为狭窄的主题,否则获得的数据可能会扩散,从而使数据分析成为一项困难的任务。

(二)选择团体的参与成员

焦点团体访谈研究的设计必须考虑不同个体组成团体时可能产生的团体动力。焦点团体访谈常进行目的取样(purposive sampling),即根据个体是否具有某种特征有目的地取样,例如,患有特定疾病的人、熟悉患者的照顾者、医疗保健提供者或政府官员等。滚雪球抽样(snowballing sampling)有时也是可以的,即对最初接触的被访者实施访谈,再请他们提供另外一些属于所研究目标总体的调查对象。不同个体组成团体时可能产生的团体动力不同,因此抽样时应考虑参与者年龄、性别、文化等,也要考虑参与者对谈论的议题是否可以提供丰富的说明和信息,并需注意以下几个因素。

1. 团体的同质性和异质性 组成同质性高还是异质性高的成员,需要根据研究目的慎重地选择。焦点团体中的成员可能在某些维度上是同质的,而在其他维度上则是异质的,团体组成上的多样性可能会有助于讨论。然而,一个非常异质性的群体也可能会对一些参与者构成威胁,并可能妨碍信息的提供,这一点在有关敏感问题的讨论中尤其明显。团体的同质性有助于参与者分享经验,因为如果他们觉得互相有很多共同点,他们更有可能自由地交谈。例如,在关于性行为的讨论中,年轻妇女和老年妇女应分在不同的团体,年轻女性可能不愿在老年人面前讨论性行为。当希望从不同的群体获得信息时,一般建议将同质的参与者分在一个焦点团体,进行一系列的访谈,例如,一项研究的目的是探讨公众对人类免疫缺陷病毒/人类免疫缺陷病的看法,那么就可以对健康人、人类免疫缺陷病患者及患者的家庭成员进行单独的焦点团体访谈。

2. 团体人数 焦点团体人数取决于研究的目标,大多数团体由 6～12 人组成,许多早期的文献都反映了研究者认为的理想规模是 8 人(Renee E,2014)。由于焦点团体访谈是一种面对面的团体互动,人数不宜过多或者过少。人数太多会妨碍参与者充分参与讨论,小组很容易被一两个成员控制,如果贡献的人太少,讨论可能会陷入沉默。人数太少会影响资料收集的广度和变异性,因此应慎重确定团体大小。有时候,当参与者有丰富的经验分享时,或者研究者希望每个参与者参与时,可以选择更小的团体(4～6 名参与者);研究者也需要分析和识别参与者的观点是否有差异,并根据需要扩大团体规模;还有一些研究者建议对老年人、精神病患者等进行抽样时,由于疾病等原因,参与者可能不能按时出现,应至少多招募 50% 参与者的数量。

(三)编制主持人指南

焦点团体访谈一般在主持人(moderator)的引导下讨论特定的主题,主持人是焦点团体访谈顺利进行的关键,需要促进团体成员之间的相互作用并保证讨论集中在研究主题上,他的主要任务为说明研究目的和内容、管理访谈进程,包括访谈准备、实施、总结和分析。因此,主持人一般为在团体动力和访谈技能方面受过良好的训练,具有一定的组织能力,能够恰如其分地掌握讨论进程,并有相关的专业知识,熟悉和掌握测试内容的人。而主持人指南可以为主持人提供一个提出和探究问题的框架,规定日程安排和讨论提纲,并为参与者相互作用和表达思想、情感提供一个结构,可以增加数据收集的全面性和有效性。本章导入案例设计了以主题为核心的主持人指南,具体见图 6-1。

主持人指南最主要的是讨论指南,它提供了在小组讨论中要涉及的主题和问题。讨论指南中的问题应注意以下方面:①问题应该是开放式的、非结构化的、简单的、公正的和无威胁性的,一般为含有"什么""如何""为什么""在什么条件下"的问题,如"你是如何看的?""你第一次看到××时想到了什么?"等。②问题数量通常不超过12个。③问题应从较一般、开放到较具体、封闭的顺序。采用一些一般性问题开场,可以帮助参与者轻松地进入主题;先从非敏感性问题开始,再进一步询问更敏感的问题,同样非常重要。④问题的表述应简洁易懂,能够引导细致讨论,并且要注意不含有令回答者产生窘迫、焦虑或自我保护的内容。另外,主持人指南中也可以适当设计一些刺激性材料,如漫画、广告、网络热点、情景案例等以打破僵局,调动参与者讨论的积极性。为了访谈的顺利实施,也可以"模拟"焦点团体来对主持人指南进行预测试。编制主持人指南时,提问顺序和内容的控制虽然很重要,但要注意它只是一个灵活的提示,是为了激发进一步的讨论,而不是为了过多地指导讨论。主持人要做到思维敏捷和随机应变,能够根据参与者谈及的内容来改变问题的顺序,并且对参与者提到的有趣观点保持敏感。

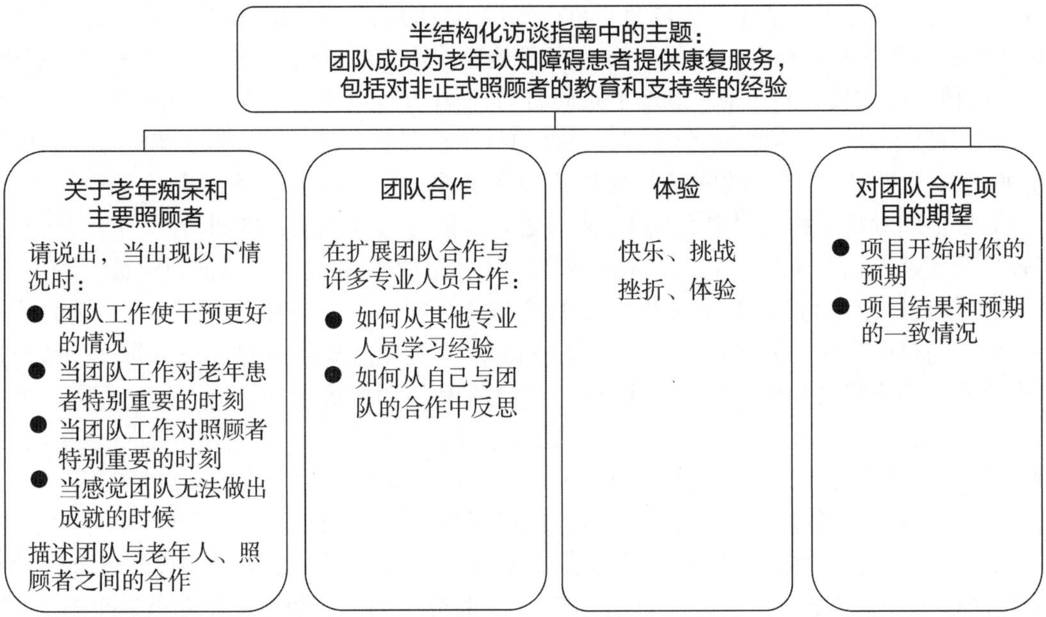

图 6-1 主持人指南

除了主持人之外,焦点团体访谈研究另外一个主要成员是记录员(note-taker)。记录员不仅要记录参与者的对话和表达的内容,还应记录讨论的语气、说话的顺序以及非语言表达,如面部表情或手的动作。对于记录员来说,尽可能准确地从讨论中获取信息是极其重要的。另外,记录员通过绘制简单的座位布置草图,并添加姓名或编号,将有助于抄写和整理讨论记录。

(四)安排场地

焦点团体访谈应做好访谈场地的准备,提供一个开放的、非正式的、舒适的、非临床的环境,让参与者可以更好地反思他们的经历和体验。场地在地理位置上应该能够让参与者方便找到,难以找到的位置可能会导致延迟和调度问题。场地周边环境应该安静、无干扰,避免影响访谈和导致录音效果差。应安排参与者围坐在一张桌子旁,使他们能够看到和听到彼此,座椅的位置一般按照图 6-2 进行排列;也可通过提供食物和饮料等建立一个轻松的环境,便于讨论。

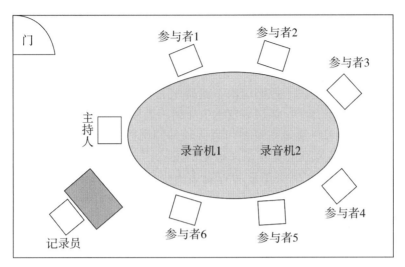

图6-2 焦点团体访谈室内座位(Wong L.P.,2008)

研究者可以采用表格的形式,详细记录焦点团体的主题、访谈对象、访谈场所、主持人指南、访谈计划流程等,具体见表6-1。

表6-1 焦点团体主持人指南表格

会议主题			
会议主持人			
座谈会场所			
参与人员			
时间			
会议记录员			
小组访谈次数			
访谈目的:			
访谈流程			
流程	提问项目		主旨
预热阶段(5 min)			
论题介绍(10 min)			
主要问题(40 min)			
综合评价(15 min)			

(五)实施访谈

1.开始访谈 首先,焦点团体访谈开始之前,向所有参与者保证访谈数据的匿名性和机密性非常必要。访谈开始时,主持人一般先介绍研究者,并简要概述讨论的主题、研究目的、基本规则及访谈将持续的时间。其次,主持人还必须解释讨论内容是如何被记录的[以书面和(或)录音],并表达每个人都应积极参与讨论中的希望,说明每个人的贡献都是有价值的和重要的,并强调没有"正确"或"错误"的答案。之后,主持人通常会让参与者进行自我介绍,这可以帮助"打破僵局",并在团体成员之间建立融洽的关系;为了遵循保密原则,主持人允许参与者用假名介绍自己。

2. 主持人对访谈的引导　主持人利用讨论指南的开放性问题开场,鼓励参与者对某一特定问题进行深入的讨论,这些问题有助于控制访谈不偏离主题。但要注意,主持人的作用是促进讨论而非控制讨论,应注意通过观察、倾听、沟通等技术引导访谈进程。

在访谈进行中,主持人可以通过观察参与者互动的情况控制访谈。一般情况下只要访谈没有偏离主题,就应顺其自然,避免阻止了有意义讨论的发展,"知道何时不进行干预本身就是一项技巧,而且是一项来之不易的技巧"。有的参与者表达一些与研究主题不相关的抱怨,但这也可能进一步引出一些故事和发言,主持人可不必打断,顺其自然。主持人也可以通过观察参与者的非言语行为,例如微笑、点头或惊讶等来提供一个让他们发言的机会。当讨论中间出现沉默的时候,主持人首先要允许沉默的发生,并在合适的时间鼓励参与者之间的对话。主持人还需负责观察讨论的动态,以确保所有参与者都参与讨论,当一些参与者主导讨论时,主持人应该向那些不愿意交谈的人提出问题,以平衡参与。

另外,主持人需要采用倾听和沟通技巧引导参与者就问题的具体细节进行发言,引导的多少会影响访谈获得的数据类型和质量。主持人应该使用这样的短语:"你能进一步详细说明你说了什么吗?""你能告诉我更多吗?"或者"你能给我举一个例子吗?"以获取更多的信息。也可以通过反馈来明确参与者的意思或者进行总结以进入下一个问题,例如,"在继续下一个话题之前,让我看看我是否正确理解了你的观点,也就是说……"主持人应该没有偏见,能够尊重参与者并保持倾听,不应该太积极地参与讨论。一些评价性的回答,比如"这是一个很好的观点""完全正确"或"正确的问题"等可能会对参与者的反应产生误导。主持人要明确,在焦点团体的讨论中,态度和看法是通过与团体中其他人的互动而形成的。

在讨论结束时,主持人应对要点进行全面总结,以确保正确的解释,并允许参与者进一步阐述他们的观点。

3. 访谈的时长安排和组织次数　焦点团体访谈通常需要持续 1～2 h 以上,如时间少于 30 min,有可能无法充分深入讨论研究议题,如果访谈超过 2 h,则会因为时间过长,而造成参与者的疲惫和注意力不集中。访谈次数由研究的目的和规模及参与者的异质性等因素来调节。研究中有多组研究对象的可能需要多次会议,参与者的时间和会议成本也可能限制会议数量。另外,本章导入案例呈现了在康复干预的不同阶段组织多次焦点团体的情况,这种多次访谈要注意每次焦点团体访谈的目的要明确,后续访谈可能是为了跟进前一次访谈中提出的主题和问题;在后续访谈开始前,也可以联系参与者提前告知访谈主题。焦点团体访谈组织次数的另一个原则就是按照质性研究数据饱和的概念,继续组织焦点团体访谈,直到数据达到一个饱和点,没有重复的主题和新的信息出现。

二、焦点团体访谈的类型

根据团体组成的人数多少、团体进行的形式,焦点团体访谈可以分为以下几类。

1. 全员团体(full group)　是指参与焦点团体的成员是由 8～12 个不等的人员组成。参与团体成员的筛选,主要是依据焦点团体所探讨的议题而定,根据共同的人口统计特征、态度等安排,由一位受过专门训练的主持人引导。每一次访谈持续 90～120 min。

2. 微型团体(mini group)　与全员团体无论是团体的形式还是团体进行的步骤与过程都非常相

似;两者最大的差异主要是参与访谈的人员数目。微型团体的成员有 4~6 人。

3.电话团体(telephone group) 通过电话进行访谈,由受过专门训练的主持人引导,招募参与者的标准和其他类型焦点团体访谈标准一致。电话可以让主持人同时与不同地区或者国家的成员,针对某一特定的议题,进行多边式的沟通与讨论,持续时间一般可从 30 min 到 2 h 不等。

4.网络焦点团体访谈(internet group) 随着互联网技术的不断发展,研究中也出现了电子焦点团体访谈(electronic focus group)和网络焦点团体访谈(internet focus group/online focus group)等。

一般而言,研究者会根据研究问题与目的、研究者所拥有的资料多少决定使用何种焦点团体访谈类型。研究表明,电话团体更能够解决敏感问题,比如研究者使用电话会议成功地用于讨论参与器官捐赠的家庭的经历,而性行为和难以克服的恐惧等话题只能在电话会议中提出,不适于面对面访谈。电话、网络等焦点团体方式也更有助于招募农村参与者或者居住在远离城市的人,也会在招聘、费用和转录方面更便捷和经济,在研究偏远人群或者从事犯罪活动人群、困难主题时候特别有用。

三、焦点团体访谈的优势和局限性

(一)焦点团体访谈的优势

焦点团体访谈可以较快地从一组人中获取资料,与对相同人数进行一对一深度访谈相比,成本较少、形式灵活,也比系统的、大规模的调查容易进行。另外,焦点团体访谈所具备的优势还包括从团队动力中获益、对研究问题进行集体性探讨。

1.研究者和参与者可以从团体动力中获益 在焦点团体访谈中,主持人和参与者之间、参与者和参与者之间彼此相互作用、相互影响。参与者被鼓励相互之间进行交流而不仅仅是同研究者谈话。因此,研究者可以将访谈本身作为研究对象,提出问题后可以通过观察参与者的反应来辨别他们的认知方式、看待问题的角度、思考问题的逻辑、分析问题的步骤等思维过程。这个过程首先可以使研究者从团队动力中获益,看到参与者之间的行为反应,如交谈机会的轮换、目光接触等。来自不同年龄、文化、性别或社会阶层的参与者会表现出不同的互动模式,而且来自他们在焦点访谈这一微观场景下所表现出来的互动行为不仅仅可以反映出平时彼此之间的态度和看法,还可以透视出他们所处社会中宏观政治、经济、文化等方面的权利关系。参与者在相互启发中产生新的认识,使讨论的主题内容更丰富、更深入,可以使研究者获取很多一对一访谈难以得到的信息。参与者也可以从团体中获益,如焦点团体讨论对一些参与者来说能够起到宣泄情绪的作用,可以帮助参与者减少孤立感,提供一个更匿名化的与他人接触的途径。

2.研究者和参与者可以对研究问题进行集体性探讨 焦点团体访谈除了可以被作为研究对象,还可以在一个集体的环境中调动参与者一起对研究的问题进行思考。由于参与者是一个群体,而不是一个人,研究者可以充分利用全体成员之间的互动关系进行比较深入的探讨,大家通过相互补充、相互纠正,讨论的内容往往会比个别访谈更有深度和广度。群体成员一起进行集体性探讨可以发挥很多功用。如果研究者涉入的是一个新的研究领域,自己对研究现象还不够了解,可以在研究正式开始之前组织一次焦点团体访谈,在这种情况下,研究者提的问题可以宽泛一些,在倾听参与者的对话中逐渐形成自己的研究问题和理论假设;如果研究已经告一段落,研究者已经获得了初步结果,计划继续进行后续研究,此时也可以采用这种方式对今后的研究进行筹划,研究者可将自己的初步研究结果告诉参与者,征求他们的意见,探询后续研究的线索。

(二)焦点团体访谈的局限性

1.焦点团体访谈的方法和技术问题 如果焦点团体取样的代表性差,会大大降低研究结果的普遍意义。如果主持人缺乏沟通、倾听等方便的技术和经验,可能会提供一些线索,暗示所期望的反应和回答,这会使访谈结果产生偏误。一些不合适的语言表达,例如在专业或者临床环境中完全可以接受的术语如"病态肥胖",却可能会对参与者造成冒犯。另外,焦点团体访谈中参与者反应的开放性常常会使其结果较难概括和解释。

2. 焦点团体访谈可能存在的伦理问题　与一对一的访谈相比,焦点团体的保密性更难确保,需要所有参与者的充分配合;网络焦点团体分享的材料、访谈地点也可能会暴露等;对于一些敏感话题的研究,如种族或者性别歧视等相关议题的讨论,可能对部分参与者来说比较困难,或让他们感到不安;研究者在分享了焦点团体访谈的资料和发现之后,也可能让参与者有不同感受。

3. 焦点团体访谈研究结果的主观性问题　虽然焦点团体访谈可以以最少的时间获得最大的信息量,但是对于参与者的要求很高。如果参与者比较含蓄和内向,不善言谈,就不能充分发表自己的主张。因此,焦点团体访谈中获得的结果可能会带有支配性强或固执己见的参加者的偏见,它无法完全排除参与者之间的社会心理因素。同时,崇拜权威和从众心理也会驱使参与者说些违心的话。当涉及敏感和个人隐私问题的时候,由于同伴压力或者害怕麻烦和被轻视,就不愿意"以诚相待"。而且,由于焦点团体访谈是人为制造的情境,会有不自然的情况,导致研究者无法获得参与观察时获得的非语言资料。

焦点团体访谈作为一种研究方法,将质性研究中的深度访谈方法运用到小团体情景中,以便通过团体互动来讨论过程,收集参与团体讨论的成员的信息。通过这种方法,研究者可以在短时间内针对某一特定议题组织团体成员进行互动与讨论,激发出多元观点,其形式和过程较为便捷且节约时间。但是在使用中也应注意方法和技巧,以避免可能存在的局限性。研究者也可以结合其他方法,比如采用混合研究设计将焦点团体访谈作为研究的一部分,但应始终注意方法与研究问题之间的契合度。

小结

本章主要介绍了焦点团体访谈的概念,阐述了其哲学和方法论基础,总结了焦点团体访谈的发展、分类和实施程序。通过学习上述内容,希望初学者了解焦点团体访谈适用于什么样的研究、如何实施,在研究中能够正确运用该方法。

思考题(学习通、在线平台均可完成)

1. 焦点团体访谈的概念是什么? 与一对一访谈有何不同?
2. 焦点团体访谈的实施步骤包括什么?
3. 焦点团体访谈有何优势和局限性?
4. 实施焦点团体访谈在伦理方面应注意什么?

参考文献

[1]罗莎琳·巴伯.焦点小组:第二版[M].杨蕊辰,译.上海:格致出版社,2022.
[2]文军,蒋逸民.质性研究概论[M].北京:北京大学出版社,2010.
[3]时雨,仲理峰,时勘.团体焦点访谈方法简介[J].中国人力资源开发,2003(1):37-40.
[4]LINDELÖF N,NILSSON I,LITTBRAND H,et al. A focus groups study of staff team experiences of

providing interdisciplinary rehabilitation for people with dementia and their caregivers-a co-creative journey[J]. Bmc Geriatrics,2023,23(1):572.

[5]MUKAMANA D,GISHOMA D,HOLT L,et al. Dehumanizing language,motherhood in the context of HIV,and overcoming HIV stigma-the voices of Rwandan women with HIV:a focus group study. International Journal of Nursing Studies,2022,135,104339.

[6]VALENTIM O,MOUTINHO L,LARANJEIRA C,et al. "Looking beyond Mental Health Stigma":An Online Focus Group Study among Senior Undergraduate Nursing Students[J]. Int J Environ Res Public Health,2023,20(5):4601.

第七章 描述性质性研究

::::::::: 重点提示 :::::::::

识记 ①能正确说出描述性质性研究的概念。②能明确描述性质性研究的应用情境。

理解 ①能了解护理描述性质性研究的分析方法。②能明确描述性质性研究与其他质性研究的区别。

运用 ①能够阐述描述性质性研究的研究过程。②能够对科学问题进行描述性质性研究。

第一节 描述性质性研究的概念与特征

案例

采用描述性质性研究方法,于 2020 年 5—7 月以目的抽样法在重庆市主城区选取 19 名社区居家老年人为研究对象,以半结构式访谈法探究影响老年人接受老年科技的原因。主题分析结果共确定了 4 个主题和 6 个亚主题,包括接受老年科技、前倾因素(人格特性、健康信念)、使能因素(产品特性、资源可及性)、需求因素(评估需求、感知需求),得出"尽管社区居家老年人对老年科技的接受度较高,但是影响因素较多且复杂,亟需突出以老年人为中心的技术解决路径,加快建构老年友好型智慧养老模式"的研究结论。

描述性质性研究(descriptive qualitative research)是一种基于自然主义(naturalistic inquiry)哲学基础的研究方法。其原则是认可人类交流共同经历多样性及交互式、密不可分的本质,通过内容分析方法来描述个体表达的、表面的、明显的体验。正确使用描述性质性研究方法可以为临床调查和干预等研究提供可供参考的数据,尤其在混合性研究中具有明显优势。在护理研究中,描述性质性研究方法有助于护理工作者了解患者、家属和专业人员的经历和观点,以及患者、家属和专业人员对于医患关系和卫生系统的看法。

一、描述性质性研究的概念

描述性质性研究是一种灵活运用抽样、资料收集与资料分析等策略,应用日常语言,通过推断性诠释(lower inference interpretation)来呈现现实(facts)的质性研究方法。该方法具有与其他质性研究方法相似的特征,如旨在理解人类情境中复杂的体验,但也有其自身特点,如目的并非理论发展(扎根理论)、深描(民族志)或对体验予以诠释性意义(现象学),而在于采用容易理解的语言,丰富且直接地描述体验、事件或过程。当护理人员期望直接描述体验,获得直接的答案用于解答与实践者相关的问题,或期待澄清、发展量表的概念时,可考虑选用该方法。描述性质性研究的设计特点如表7-1所示。

表7-1 描述性质性研究的设计特点

项目	特点
哲学观	实证主义,带有其他质性研究方法(现象学、扎根理论、民族志、叙事研究)的色彩
取样策略	目的取样,最大变异取样
资料收集	• 低中度结构化的开放性问题,以个人或小组访谈形式 • 4w:who(谁),what(什么),where(哪里),why(为什么) • 观察特定的事件 • 回顾文档或其他相关资料
分析	• 内容分析,也可以用描述性统计数据总结资料 • 紧贴资料,允许少量诠释
结果	采用适合资料的方法进行组织,直观描述资料(如按事件的时间顺序、按相关性等)

二、描述性质性研究的特征

(一)描述性质性研究的特征

1. 重在自然询问 描述性质性研究的独特优势在于通过访谈等方式获得的资料是研究对象最直接的认识或经历,尤其适用于混合性研究,可为涉及的临床干预、量表制定、需求评估和问卷调查等提供有效信息,亦或用于上述任一方面的独立研究。事实上,描述性质性研究只是对研究对象资料进行正确总结,而不是基于现有理论或知识对资料进行整合或解释,而这种总结可能给未来基于理论的研究提供某些建设性的假设,而没有理论基础的好处在于使资料分析更贴近资料本身,更直接地得到关于研究对象对于某个特别主题的第一手看法。

2. 低诠释性 描述性质性研究的诠释成分相对较少,在对文本资料进行分析时,研究者之间也较容易获得一致性。在对事件的描述中,不同研究者可能关注的重点不一样,但是在低诠释性的分析中,研究者对于一些直白的、事实性的结论比较容易达成共识。与其他质性研究所具备的高度抽象、概念框架和哲学性相比,描述性质性研究并不是高度诠释性的,更多的是通过通俗的语言对事实进行陈述。在描述性质性研究中,虽不同的研究者对同一资料的描述可基本达成一致,但是没有描述是完全远离解释的,描述性质性研究的解释程度取决于研究者的认知、敏感性和识别力,且低于现象学、扎根理论研究等的解释程度。

3. 内容分析的方法编码和分类提炼主题　描述性质性研究在资料分析方面,不像扎根理论研究发展出新的理论,也不像现象学研究对现象进行解释性的说明或反思。它采用近似于研究对象的语言对其所经历现象进行直接的描述,简单地对资料进行编码和分类,从而建立一个类似"编码组合"的小组(即主题),让研究结果更贴近资料。

三、描述性质性研究的基本步骤

(一)研究问题的确立

鉴于描述性质性研究倾向于针对实践者或政策制定者所关心的问题获取最直观和本质的回答,它常常用于解决如下问题:人们关于某件事的担忧是什么? 人们对于某一事件的反应、感受、态度、思考等是什么? 人们采用或不采用某种行为的原因是什么? 对于某项设施而言谁在使用,何时使用? 促进或阻碍个人从某一事件中恢复的因素有哪些?

(二)资料的收集与获取

在描述性质性研究中,研究者通过质性访谈(或通过观察受访者、家庭和团体间互动等途径获取资料)建立一个丰富的描述性数据库。此外,文件、照片、日记等也是额外的资料来源。这就需要在研究前确定一个详细的研究计划。初步的概念或理论框架可以用于指导和聚焦初步的访谈大纲[也可以基于专家对领域中开展较少和(或)适合进行干预的问题的认知和见解];根据前期访谈资料,访谈大纲可以进行修改,从而使描述更丰富、更深入。此外,在描述性质性研究中,需要不断寻求丰富的描述直到饱和;避免过早停止收集数据。但资料的饱和是相对的,研究者无法证实,且是否饱和与资料的性质和质量、研究者的分析能力、研究问题等多种因素相关。尽管描述性质性研究的访谈大纲可以根据前期访谈中析出的主题进行修改,但与其他质性研究方法相比,它的访谈大纲稍显结构化。

(三)资料分析——内容分析

描述性质性研究的资料分析常使用内容分析法。内容分析最早在 19 世纪 80 年代应用于数据分析,但早期的内容分析在严谨性上存在较大缺陷;至 20 世纪中叶,受实证主义思维的影响,以Berelson、Lazarsfeld 和 Lasswell 为代表,内容分析作为分析策略的科学严谨性显著提高。内容分析可以被用于量性和质性研究中,这里谈到的特指质性内容分析。

质性内容分析法(qualitative content analysis)是描述性质性研究通常所采用的资料分析策略,它是一种通过对文本进行编码、主题识别、系统分类的程序,从而对文本进行主观诠释的一种研究方法。文本可以来源于叙事故事,开放式问题的回答、个人深度访谈、焦点团体访谈、观察或者纸质媒体,如文章、书本或手稿。作为对文本进行分析的众多方法之一,质性内容分析法关注文本的内容或者文本的情境意义,它并不局限于计算语句的频率,还将大量文本分为代表不同意义的类别,其最终目的是为研究现象提供更全面的理解,从而形成更系统的知识。

质性内容分析法是质性分析方法中诠释度最低的一种,对资料的呈现没有要求用特定的语言进行重塑,而是按照研究者自己的语言。如 Smeltzer 针对患多发性硬化孕妇担忧的描述:询问其担忧的内容和程度,按照一定的分类进行组织。Geller 等研究医生对于基因测试的感知,通过焦点小组访谈法,对资料进行总结。在这些研究中,担忧和感知都是研究对象的,并不是某一事件的前因或后果,也不是通过叙事方式进行策略性的再现。

1. 内容分析法的分类　内容分析法可分为传统内容分析(conventional content analysis)、定向内容分析(directed content analysis)和总结内容分析(summative content analysis)。其基本要点是:类别

是一组具有相似意思或内涵的词的组合,类别之间是相互排斥的。3 种内容分析方法的主要编码差异如表 7-2 所示。

表 7-2　3 种内容分析方法的差异

类型	研究以什么开始	定义编码或关键词时机	编码或关键词来源
传统内容分析	观察	在资料分析中定义编码	编码来自资料
定向内容分析	理论	在资料分析前、中定义编码	编码来自理论或相关研究结果
总结内容分析	关键词	在资料分析前、中找关键词	关键词来自研究者的兴趣或文献回顾

2. 内容分析的基本过程

(1)准备阶段(preparation):研究者努力理解数据并了解"发生了什么",以获得整体感。在阅读数据时,要考虑"谁说的(who)？在哪里发生(where)？什么时候发生(when)？发生了什么(what)？为什么(why)？"这就需要研究者反复阅读材料,沉浸在数据中。

(2)组织阶段(organizing):此阶段是为了使研究者对现象的理解表达得更合理、更易被理解;同时基于理论、哲学知识、领域内相关的科学原则来说明数据的科学性。在此阶段包括归纳性内容分析(inductive content analysis)和演绎性内容分析(deductive content analysis)两种取向(approach)。研究者应根据研究目的来选择使用哪种内容分析取向对数据进行分类。归纳性内容分析取向,即从具体到一般。如果某现象的资料不足或零散时,类别需要直接从文本数据中获得,则推荐使用归纳性内容分析,概括技术属于这种方法。归纳性内容分析包括开放性编码、分类和概念化 3 个步骤。如果内容分析的目的在于测试某理论在新的领域中的应用或是比较类别在不同时期的差异,则演绎性内容分析更适用。演绎性内容分析取向,即一般到具体,是通过理论性的思考决定评价工具,也就是从先前的研究、新发展的理论或者理论概念到材料中,分类系统在一个操作化的过程中被发展出来,结构化技术属于这种方法。

(3)报告阶段(reporting):依据故事线,通过模式、概念体系、概念图或类别来报告数据分析的过程和结果。

描述性质性研究的 6 种分析策略见表 7-3。

表 7-3　描述性质性研究的 6 种分析策略

a. 对笔记、观察或访谈中的数据进行编码
b. 记录对数据的见解和思考
c. 对数据进行排序,以确定相似的短语、模式、主题、顺序和重要特征
d. 寻找数据之间的共同点和差异并提取以供进一步考虑和分析
e. 逐渐确定一个小组或组织,以保证数据的真实性
f. 根据现有知识检验这些归纳概括

3. 研究结果的呈现　描述性质性研究结果的呈现根据资料的特性,选择最适合的方式以直接的方式对文本进行总结。通常情况下,描述性质性研究的结果是通过最优的数据收集方式对所采集的信息内容进行最直接客观的描述性总结和概括。如根据妊娠时间的资料总结,从妊娠前、产

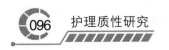

前、分娩时及产后不同时期妇女的担忧进行结果呈现。此外，常见的呈现方式还包括事件发生的时间顺序、出现最多和最少的主题、渐进性的聚焦。

四、描述性质性研究与其他研究方法的比较

描述性质性研究是一种早已存在的独立的质性研究方法。它有自己的理论取向、研究目的及特征。一般认为，该方法遵循自然探究（naturalistic inquiry）的原则，即在自然状态（natural state）下开展研究，没有事先选定的研究变量（study variables）、理论角度和哲学承诺（philosophical commitments），不对研究现象或事件予以干预或操纵。描述性质性研究旨在用日常语言直接描述研究对象的体验或事件，与其他质性研究方法相比理论色彩最少。

（一）描述性质性研究与描述性现象学的比较

在质性研究方法中（包括现象学、扎根理论、民族志、叙事学等），描述性质性研究最容易与现象学（phenomenology），尤其是描述性现象学（descriptive phenomenology）相混淆，二者比较如表 7-4 所示。

表 7-4　描述性现象学与描述性质性研究比较

	描述性现象学	描述性质性研究
目的	发现经历/体验的本质和意义 描述现象的本质结构	描述一种现象、生活事件或健康疾病状况的反映范围（range of responses）
研究问题	……经历/体验是怎么样的？ 发现经历/体验的本质和意义是什么？	谁如何写/学习解决……问题？ 哪些决策有利于解决……问题？
分析准备	以现象学哲学为依据（现象学还原、悬置、生活世界）	阅读和总结每一份文本，将访谈笔记也作为材料纳入
分析	阅读文本 赋予意义单元含义 识别生活世界和关系网络线下学和相关学科文献 成文：生活经历/体验的本质和意义	访谈笔记 将对主题的描述资料进行编码 通过比较异同聚类
结果	经历/体验的本质和意义结构，包括生活世界的 4 个典型特征（躯体、时间、空间、关系）	常以易于理解的语言呈现（经常使用受访者的语言）

1. 哲学基础不同　作为研究的起点，不同研究方法背后的哲学基础不同，这一点，在分析不同质性研究取向时不能被忘记。描述性现象学以 Husserl 的现象学理论为哲学基础，强调"回到事物本身"，主张从传统概念、理论、偏见及习惯思维中解脱出来，从最初看到的"纯粹"现象中认识事物。其目的在于描述真实世界，要人们更充分、更如实地倾听现象，学会不是从书本中或他人那里学习知识，而是从自己直接的感知、观察、知觉中获得知识。描述性现象学是对生活世界（存在意识的生活体验）的描述。描述性现象学是通过具有该现象经历的人描述实际现象的本质（如治疗体验）。然而，并不是每个人都能主动自我反思（self-reflective），因此，研究者需要有目的地选择具备认知能力和自我反思能力并能够在访谈中通过语言表达自己的参与者。

描述性质性研究并不符合某一个特定的理论，它根植于现有的知识、相关领域内其他学者研究成果深思后的关联（thought fullinkages）、研究成员的临床经验。与现象学不同的是，描述性质性研

究不需要研究者悬置和还原研究对象的生活世界。

2. 研究目的不同　描述性现象学的研究目的往往是理解受访者真实经历/体验的解释性意义,而描述性质性研究的研究目的是对某体验或事件丰富的、直接的描述。这意味着在描述性质性研究中,研究者在分析过程和数据表达时要更贴近数据本身;研究的最终产物是使用贴近信息提供者(受访者/研究对象)的语言对其自身经历的描述。

3. 资料分析的异同　描述性现象学和描述性质性研究最大的差异体现在资料分析上,尽管二者均要求研究者沉浸在资料中、仔细听录音材料,并将其与现场记录(田野日志)相比较:描述性现象学研究有 3 个过程,即凭直觉感觉(intuiting)、现象分析(analyzing)和描述现象(describing)。研究者需要完全沉浸于获得的资料中,避免所有的评论、批判和意见,以准确叙述现象的本质。研究者应避免在时机未成熟时尝试去描述某现象。描述性现象学分析特别关注以预反射的生活世界(pre-reflective life world,指躯体、时间、空间、关系,corporeal,temporal,spatial,relational)来描述一种现象;因为它在参与者的意识中客观存在。访谈完成并逐字转录后,研究者将重点关注描述受访者提及的某个生活经历的本质。描述性现象学的资料分析常使用 Colaizzi 和 Giorgi 两种资料分析法。另一方面,描述性质性研究要求研究者在每次访谈结束后即需要进行的初步编码。随着编码开始,研究者就需要开始归类,根据相似的短语、情感、信仰、经历和价值,将频繁出现的陈述进行归类,从而确定主题。最终,研究者识别出相似的、普遍的观点、经历或问题。一旦主题充分生成后,接下来就是保证描述效度(参与者传达的精确描述)和解释效度(准确描述参与者关于该现象的表达),这个过程可以由访谈者和受访者共同回顾来审核。

(二)描述性质性研究的优缺点及展望

描述性质性研究主要特点是阐述现实,致力于深入了解这一现象及参与者的观点方法,最终形成以富含参与者评论的调查结果。其他特征还包括,在理论或哲学方向的选择上具有广泛性;目的抽样法;资料收集形式包括观察、半结构访谈、焦点团体等。相较于其他质性研究方法,描述性质性研究的独特优势在于通过访谈等方式获得的资料是研究对象最直接的认识或经历,尤其适用于混合性研究,可为涉及的临床干预、量表制定、需求评估和问卷调查等提供有效信息,或是用于上述任一方面的独立研究。然而,目前描述性质性研究仍存在两点争议。第一个争议是认为其适用范围既不清晰,又没有理论基础。事实上,描述性质性研究只是对研究对象资料进行的正确总结,不是基于现有理论或知识对资料进行整合或解释,而这种总结可能给未来基于理论的研究提供某些建设性的假设。没有理论基础的好处在于使资料分析更贴近资料本身,更直接地得到研究对象关于某个特别主题的第一手看法。第二个争议是质疑其严谨性,从而影响研究的可信度。但是根据 Milne 等提出的关于提高严谨性的策略,从真实性、可信性、关键性和完整性方面采取措施可提高描述性质性研究的可信度,使研究结果更加真实可靠。

描述性质性研究是质性研究方法学中一种研究方法,地位等同于现象学、扎根理论研究等。在国外,描述性质性研究应用普遍,而国内由于历史原因、现实原因应用相对较少。因此,国内护理领域需要从教育、学术争鸣及著书介绍等方面进行描述性质性研究学习,从而提高我国护理质性研究水平,推动护理学科的发展。

第二节　描述性质性研究案例分析

本节将以《社区居家老年人老年科技接受及影响因素的描述性质性研究》为例,分析描述性质性研究的实际运用方法(表7-5)。

表7-5　描述性质性研究案例分析

文章内容	解析
老年科技是老年学和科技的合成词,是指一系列利用科技促进老年人健康老龄化的技术、产品、服务或环境。在新时代背景下,老年科技正面临前所未有的发展机遇。研究已证实,老年科技有助于促进老年人生活自理和社会参与,对实现居家养老有积极意义。除此之外,老年科技还可以实现医护人员和老年患者的远程连接,具有降低高额医疗成本的潜力。然而,尽管老年科技为老年人个体、家庭及社会带来了巨大的好处,但对于生理功能不断退化和学习能力明显弱化的老年人群而言,技术接受问题突出。因此,本研究旨在采用描述性质性研究方法,深入分析老年人老年科技接受的影响因素,以期为促进社区护士深入理解"以人为本"的护理理念,全面落实国家卫健委等多部委出台的《关于切实解决老年人运用智能技术困难的实施方案》提供参考	阅读相关文献,以了解研究问题相关领域的研究现状,为研究问题的提出提供理论依据,并根据研究目的确定使用描述性质性研究的方法。本研究探究老年人"老年科技"接受的影响因素,为护理人员深入理解"以人为本"理念等提供参考,所期望的是采用日常语言直接描述体验,不加以深度诠释或高度抽象,致力于获得原始客观的结果,强调呈现真实的情绪反应。因此,针对老年人"老年科技"接受的影响因素进行探究,使用低推断性诠释的描述性质性研究较合适
1　对象与方法 　　1.1　研究对象　采用目的抽样法以实现最大差异化,其中,性别、教育水平、年龄层次、是否使用过智能化及信息化相关产品等被重点考虑。纳入标准:①年龄≥60岁。②居住在家中或社区中时间超过6个月/年。③在调查时意识清楚,能够正确理解调查内容,沟通无明显障碍。④自愿参加本研究。排除标准:①病情易发生变化的危急重症和(或)疾病终末期患者。②认知障碍患者。样本量取决于访谈信息是否饱和。本研究于2020年5月开始,样本纳入与数据分析同步进行。至2020年7月对初始结果分析发现,新纳入的访谈对象没有提供更多的信息,因此结束对象招募。最终重庆市主城区19名社区居家老年人被纳入研究。其中,女9名、男10名;60~69岁、70~79岁、80岁及以上各13、3、3名;受教育程度小学及以下的3名、初中2名、高中6名、高中以上8名;13名已婚、6名丧偶;10名目前正在使用智能血压计、智能手表,或注册过智慧医疗护理类专业平台或APP。本研究经重庆医科大学附属第一医院伦理委员会批准(审批号:2019-105)。研究过程中没有患者拒绝或中途退出	抽样、资料收集与资料分析是整个研究过程的重要环节。研究者应就论文的这些部分给予合适且有力的文献支持,并且严谨、科学、细致、全面地报道研究过程。这不仅关乎文章的整体质量,也是读者判断方法选择是否合理及研究结果是否可信的前提 　　(1)本研究采取目的抽样的方法,选取符合纳排标准的研究对象 　　(2)抽样时要以信息饱和为原则,质性研究的参与者通常人数较少,因为研究所关注的信息的深度和参与者体验的多样性,人数众多的参与者对于质性研究来说是不可行也是不适宜的。所谓的饱和度,就是某个点,到达这一点后研究者继续采集的信息只是对以往的重复。因为选择研究对象的目的在于寻求体验者的多元性和背景,而并非寻找众多曾有某类体验的参与者,因此在信息饱和之后,后续采集的数据就成了冗余 　　(3)伦理考虑:质性研究要通过伦理审查,并应严格遵循自愿及保密原则开展质性研究,研究对象可以随时退出

续表7-5

文章内容	解析
1.2　理论框架 1.2.1　技术接受模型（technology acceptance model,TAM） 　　TAM于1986年由Davis等改编自理性行为理论（theory of reasoned action,TRA）。TAM认为用户对于信息系统的实际使用行为主要受行为意图、想用态度、感知有用性、感知易用性、外部特征等决定。因为TAM纳入的影响因素少，容易理解，且在大部分应用中的预测性都较高，所以其被认为是解释和预测个人接受或者拒绝信息技术的重要理论。在本研究中TAM被用于影响因素分析（节选）	通过文献阅读，确定理论框架，熟悉质性访谈环节，锻炼质性访谈及分析能力，明确自己在研究过程的问题和不足，进而提高研究质量，并为之后的资料分析提供理论依据和指导
1.3　研究方法 1.3.1　访谈提纲 　　参考Park等研究构建访谈提纲包括：①请问您知道什么是智慧养老吗？您如何看待智慧养老的兴起？②请问您曾享受或使用过老年相关的信息化、智能化技术、产品或服务吗？如果有，您在使用过程中愉快的体验有哪些？您在使用过程中有哪些负面体验？如果没有，请问您拒绝或无法使用的原因有哪些？③在信息化、数字化时代，您认为老年人存在的主要困难和挑战是哪些？④请问您对老年科技的发展有什么建议和期待？	访谈大纲拟定前需要进行文献回顾，并结合小组讨论拟定提纲后进行预实验，根据预实验的结果，对访谈大纲进行修订。根据前期访谈资料，进行访谈大纲修改，从而使描述更丰富、更深入。该文章只提及了文献回顾，却未提及是否进行了小组讨论和预实验，因此访谈提纲相对缺少可靠性
1.3.2　资料收集方法 　　本研究获得所在机构伦理委员会批准（2019-105）。调查员包括硕士、博士各1名，均为从事老年护理、社区护理研究的注册护士，已接受质性研究相关培训。访谈前，与调查对象确定访谈的时间和地点，一般选择访谈对象熟悉的场景并确保时间相对宽裕。访谈前告知研究目的、意义，并解释老年科技、智慧养老等概念。访谈过程中对访谈内容进行录音，在获得知情同意后，采用事先拟定的访谈提纲开展面对面的个体化深入访谈，记录重复出现的词、句，关键评价或态度。访谈持续40～60 min，并在24 h内对录音进行转录 1.3.3　分析方法 　　采用Braun等的主题分析法进行分析，包括文本转录、初始译码、形成初始主题、反思和检视主题、确定主题、撰写报告等	（1）质性研究以研究者自身作为研究工具，研究工具的好坏直接影响研究质量。故在研究开始前，通过阅读相关书籍文献，参加质性研究学习班以提高自身科研水平 　　（2）该研究未提及详细的访谈方式，但所谓深度访谈，学界所指的主要就是半结构式的访谈。半结构式访谈是质性研究中较为常用的访谈方法。在半结构式访谈中，研究者事先准备一个粗线条的访谈提纲，根据访谈的具体情况灵活机动地进行提问，访谈提纲的前后顺序并非一成不变，访谈问题的表述方式也不进行硬性规定。但在访谈过程中，研究者对所需要获取的访谈问题做到心中有数。在面对面的环境下，研究者在访谈过程中合理使用提问、追问、倾听等访谈技巧，并在访谈笔记中记录下当时的重要信息及非语言行为，如动作、神态、声调等

续表 7-5

文章内容	解析
	（3）约定访谈时间及地点：在访谈正式开始前，提前与研究对象约定时间及地点。访谈时间尽量选择在研究对象方便且精力充沛的时间段，访谈地点尽量选择在安静、私密、舒适的诊疗室或访谈室。每次实施访谈前，研究者应该提前准备访谈所用工具，确认访谈地点无干扰因素，之后给予自己和研究对象准备时间。在访谈正式开始前，研究者可与访谈对象闲聊最近的天气变化等访谈主题以外的话题，营造轻松舒适的访谈氛围。在征得录音同意后开始正式访谈 （4）访谈结束后，研究者本人尽可能在 24 小时内将访谈录音逐字逐句转录为访谈文本。转录过程中为减少信息损失，研究者需多次细听录音资料，同时记录停顿沉默、语气变化等非语言行为，并结合访谈笔记进行仔细核对 由于描述性质性研究较灵活，其分析方法也较多样，研究者在文中不仅需指出所采用资料分析方法，还应指明所选择的具体种类，交代选择原因，详尽阐明编码步骤及主题或范畴如何产生，便于审稿人及读者判断分析方法选择的合理性及实践的科学性，为研究结果的质量及可信度提供依据。详细阐述分析过程，可以体现分析受资料引导，是否为低水平诠释，并能从研究结果中折射出资料分析方法选择的合理性，而非让资料朝着所选分析方法/策略本身分析方向发展，便于读者判断研究结果的资料收集与资料分析可否同步进行。但本文只提及了选用何种资料分析方法和步骤，未提及选择原因
2 结果 2.1 主题一：接受老年科技 大多数老年人对使用老年科技表现了积极态度，他们认为随着科技进步发展，利用新兴技术改善居家老年人的晚年生活是社会发展趋势，也是后辈关心老年人的体现。Q4:"生活水平越来越高……连老年人也能享受科技成果了。"Q1:"孙辈孝顺啊……这是他们给我买的……"一些老年人已经开始在家中使用各种数字技术，如互联网设备、居家传感器等。Q9:"这是他们（医院或科室）搞的手机软件，出院时护士教了我怎么使用，有问题可以直接网上咨询。" 2.2 主题二：前倾因素 前倾因素被定义为影响老年人技术接受的社会人口学特征，与老年科技的相关技术或产品无直接关系，包括个人特性和健康信念（节选）	研究结果部分一般要呈现访谈对象的基本资料、根据在质性研究中提取到的有用信息凝练的主题，以及研究对象在研究过程中提供的回答。该研究的访谈对象的一般资料在研究对象部分已经呈现 描述性质性研究的独特优势在于获得的资料是研究对象所表述的最原始直接的回答，很大程度上未经修饰，更真实客观。描述性质性研究的资料分析诠释成分很少，无须研究者将资料高度凝练、抽象或概念化

小结

描述性质性研究是质性研究中重要的方法,但目前国内方法混淆的情况屡见不鲜。描述性质性研究适用范围较广,同样适用于护理学研究领域。本章主要介绍了描述性质性研究的概念、特征和应用情景,并进行了案例分析。通过学习上述内容,希望初学者能够初步掌握其特征及其与其他质性研究方法的区别,并能够运用。

思考题(学习通、在线平台均可完成)

1. 描述性质性研究的特点是什么?
2. 典型的描述性质性研究资料搜集方式包括哪些?
3. 描述性质性研究的适用范围有哪些?
4. 描述性质性研究与描述性现象学的区别是什么?

实战作业

作业:请你绘出描述性质性研究的技术路线图,将作业上传至邮箱,注明"校名+学号+姓名",1周后教师将逐一点评同学们的作业。

推荐阅读文献:详见二维码、线上平台。

虚拟社区讨论:周二晚上 19:00—20:30。

参考文献

[1] 季梦婷,杨艳.描述性质性研究方法学的综述[J].解放军护理杂志,2018,35(11):32-35.

[2] 黄欢欢,曹松梅,肖明朝,等.社区居家老年人老年科技接受及影响因素的描述性质性研究[J].解放军护理杂志,2021,38(10):4-7.

[3] 徐娜飞.卒中患者恐惧体验的描述性质性研究[D].杭州:浙江中医药大学,2021.

[4] SULLIVAN-BOLYAI S,BOVA C,HARPER D. Developing and refining interventions in persons with health disparities:the use of qualitative description[J]. Nursing Outlook,2005,53(3):127-133.

[5] SANDELOWSKI M. What's in a name? Qualitative description revisited[J]. Research in Nursing & Health,2010,33(1):77-84.

[6] 文军,蒋逸民.质性研究概论[M].北京:北京大学出版社,2010.

[7] 莫妮卡·亨宁克,英格·哈特,阿杰·贝利.质性研究方法(引进版)[M].王丽娟,徐梦洁,胡豹,译.杭州:浙江大学出版社,2015.

第八章　行动研究

======= **重点提示** =======

识记　①能正确说出行动研究的概念及类型。②能正确陈述行动研究的基本步骤。

理解　①能清晰了解行动研究的特点及理论基础。②能简述行动研究的起源及发展历程。③能正确理解行动研究在实际工作中的作用和意义。

运用　①能够在护理教育、社区护理、疾病管理等护理领域开展行动研究。②能根据所学知识，设计行动研究项目，选择合适的行动研究类型，并列出具体的研究步骤。

行动研究(action research)是指从实际工作需要中寻找课题，在实际工作过程中进行研究，由实际工作者与研究者共同参与，使研究成果为实际工作者理解、掌握和应用，从而达到以解决实际问题、改变社会行为目的的研究。行动研究是通过实践来使我们自己和别人的想法得以检验和理论化的过程。在临床护理工作中，护理人员常常面临需要提供证据，证明其所采取的护理措施可以真正有效改变护理对象健康状况的难题，这需要护理对象积极主动地参与护理实践，与护理工作者共同努力改善自身健康结局。近年来，随着护理实践的高水平发展，行动研究为护理研究者指明了新的方向。它可以深入了解研究对象的心理，有助于护理人员和护理对象一起合作，共同行动，采用科学的研究方法解决临床工作中出现的问题，从而推动临床护理的变革，而且它所具备的特征能够较好地适应护理工作的特殊性。因此，在护理学科发展中，行动研究是一种极具指导性的研究方法。

第一节　行动研究概述

社会心理学家库尔特·勒温(Kurt Lewin)曾说："没有无行动的研究，也没有无研究的行动。""行动"主要是指实际工作者的实践活动，"研究"则指的是受过专门训练的研究人员对人的社会活动和科学的探索。西方学者将这两种概念结合起来，强调实际工作者的实践行动与研究的结合，由实际工作者在实际工作情境中，根据自己在实践中所遭遇到的实际问题进行研究，寻找解决问题的途径和策略，并在实际行动中实施，进而评价反思、回馈修正，最终解决实际问题。虽然行动研究指一种参与式的研究方法，但严格意义上来说它并不是一种研究方法，而是研究的一种方式、取向或者说是看待研究的一种视角。行动研究区别于既往的"研究-发展-传播"的研究模式，不再仅仅遵从常规研究中"发现知识"的目的，而是以"参与-合作-行动"为基础，将研究与解决工作中的实际问题紧密结合。

案例

痴呆患者由于生理能力退化、自理能力下降和认知功能障碍等问题,常会出现不同程度的进食困难、长期的进食困难会使老年期痴呆患者因进食量减少发生体重下降和营养不良等并发症,甚至引起脱水、误吸及死亡等不良后果,是降低患者生存质量的主要原因,同时亦给患者的照护者和家庭带来巨大的精神负担和影响。为此,护理工作者希望建构有效的进食护理计划来解决进食困难问题,提高患者营养状况,增加自主进食行为和食物摄入量。研究者首先需要明确痴呆患者进食护理中存在的问题,例如哪些是影响痴呆患者进食的主要因素?何种进食干预方式是患者最需要的?在问题识别阶段,调查护士对老年期痴呆患者进食护理知识的掌握程度及其临床实践情况,分析护士在老年期痴呆患者进食护理知识、态度和行为方面存在的问题。然后制订老年期痴呆患者进食护理实践,通过"计划-行动-观察-反思"的过程不断完善实践,并验证进食护理实践规范的临床使用效果,以达到最佳的护理效果。

上述案例采用行动研究法规范了护士的进食护理实践,体现了行动研究在临床护理干预中的应用。行动研究既是一种研究方法,也是一种解决问题的具体途径。在护理实践中,护士作为研究者和实践者,要实现最佳护理结局常常需要与患者共同讨论、分析所存在的问题并探究患者的需求,找到解决问题的最佳策略,并在行动干预中注意观察反思。在临床工作中,一线护理人员常常会遇到这样的问题:患者究竟希望护理人员提供哪些层面的专业性知识?如何改进单向信息传递的健康教育方式?凡此种种,都可以通过行动研究进行探讨。由于行动研究方法可以弥补理论和实践之间的空缺,目前行动研究在护理领域的应用日趋增多,从广义上来讲,只要从特定情境出发,研究者和实践者一起合作、共同行动,采用科学的研究方法来解决某个实际问题,都可采取行动研究方法。

一、行动研究的概念

行动研究有不同的名称,包括合作性探究、行动性研究、协作性研究和参与式研究等。"行动研究之父"勒温首次定义了行动研究,他指出:"行动研究是将科学研究者与实际工作中的智慧和能力结合起来,以解决某一事实的方法。"凯米斯(Kemmis,1988)认为:"行动研究是社会情境的参与者,为提高对所从事的社会实践的理论认识,加深对实践活动及其依赖的背景的理解而进行的反思研究。"韦伯(Webb,1990)表示:"行动研究是将研究与解决工作中的实际问题密切结合的一种研究方法,是对现实世界活动的一种小规模介入,并对这种介入产生的影响进行仔细考察。"科恩(Cohen,1994)声称:"行动研究是对真实情景实施小规模的干预,并对这种效果予以即时的检验。"早期护士理论家纽曼(Niumine)在《护理理论发展》中解释:"行动研究涉及研究人员在客户系统的真实情况下的协作,目的是改善情况,开发系统的能力并产生新知识。"在对"行动研究"的众多定义中,行动研究的积极倡导者、英国学者埃利奥特(Elliot)给出的定义应用较广泛:"行动研究是对社会情境的研究,是以改善社会情境中行动质量的角度来进行研究的一种研究取向。"这种研究被运用于社会科学的各个领域,特别是组织研究、社区研究、医务护理与教育。

在行动研究中,研究对象被称为"实践者",从某种意义上来说,实践者不再是研究的客体或对象,而是作为主体直接参与到行动研究中。通过"研究"和"行动"这一双重活动,参与者将研究的发现直接运用于社会实践,进而提高自己改变社会现实的能力。行动研究一方面能够解决当时情境

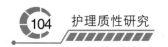

下的实际问题,另一方面也可实现社会科学研究的理论贡献,此研究适宜探讨解决社会情境中的实际问题。行动研究综合了自然科学和人文科学的研究方法,将理论的关注点与解决实际问题直接结合起来,因此也被称为理论、研究、实践之间的桥梁。

二、行动研究的内涵

北京大学陈向明教授提到:"研究不应该仅仅局限于追求逻辑上的真,而更应该关怀道德实践的善与生活取向的美,理性必须返回生活世界才能获得源头活水,研究是为了指导人们立身处世的生活实践。"行动研究是"行动"和"研究"的有机结合,秉持着"为行动而研究,在行动中研究,由行动者研究"的理念,是一种针对研究主客体分离导致理论和实践脱节而提出的以解决问题为目的的研究。

行动研究的内涵具体可以理解为:①行动研究的人员组成是实践者和科研人员的结合,行动研究的基本精神在于倡导研究者与行动者的合作,合作使研究者和行动者双赢。一方面,研究者可以协助和指导行动者的实践活动,从而将研究成果直接应用到实践;另一方面,研究者可以了解行动者的需求,从实践中收集所需,提出针对实践的理论。②行动研究所研究的问题是社会情境中的实际问题,研究者必须以情境为基础,对特定问题的分析和研究,鼓励参与者共同确定实际存在的问题,并寻求解决实际问题的方法,以改进实际工作。③行动研究是在社会情境中进行的一种自我反思的研究方式,反思的目的是解决实际问题和提高实践者的素质。研究始于行动者对实践的批判性思考,通过在行动与研究过程中持续不断地进行反思,并进行新的"行动"的实施,将研究的发现和收获直接运用于实践,从而不断得到改进和提高。

行动研究既不同于量性研究的实证主义理论,亦不同于质性研究的解释主义理论,它是建立在传统的量性和质性研究方法的基础上,继承了两者优势,将研究与解决工作中的实际问题密切结合起来的一种研究方法。行动研究通过合作式自我反思的探究工作形式,解决实践过程中的问题。行动研究不限定收集资料的方法,可以采用质性研究中常用的访谈、观察等方法收集资料,还可以同时使用量性研究中常用的资料收集方法,如问卷法、实验法等,从而更加丰富了所收集的资料,为进行实践变革和开展研究提供了更加全面的信息。因此与主流的实证主义和边缘的解释主义相比,行动研究属于社会科学研究的第三条道路,也称为第三者研究。行动研究与定量研究、定性研究的区别见表8-1。

表8-1　行动研究与定量研究、定性研究的区别

项目	定量研究	定性研究	行动研究
研究目的	揭示事物之间的因果关系	探讨研究对象的内心体验、动机	对事物的揭露或否定,以使事物呈现真实的面貌,而能掌握其本质或真相
研究方法	控制变量、对资料进行量化分析	探讨研究对象的主观动机,对事实做出合理的解释	通过反思,了解实践者所处情景和遭遇,通过实践、变革以达到解放自我
研究者与研究对象的关系	研究对象是客体	研究者进入研究对象所处的情境进行观察、体验,不可搅乱研究对象情境	研究者与研究对象/实践者之间地位平等、相互合作

续表 8-1

项目	定量研究	定性研究	行动研究
与护理学研究的关系	体现护理学的自然学科属性,一切客观化和可重复性不一定能达到	对现象进行描述和解释,不涉及干预	体现护理学的应用性

三、行动研究的起源与发展

行动研究内部具有丰富的层次性,不同历史阶段、不同流派具有不同的侧重点。行动研究早期(1940—1950 年)非常强调科学性和民主性。1946 年,勒温在对传统社会科学研究的反思中首次提出了"行动研究"的概念,即研究者亲自参与到实践中,真正发挥实践者的智慧和能力以解决研究问题,真正做到理论与实践结合,知行合一。因此早期的行动研究也被称为"科学的行动研究"。而一些人对于"科学方法"持有不同意见。20 世纪 50 年代初,由哥伦比亚大学师范学院前院长考瑞(Corry)等人倡导,行动研究进入了美国教育研究领域。到 20 世纪 60 年代中期,随着实证主义在社会科学中的盛行,技术性的"研究(research)-开发(development)-推广(diffusion)"模式逐渐占据统治地位,这种 R-D-D 模式从研究到开发,再到推广普及,使教育理论研究远离了教育实践,行动研究开始迅速降温。20 世纪 60 年代末,随着理性主义反思和反科学主义思潮的兴起,行动研究先后在英国、美国、澳大利亚等国家再次受到关注。进入 20 世纪 70 年代,经行动研究的积极倡导者埃利奥特(Elliot)、凯米斯(Kemmis)、凯尔(Carr)等人的努力,行动研究在西方社会再度崛起,逐步成为教育研究中的一个重要词汇。20 世纪 80 年代,澳大利亚凯米斯将英美的"实践性行动研究"引向"批判的行动研究",提出了"计划-行动-观察-反思"程序。进入 20 世纪 90 年代以来,人们越来越意识到实证研究已经不能解决社会问题,理论与实践的分离已经成为社会科学领域的一个重大危机,而行动研究可以提供可行的变革社会的途径,因此这种主张和方法日益受到人们的重视。

行动研究在我国起步较晚,20 世纪 70 年代后期逐渐得到了心理学学者的关注。1982 年,行动研究的概念首次被引入我国。20 世纪 80 年代中后期,教育学界也开始了这种引介工作,无论是心理学学者还是教育界学者,他们对西方行动研究的特征都有着共同的认识,如"行动研究重视反馈作用,是民主参与""行动研究具有实践性与参与性、可变性与适应性"等。1990 年我国对行动研究有了系统的介绍,1995 年前后又开始了较系统的反思与研究。近年来,针对行动研究的文献日益增多,研究内容不断丰富,从关注理论研究逐步转向关注应用研究,行动研究的应用深度和广度不断扩展。

四、行动研究的基本特点

行动研究主要表现为"为实际行动而研究,对实际行动的研究,在实际行动中研究"。随着行动研究不断被各领域的学者应用和发展,其具体特征逐渐明确,包括以下 5 方面。

(一)以情境为基础,研究推论有限制性

行动研究的目的不是推广应用结果,而是要改进现状、解决实践中的现存问题。因此,研究者必须以情境为基础,并鼓励实践者共同确定实际存在的问题,进而寻求解决问题的办法。行动研究以实践者的实践情境为依据,情境有特定性,研究问题也是局部的,因此其研究结果是具体的、情境

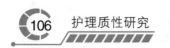

性的,没有普适性,不宜做情境推论。在护理领域,行动研究需要解决护理工作者在临床实际工作中所遇到的问题,在寻找解决问题办法的过程中,不能拘泥于某一种理论知识,而应该主动接纳和利用各种有利于解决临床问题,提高行动质量的经验、知识、方法、技术和理论,尤其重视实际工作者对实践问题的认识、感受和经验。

(二)强调合作性

行动研究注重研究过程的参与性和协作性,要求从事两种不同性质活动的主体,即实践者与研究者进行充分合作,共同参与研究,参与从计划到行动、从反思到评价的全过程,实现行动过程与研究过程的结合。

实践者被认为是特定情境中的"内部人员",他们对经验、个人能力、组织发展及实践都有历史性的认知。研究者是指在理论和研究方面有专长的"外部"人员。行动研究要求两者相互协作,共同研究,实践者要积极反思,参与研究;而研究者要从"局外人"变为"参与者",深入实际,参与实际工作。一方面,合作可以使实践者得到研究者的协助和指导来研究自己的实践活动,并将研究成果直接运用到实践中;另一方面,合作也使研究者得以了解实践者的需求,收集来自实践的素材,以创造针对实践的理论和方法。由此,行动研究是理论与实践的结合,是行动与研究的结合,是研究者与实践者的合作。

(三)注重研究过程对实践者生活的影响

行动研究产生的变革或行动会对实践者的生活产生影响,使其现状发生变化,这是必然。在研究过程中,研究者应避免先入为主去改变实践者,而是要协助实践者认识存在的问题,引导他们自发改变观念和自我反省,主动实施变革。

以糖尿病患者的饮食护理为例,对糖尿病患者进行饮食指导等干预能够改变其饮食行为,对控制血糖有重要意义。依靠灌输式的健康教育导致糖尿病患者饮食依从行为效果不佳,而采取行动研究法,首先获知糖尿病患者在接受饮食指导后仍存在的饮食行为问题,如营养素搭配比例不合理、自控能力较差等,再与护理人员合作,有针对性地制订利于患者参与的饮食干预计划,引导患者转变思想观念,提高患者依从性及自我管理能力。

(四)行动或变革是研究过程的关注点

变革是行动研究极其重要的特征,也是行动研究过程中重要的一环。行动研究的最终目的是通过行动或变革解决存在的问题并提高行动质量。传统的研究是研究者在研究计划之前提出研究假设,根据研究计划进行推论,进而发表研究成果。而变革的过程是以研究者事先设定或与实践者共同制定的行动措施为基础,将研究成果应用于实践中,在实践中不断对研究过程和结果进行反思,并进行必要的修正,持续评估修正后的执行状况,不断进行变革,如此螺旋式持续质量改进。

(五)行动或变革的决定权取决于所有参与者

行动和变革的决定权取决于所有参与者,包括研究者和实践者,两者缺一不可。行动研究强调决策过程是由所有参与研究人员共同决定,而不是由研究者或实践者决定,决策是由研究相关人员的集体思想构成的。这样有利于增强研究和实际问题的相关性,更好地进行行动或变革。

五、行动研究的类型

行动研究有较丰富的类型,基于行动者在研究中的地位可将其分为技术的行动研究、实践的行动研究和批判的行动研究。基于研究成员可将行动研究分为独立模式的行动研究、支持模式的行动研究和合作模式的行动研究。还有学者将行动研究分为技术合作型行动研究、相互合作型行动研究和提高解放型行动研究,此种分类被广泛应用;三者的区别一方面表现为实践者的参与程度不同,而另一方面则在于研究所需达到的目的不同。在研究过程中,研究者要根据具体情况(如研究的问题、所需要的信息及情境)选择行动研究的类型。

(一)技术合作型行动研究

技术合作型行动研究也被称为科学性行动研究或技术-科学性行动研究,强调行动者用科学的方法来解决实际问题,行动者忠实地按照实践问题、专家意见及理论意图在自身实践情境中产生预期结果,注重科学观察行动过程。其研究目的是测试某项基于事先确定的理论框架的干预措施的有效性,研究问题是测试干预能否应用在这个实践环境中。研究者和实践者的合作性质是技术和促进式,研究者带着特定的问题和干预措施进入合作。研究者与实践者发生互动的目的是引起实践者对研究的兴趣,使其同意促进并协助研究的实施。行动研究的优点是能产生有效的、即刻的实践变革;缺点是当原先的组织结构和实践形式慢慢重现时,组织成员的热情通常会消退,从而导致行动缺乏长期效果。该类型的研究产生的知识是可预测的知识,主要的作用是验证或修订现有的理论,因而是基本演绎。

案例 1

技术合作型行动研究的研究实例

1. 研究题目　发展以理论为基础的促进中国早期青少年性生殖健康与人类免疫缺陷病预防项目(Development of a theory-based sexual and reproductive health promotion and HIV prevention program for Chinese early adolescents)。

2. 研究目的　①设计适用于中国早期青少年的促进性生殖健康和预防人类免疫缺陷病的项目;②实施该项目;③评价该项目的应用效果。

3. 研究背景　我国大多人类免疫缺陷病和性病患者是在青春期被感染。青春期是一个脆弱敏感期,也是形成责任感和健康观念的重要预备时期。然而在中国,是否进行性教育是一个长期存在的矛盾,目前的性教育远远落后于青少年的需求和他们的性行为现状。

4. 研究设计　选择技术合作型行动研究法,研究者深入研究场所与实践者合作,取得参与者对该研究的兴趣及对研究设计的知情同意,了解参与者的需求,发展一个基于理论框架的干预项目,共同推进项目的实施,从而改善实践活动,达到研究目的。

5. 研究分析　研究者预先设立了问题、行动措施计划和期望达到的变革。在行动过程中,强调在获得参与者理解、认可、合作的基础上,依据实践者的需求调整并修订行动计划,实施易于接受和采纳的干预措施。参与者的认可和合作是该研究项目能够实践的前提。

(二)相互合作型行动研究

在相互合作型行动研究中,研究者和实践者在有效沟通和对话的基础上,一起找出潜在的问题、可能的原因与可行的干预措施。通过沟通对话,研究者和实践者达成对问题和原因的新的共识,并就变革过程制订计划。相互合作型行动研究注重的是研究者专业理论知识的指导和实践者的反思,旨在发展实践者推理、理解、判断和实践的能力,从而改善实践。此类型的优点在于参与研究的实践者因他们获得对实践的新理解,实施的变革能产生相对较长时间的效果和变革本身带来

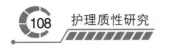

的瞬时热情；缺点在于变革与参与变革的人员直接相关，当参与的实践者离开或大量新成员进入此系统时，变革将难以维持。该类型的研究产生的知识通常是描述性的知识，接近新理论的发展，总体遵循归纳方法。

案例2

相互合作型行动研究的研究实例

1. 研究题目　改善癌症住院患者睡眠的参与式行动研究（Participatory action research intervention for improving sleep in inpatients with cancer）。

2. 研究目的　通过探索影响癌症患者睡眠的因素，建构改善肿瘤血液病患者睡眠的计划，实施并评价患者的睡眠质量。

3. 研究背景　癌症是全球重要的公共卫生问题，发病率和死亡率较高。癌症患者最常见的改变之一是睡眠障碍，它可能严重影响身体和生理健康。与癌症患者睡眠障碍的相关因素仍有待阐明。肿瘤血液病患者很脆弱，他们要接受高度复杂的治疗。由于其频繁的并发症、相关的药物治疗和疼痛控制，这一人群处于精神错乱的高风险中。在这种情况下，护理工作有助于促进患者的睡眠，避免他们遭受不必要的噪声，减少或消除可能会中断患者睡眠的不必要的对话。因此，该项研究拟通过行动研究深入探索影响肿瘤血液病患者睡眠的因素，发掘并解决相应的问题以提升患者睡眠质量。

4. 研究设计　遵循行动研究方法的基本环节，研究者与实践者从影响患者睡眠的因素中发现问题，并探索解决问题的方法，降噪和环境改善计划采用基于Lewin框架的参与式行动研究方法设计，并通过实施评价，反思该计划对患者睡眠质量的影响。

5. 研究分析　研究者作为监管引导者和观察记录者，深入实践场所与实践者共同分析寻找存在的问题，讨论并结合特定情境的患者睡眠障碍现状，建构了适宜于肿瘤血液病患者的睡眠改善护理计划，提升了实践者的实践决策能力，促进了实践者熟练运用理论指导实践的判断、理解、分析和行动。同时所建构的模式在行动研究中也得到了实践和发展。

（三）提高解放型行动研究

提高解放型行动研究旨在创造一个批判性分析问题的环境，需要实践者在促进和解放的过程中发挥积极性，主动促进社会转化。在提高解放型行动研究中，研究者有两个基本目标：一是增加实践者在特定环境中遇到的实际问题与用于解释和解决这些问题的理论的匹配度；二是通过提高实践者的集体意识，帮助他们找出基本问题，并使之清晰化。研究者帮助实践者对他们的实践进行批判性反思，了解那些深藏在他们文化中的价值观念。在此过程中，解放被传统观念所束缚的思想，提高实践者解决问题的能力。较前两种类型而言，这种变革具有一定的可持续性，而研究者和实践者的反思性讨论可产生一些局部理论。解放取向的行动研究是以改善实务、提升实用智慧、培养个人的批判意识、解放习惯和力行实践精神为目的的行动研究方法。

案例3

提高解放型行动研究的研究实例

1. 研究题目 拓展伊朗护士在患者健康教育中角色作用的护士主导行动研究项目:过程、结构和结局(Nurse-led action research project for expanding nurses' role in patient education in Iran:process, structure and outcomes)。

2. 研究目的 通过阐释护士主导行动研究项目的实际过程、结构和结局,拓展护士在患者教育中的角色作用以满足患者健康教育需求。

3. 研究背景 患者教育是所有临床护理实践活动中的一个重要组成部分,但它仍是患者最没有得到满足的需求。多项研究显示护士所提供的患者教育服务存在缺陷。组织机构存在的障碍(如医院提供教育服务的护理人力资源有限)和护士专业责任相关因素(如护士尚未充分意识到患者教育的重要性)可能是导致这一问题的主要原因。通过行动研究可以同时探索这些原因并解决相应的问题,从而有利于护士教育能力的构建并提升服务质量。

4. 研究设计 采用参与式行动研究方法,该项目以"通过计划与合作来动员行动(Mobilizing for Action through Planning and Partnership, MAPP)"和"20项促进转变的领导力技能(Leadership for Change, LFC)"为概念框架,同时沿用MAPP的7项原则:①系统思考——检查社区的健康问题和社区的组织结构;②交换意见——征求各利益相关者的意见;③分享愿景——保证过程实施的概率;④基本资料——基于数据的决策;⑤合作——促进资源的评估,明确每个成员的职责;⑥策略的思考——积极主动思考存在的问题;⑦庆祝成功——促进每个成员热情的保持。在实施过程中计划、实施、评价和反思,反复循环。

5. 研究分析 研究者帮助与特定情境相关的实践者认识了护士在患者教育过程中存在的问题,让实践者发现问题,明确实践者角色扩展的实际过程、结构和结局,反思项目的实施效果和需要改善之处,提升护士健康教育服务能力,促进临床护理资源的合理配置。相对而言,即使研究者离开研究现场,实践者应该也可以保障项目的可持续性。

以上3种不同类型行动研究的区别见表8-2。

表8-2 不同类型行动研究的区别

行动研究的类型	哲学基础	问题	合作焦点	理论	产生的知识类型
技术合作型行动研究	自然科学	提前界定	技术性	验证、完善、演绎	预测性
相互合作型行动研究	历史-诠释性	在情境中界定	相互理解	新理论、归纳	描述性
提高解放型行动研究	批判科学	基于价值澄清,在情境中界定	相互解放	验证、完善、新理论、归纳、演绎	预测性、描述性

六、行动研究的应用趋势

行动研究是一种将研究者与实践者的智慧与能力结合起来以解决某一问题的方法,有较强的灵活性和适应性,适合于各种护理情境,在具体实施时要适时地调整方案。20世纪90年代初,行动研究逐渐应用于护理领域,覆盖了护理实践、护理教育及护理管理。近年来我国护理领域的行动研究也迅速发展,促进了护理实践中的变革和评价护理变革项目中的成效,弥补了理论和实践之间的空缺。

(一)行动研究是实施护理教育改革的有效手段

国内外行动研究在护理教育中的应用主要体现在学校教育和临床护理教育中,具体表现在护理学生能力培养、护理课程改革、教学方法改进、护理教育评价体系及护理师资培养方面。

1. 护理学生能力培养 行动研究是护理学生能力培养的重要方法,护理学生是护理教育的参与者,行动研究中宽泛的研究范畴可以提供护理学生成为研究者的机会。王婷等人认为护理学生在参与式、合作式、反思式的研究与学习中可以增强学习兴趣、培养批判式思维、提高创新能力。

2. 护理课程改革 既往的护理教育课程存在理论与实践脱节、人文素质教育薄弱、缺乏特色护理等情况。因此,将行动研究融入教育教学理念中,不断完善教育课程以缩小理论与实践之间的差距,在一定程度上可以保证护理课程设置的实用性。李芳芳等人采用行动研究法建构了上海市3所大学护理学硕士研究生专业课程资源共享体系,成效显著。

3. 教学方法改进 反思性教学是近年来国际护理教育兴起的教学实践活动,行动研究正是实现反思性教学的重要方法。在行动研究中,研究者和实践者不断对实践进行反思、批判,不断提出问题并进行实践的变革,进而提高行动的质量。我国香港的 Chein 等将行动研究运用于本科护理学生临床实习阶段的教学,学生的自主性与积极性都明显提高。

4. 护理教育评价体系 传统的教育评价体系常采用形成性评价与总结性评价相结合的方式,"评"与"教"分离。行动研究为建立多维、公正、开放、民主、具有实际指导意义的护理教育评价体系提供了新思路。行动研究使学生、专家、教师成为评估者,在民主平等的协作范围中从多方面即时收集资料,使评估的每一具体步骤与整个评估方案得到即时、连续、彻底、全面的考察与评价,并能有机结合诊断性评价、形成性评价、总结性评价。

5. 护理师资培训 护理教育质量需要持续改进和提高。行动研究使护理教师在"行动研究化、研究行动化"的教学实践中结合教育学理论,对教学各环节进行审慎思考,可在潜移默化中提高教育学理论水平与教师专业素养、提高教育科研能力。

(二)行动研究是推动护理实践变革的重要路径

临床护理实践是护理研究者关注的重要领域。目前,临床护理实践领域中的行动研究主要体现在弱势群体的健康照顾、慢性病的自我管理及临床护理干预中。

1. 弱势群体的健康照顾 行动研究可作为满足弱势群体健康照顾需要的有效研究方式。研究者以实践者的角度去理解健康问题,分享信息、资源,共同创造行动或者变革,成为提供有效管理健康问题的关键。一项针对尼日利亚未接种疫苗儿童的行动研究项目显示,研究者与实践者之间的相互合作可以有效提高疫苗接种覆盖率。

2. 慢性病的自我管理 慢性病患者因长期受疾病的困扰,生活质量会受到不同程度的影响,如何有效管理慢性病成为治疗和康复的关键。组建跨专业多学科的行动研究干预小组开展行动研究,可以与慢性病患者一起探寻行之有效的慢性病自我管理的实践方法。

3. 临床护理干预 行动研究目前在临床护理干预中应用相对较多。Breimaier 等运用行动研究的方法,评价多方面和针对性实施预防跌倒指南的策略在急症护理实践场所的有效性,结果显示护理人员参与跌倒意识较高。国内有研究者在针对居家护理老年人制定压力性损伤护理方案中采用了行动研究,制定了居家老年人压力性损伤护理方案,使压力性损伤预防护理实践得到了改善。

（三）行动研究是提高护理管理科学性的实用方法

完善的护理管理制度可以提高护理工作质量,保障患者安全。然而目前临床实践中依旧存在很多问题,科学、高效的解决方式是推动护理实践变革的关键,行动研究有望成为提高护理管理科学性的实用方法。目前,国内外研究者不断将行动研究引入护理管理中,在澳大利亚一项为期4年,涉及医生、护理人员、行政人员及相关医疗专业人员的跨学科团队合作研究中,研究者通过行动研究的方法,进行了3次干预方案的改进,积极促进各学科之间的交流、信任,共同解决问题,最终取得良好效果。研究基于行动研究进行了护士职业倦怠干预实践,强调研究者与研究对象共同参与设计讨论整个过程,均取得了良好成效。

第二节 行动研究的基本步骤

一、行动研究的模式

行动研究过程有不同的理论模式,虽然具体步骤上存在一些差异,但操作过程中体现的基本思想相同。首先,行动研究的起点应该是对问题的界定和分析;其次,行动研究的过程是螺旋式加深的发展过程;同时,行动研究的终点应该包含对计划及其实施情况与结果的评价,并在这种评价的基础上进行改进。

（一）勒温的螺旋式循环模式

勒温认为行动研究是一个发展的过程,是持续改进的螺旋循环圈。每一个螺旋循环圈都包含计划、行动、观察、反思4个相互联系、相互依赖的基本环节。勒温在研究过程中不断反思、改进,形成了行动研究操作的基本框架(图8-1)。

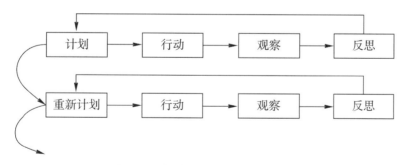

图8-1 行动研究的螺旋循环模式

（二）埃伯特行动研究模式

埃伯特认为行动研究的过程不同于普通的自然科学研究过程,行动研究的结果不能够简单地、集中地表现出计划与行动、行动结果之间的必然联系。所以,在实施过程中应该强调反馈,这样各个环节之间的联系就会更紧密。该模式将行动研究模式分为总体设想、考察、总体计划、行动、行动监控与自我考察、修正总体设想6个主要步骤(图8-2)。

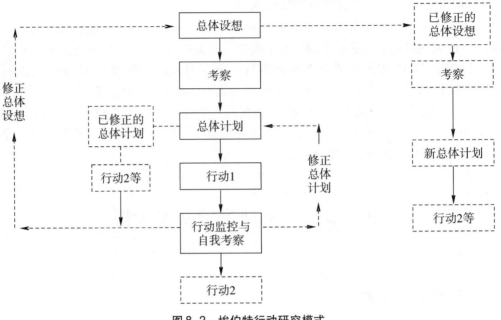

图 8-2　埃伯特行动研究模式

(三)麦柯南行动研究模式

麦柯南行动研究模式是一个时间进程模式,按照时间的发展,行动研究应包含几个行动循环,每个循环包括 7 个环节:确定问题、需求评价、提出设想、制订行动计划、实施计划、评价行动、做出决定。根据行动结果再次确定第二次行动循环需要研究的问题(图 8-3)。

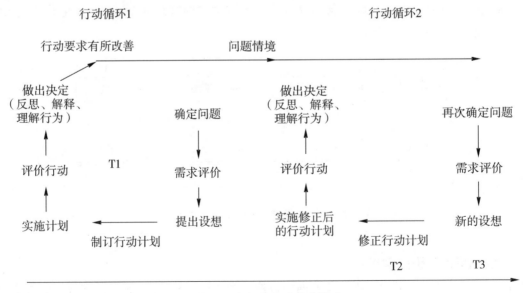

图 8-3　麦柯南行动研究模式

（四）埃利奥特行动研究模式

埃利奥特的行动研究过程模式是对勒温模式的批判继承,他认为考察时不仅要看到事实,还需要关注事实背后的原因,做到对事实进行合理的分析,并解释其中的原因。该模式包括 3 个循环,每个循环包含确认初步设想、对设想进行考察、制订计划、进行行动步骤 1 并监测、考察(分析实施失败的原因影响)并修改计划(图 8-4)。

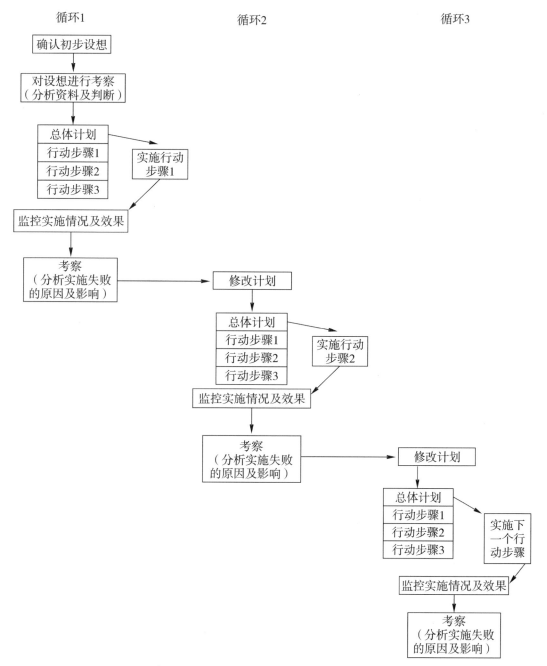

图 8-4　埃利奥特行动研究模式

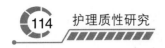

(五)德金行动研究模式

德金在勒温的螺旋循环模式基础上设计出德金行动研究模式,除了包含计划、行动、观察、反思4个环节之外,德金还把这4个环节内容结合教育实践,并用实际例子进行说明,使模式内容更加形象化和具体化(图8-5)。

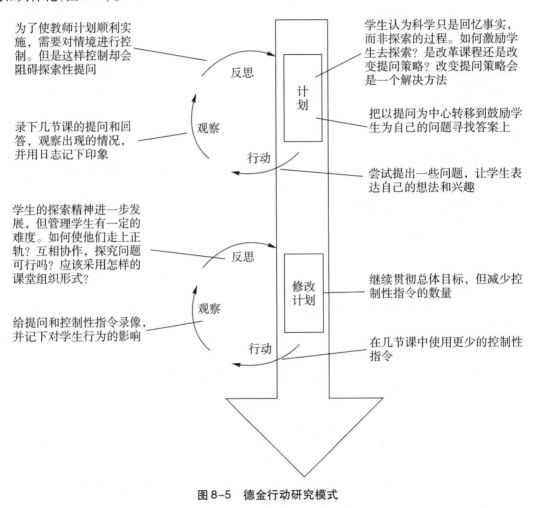

图8-5 德金行动研究模式

二、行动研究的具体过程

行动研究不同于其他研究方式,其有一定的流程,要求研究者严格按照各步骤进行。模式的不同使得在实施行动研究的具体步骤存在一定的差异。以勒温提出的行动研究螺旋循环模式为例,他认为行动研究是一个发展过程,是一个螺旋循环圈,每一个螺旋循环圈又都包括计划、行动、观察、反思4个相互联系、相互依赖的基本环节。经过发展后目前行动研究的具体过程基本包括以下6个步骤:确立研究问题、计划、资料收集与分析、行动、观察与反思、评价。

(一)确立研究问题

发现和确立研究问题是行动研究的起点,行动研究必须有明确的研究问题,以大量的事实发现和调查研究为前提,从解决问题的需要出发。作为一种以问题为中心的研究方式,行动研究与改进实践者本身的工作效果有直接联系。确定行动研究问题的过程就是迈出行动研究的第一步,即在从实际的工作情境中入手,找出最迫切、最需要的研究问题。然后对相关问题进行明确和分析,即对问题进行澄清和界定,尽可能地明确这个问题的种类、范围、性质、形成过程及可能的影响因素,以便对问题的本质有较清晰的认识,进而采取措施来解决这些问题。

以《基于 WBL 培养本科护生核心能力的行动研究》为例,研究前期基于量性研究初步了解行动院校护理学生核心能力现状,通过调查发现,护理学生核心能力存在着评判性思维及临床生物医学科学水平较低状况。而造成这种状况的背后原因都有哪些呢? 行动院校教育对护理学生核心能力都造成了哪些影响? 为进一步挖掘导致上述问题的根本原因,研究者分别进行了针对专家和护理学生的访谈,基于访谈了解行动院校护理学生核心能力影响因素。经半结构访谈发现护理学生的沟通能力不足,其现有能力不能满足临床的需求。最后经由行动小组召开行动小组会议,综合前期调查研究、访谈结果,对行动院校教育现存问题进行了梳理,确定了问题。

在研究问题确立之后,要考虑如何解决这一问题,即制订研究计划。

(二)计划

在确定具体的临床问题以后,需要审慎地制订这个行动研究的计划。计划是建构将来行动的过程,必须充分论证和有可行性,能适应将来的未知性和可能的限制。在行动研究中,"计划"是指以大量事实和调查研究为前提,形成研究者对问题的认识,然后综合有关理论和方法,制订出研究计划。计划相当于研究的蓝图,它不仅提供了详细的研究步骤,有力地确保了整个行动研究的有序开展,而且为行动研究过程和结果的评价提供了参考的框架。同时,制订计划的过程也是在进一步分析和论证问题解决的可行性。计划的根本目的在于保证行动目标的实现,在管理活动中具有特殊的重要地位和作用。

在制订研究计划之前,要求研究者从文献综述、现状调研、问题诊断入手,厘清以下几个问题:第一,现状如何? 产生的原因是什么? 第二,存在哪些问题? 第三,关键问题是什么? 它的解决受哪些因素的制约? 第四,众多的制约因素中哪些虽然重要,但一时改变不了? 哪些虽然可以改变,但不重要? 哪些是重要的而且可以创造条件改变的? 第五,创造怎样的条件,采取哪些方式才能有所改进? 第六,什么样的计划是切实可行的?

一般而言,研究计划应该包含以下内容。①预期目标:即计划实施后可能达到的目标状态,包括"总体目标"和"每一步具体行动目标"。在陈述预期目标时要尽可能做到具体、客观,使之具有可操作性和可监测性,防止模棱两可的情况出现。②拟改变的因素:即行动者为了解决问题而采取的一些方式方法,如准备采用新的护理管理方法,准备改变健康教育内容的呈现方式等。当然,这种改变决不能是随意的改变,它必须是在全面了解问题的现状、深入分析问题的基础之上,再结合行动者的理论知识和经验而提出来的。并且,应注意一次拟改变的因素不宜太多。③行动步骤与行动时间安排:即研究中具体行动措施实施的先后顺序及每一步骤所需时间。如先做什么、需多长时间、再做什么、需多长时间。行动步骤与时间安排是行动研究中非常重要的一环。由于行动研究中经常会出现一些始料未及的影响研究结果的因素,因此要求行动者对行动步骤与时间的安排要表现出开放性和灵活性的特点,从这一意义上讲,计划是暂时的、允许修改的。④研究人员及任务分配:研究人员的纳入应能够代表研究情境中的所有人员。此外,为了使研究顺利进行,计划中对任务的分配尤其重要。⑤研究地点的安排:可以相对比较灵活,以满足实践者的需求为原则。⑥收集资料与分析资料的方法:准备用哪些方式和方法来收集资料,初步制定分析资料的方法。

(三)资料收集与分析

1.资料收集　资料收集是非常重要的步骤,它贯穿于行动研究的全过程。研究者不仅需要将以往的相关研究资料或经验作为制订研究计划的依据,还需要对处于研究情境中的参与者本身以及情境问题等进行资料的收集,根据具体情境产生的资料与分析结果来修订先前的"计划",为行动提供"行动指南",从而有助于保证研究内容的真实性及研究方法的针对性、可行性、有效性。此外,行动研究要求对行动的过程和结果做出及时的反思、评价,其前提依据则是行动过程中通过各种资料收集方式获得的原始资料。

资料收集的方法依据分类不同,方式各异。首先,由于行动研究是建立在传统量性、质性研究方法的基础上综合两者优势的一种研究方法,在行动研究中多数采用观察法、个人访谈法、焦点团体访谈法,量性调查如问卷、测验等相结合的方式收集资料。其次,其他的资料收集方法,可能包括详细的行动记录和实务工作者互动时产生的主观印象,以及会议的"田野"笔记。研究者也可以利用和分析相关的文件,例如医疗记录、时间表或医疗护理计划等收集资料。资料的收集方式有录音、录像、书面记录或照片等。例如,"基于行动研究的护士职业倦怠干预实践"研究中,研究团体为了在行动研究实施干预之前能够制订出针对医院护士职业倦怠感的干预方法,首先成立了由医院内研究者与外来研究者组成的研究小组,讨论开展本项目的可行性并明确分工。在资料收集阶段,由医院内研究者通过问卷调查、半结构式访谈等方法来评估干预前被干预群体的倦怠水平、影响因素及了解对干预内容的需求。外来研究者则负责文献查阅并提供相关的理论指导。

为保证资料的真实性和可靠性,提倡多种资料收集方法并用,通过相互对照和比较去纠正,补充偏差或欠缺的内容,以有效避免单一资料收集方法导致的两极化的看法和见解。

2. 资料分析　在研究过程中,会不断地产生一些数据资料,包括研究事实、对事实的解释或阐述、对某些现象的因果解释以及中肯的评价。由于这些获得的研究资料是产生于实际环境之中,具有一定的信度和精确度。实践者与研究者共同合作分析研究资料,会使资料的解释和由此建构的概念或理论模式更为精确。

资料产生后,应根据各种资料收集方法相对应的资料性质进行分析。若为量性资料则可利用传统的统计学方法来分析,而质性资料则需用质性研究资料分析方法进行分析。资料的分析工作应该由整个研究团队共同进行,特别是最后对资料的阐述及解释。在资料分析过程中,所有的参与者应适时讨论,找出存在的问题,并寻求答案。

(四)行动

没有行动,就没有行动研究。行动是实践过程,通过反复评估计划的合理性,指导行为变革,是整个研究中最关键的部分。在资料分析的基础上,基于思考产生的一定程度理解的前提下,行动研究者有目的、负责任、有控制、按计划采取行动变革,并不断地重新评估与诊断现实的环境,因时因地对行动进行调整。所以行动既应该严格按照计划来进行,同时又要发现计划中的问题所在。研究者常常是一边行动、一边观察、一边调整。实施行动阶段包括对已有计划的执行,也包括对行动的观察和调整。

和其他质性研究不同的是,行动研究并不是以问题的发现及资料分析结果的整理为研究终点,而是寻求建立在资料分析基础之上的行动或变革,如在行动中促进工作的改进、认知的改进、情境的改进等。因此,行动研究中的"行动"并不是为了检验某一计划,而是解决实际问题。行动研究过程是不断调整的,由于实际情况可能发生改变,且随着对行动及背景认知的逐步深化及各方面参与者的建议,研究者应适时对行动做出合理的修改和调整。

需要注意:①行动应该是能动的、灵活的,要根据研究者和实践者的认识和决策及实际外界研究环境不断变化,重视实施者对行动及背景逐步认识,重视所有行动研究中的参与者的监督观察以及他们的评价意见,不断调整行动。②行动研究的宗旨是解决实际问题,而不是为了检验某一计划。

（五）观察与反思

1. 观察　由于受到实际环境中多种因素的影响和制约,而许多因素又不可能被事先确定和预测,更不可能被全部控制,研究者在行动研究过程中要注重观察及收集资料。观察是监测和记录行动中的具有关键效应的过程,具有前瞻性,可为下一步的反思提供基础。观察的内容主要包括运作环境、计划实施情况、变革后所产生的效应、行动者特点及所受到的限制等,旨在全面而深刻地把握行动的全过程。研究者在观察时,不能拘泥于特定的程序和技术,而应使用各种有效的技术手段和方法,如观察法、访谈法、问卷法、日记法等。

行动者在行动过程中应注重对行动的观察,才能够不断发现问题及获得反馈意见,从而做出合理的修改与调整。行动者在观察时应注意:①观察的内容要全面,如行动背景因素及其制约方式、行动过程各要素、行动结果等;②收集的资料要全面,包括背景资料、过程资料、结果资料;③观察的方式要灵活、有效,一般说来,可根据具体情况选用以下3种方式之一种或几种合用,如行动者可邀请同事或相关领域的专家研究人员来帮助观察和记录,也可委托个或几个研究对象对情况进行观察和记录,或者采用现代化的记录观察手段,如录音、录像等。

2. 反思　反思是对以上3个环节及其结果批判性地整理、解释、评价,并探求进一步解决问题的办法,不仅包括回顾性的评价,同时还包括对进一步行动的前瞻性、主观性的生动探索。反思以观察记录为基础,对行动的过程和结果做出评价、判断,对有关现象和原因进行分析解释。因此,反思是一个定性的过程,其目的是探求进一步解决问题的方法,以指导下一步动作。反思的核心思路在于回顾、审视与评判过去的经验,发现自己的不足,获得对自我的解释。清楚自己正在思考什么、正在做什么、怎样做的、做与思考产生的结果可能是怎样的,并且自己将要做什么、认识什么、过一种什么样的生活。

反思指的是对感受到的与制订和实施计划有关的各种现象进行归纳,描述出本循环的过程和结果。所以,它是行动研究第一个循环周期的结束,又是过渡到新的循环周期的中介。对过程和结果做出判断和评价,对现象的原因做出分析解释,指出计划与结果。反思过程可以通过项目小组成员的日记、讨论、小组会议等形式实现。反思的内容将进入下一个螺旋发展圈的"计划"环节,由此循环往复,直到问题解决。整个过程主要围绕两个方面来进行:一是对所研究的问题做结论,即分析行动研究是否完成目标,对行动研究的目的成效进行检讨;二是对整个行动研究的计划、策略、步骤等进行分析、反思和批判,为下一个循环计划做准备,也就是对行动研究本身做评价,弄清楚研究过程中所遇到的问题和限制。

（六）评价

评价是对行动的监控和对结果的评鉴,它贯穿行动研究的始终。评价的方法、时间、标准等均应在计划阶段完成。在评价过程中,研究者有责任和义务负责指导评价过程,而其他所有的参与者均应清楚、认同和参与评价。评价是对所整理和分析的数据和实施进行说明,对行动的结果做出判断评价,对有关现象和原因做出分析解释,找出计划和结果不一致之处,从而形成新的判断和新的构想。行动研究中强调评价的持续性,即强调诊断性评价、形成性评价、总结性评价等贯穿整个研究过程,同时,各种评价结果可及时反馈到行动中,表现为一种动态的评价与反馈。

基于行动研究的特点,其质量可以从以下几个方面进行评价:①研究是否有利于发展和改善目前的社会现实,是否解决了实际的问题或者提供了解决问题的思路;②研究是否达到了解放实践者的目的,使其不再受到传统科学研究权威的压迫,提高其自身从事研究的自信和自尊;③研究设计和资料收集的方法与实践的要求是否相容(如时间、经济条件、专业背景等);④研究是否发展了实践者(如教师、社会工作者、护理人员)的专业知识,加深了他们对实践的了解,改进了行动质量和社会地位,使他们的专业受到社会最大限度的重视;⑤研究是否符合伦理道德方面的要求,研究的方法是否与具体情境下的行动目标及民主的价值观念相容。

三、行动研究的案例分析

以急性心肌梗死患者临床护理路径建构为例。

(一)确定问题

急性心肌梗死是指在冠状动脉病变的基础上,由心肌缺血导致的心肌细胞坏死,患者出现腹痛、胸部压迫痛、心力衰竭、低血压、心律失常等症状,常危及生命。急性心肌梗死发病 6 h 内行经皮冠脉介入术(percutaneous coronary intervention,PCI),能够将患者的死亡率降至 5% ~ 6%,已成为当前治疗急性心肌梗死最有效的手段,但 PCI 术后依然存在冠状动脉再狭窄和缺血的风险。所以临床护理在降低患者复发率和病死率中尤为重要。

医院研究者通过调查发现心内科原临床护理路径入径率及完成率均较低。与科室护士进行焦点访谈结果显示,护士认为科室现有的临床护理路径较陈旧,部分条目不符合科室实际及现状,工作事项较模糊、不够细化,护士在临床工作中并未真正采纳。因此,本行动研究的目的是构建符合科室实际情况、基于循证的临床护理路径。

某医院纳入急性心肌梗死患者 72 例,实验组和对照组各 36 人。纳入标准如下:①符合《急性心肌梗死诊断和治疗指南》相关诊断标准;② 拟行 PCI 手术;③首次行 PCI 手术;④签署知情同意书且愿意配合;⑤心功能 I ~ Ⅲ级。剔除标准如下:①因患者、家属、医护人员、系统等原因退出临床护理路径;②合并其他严重疾病(如主动脉夹层、严重心力衰竭、室壁瘤)的患者;③经急诊绿色通道行 PCI 患者。对照组以责任制护理为依托,采用常规护理流程。实验组基于行动研究法构建急性心肌梗死患者临床护理路径。

(二)计划阶段

研究者广泛查阅国内外文献,基于最佳证据和指南、专家共识,结合科室实际情况,编制 CCU 急性心肌梗死患者医护一体化临床路径初稿。邀请本科室主任、2 名护士长及 5 名高年资护士,对临床路径的可行性及科学性进行评定,采用 Likert 5 级评分法对临床路径的内容进行评议,很重要、重要、一般、不太重要、不重要,分别赋值 5 分、4 分、3 分、2 分、1 分,保留均分在 4 分以上的项目。修订后的急性心肌梗死患者 PCI 临床护理路径包括术前和术后两个部分(表 8-3)。

表 8-3　急性心肌梗死患者 PCI 临床护理路径

时间	项目	具体措施
术前	迅速完成心电图检查及生命体征评估	尽快对收治入院的急性心梗患者进行 18 导联心电图检查,迅速评估患者症状及生命体征,快速协助医生完善相关实验室检查
	随时观察患者病情变化	持续进行生命体征监测,至少 24 h,并准备好除颤仪,观察患者病情变化
	做好患者情绪安抚	患者存在恐惧和焦虑,护士在术前需安抚患者,告知手术方法、目的及安全性

续表 8-3

时间	项目	具体措施
术后	评估患者疼痛等主观感受	评估患者术后胸痛情况及其他不适主诉,监测心率、血压;疼痛患者遵医嘱给予镇痛药物
	穿刺处皮肤护理	评估穿刺处周围皮肤张力,有无血肿和渗血,穿刺肢体有无肿胀,肢体末端皮肤颜色和温度变化
	警惕并发症	24 h 内密切心电监护,观察患者生命体征,警惕患者发生心力衰竭等一系列并发症
	心脏康复	Ⅰ期心脏康复训练:术后未发生心律失常且血流动力学稳定,在严密监测生命体征的基础上,卧床休息 12～24 h 后开始Ⅰ期心脏康复,以有氧耐力训练与间歇力量性训练相结合为主 Ⅱ期心脏康复训练:个体化心脏运动康复教育,出院后坚持运动康复,最大限度恢复日常生活。推荐打八段锦、太极拳等运动
	饮食护理	术后 2 h 鼓励患者进食半流质饮食、少量多餐;进食高蛋白、低糖、低脂饮食
	用药护理	向患者反复强调遵医嘱服药的必要性和重要性,知晓药物不良反应,及时复查
	心理疏导	帮助患者进行心理及情绪管理,对存在严重负性情绪的患者及时进行心理疏导

(三)行动阶段

由研究者在晨会上分两次对全科护士进行理论培训,每次 30 min,要求护士掌握临床护理路径,第 1 次培训主要介绍更新后的临床护理路径,告知护士经过循证,术前不需常规备皮及常规给氧,血氧饱和度低于 90% 再给氧;为纠正部分护士对Ⅰ期心脏康复的固有错误认知,第 2 次培训主要对Ⅰ期心脏康复的必要性及重要性、护理评估、团队配合及运动方式、频率进行重点介绍。与信息科合作,在护理系统中更新急性心肌梗死患者的临床护理路径,方便护士及时查看。在科室全面推行急性心肌梗死临床护理路径,研究者及护士长每天跟踪指导 1 名责任护士,使其按照临床护理路径对急性心肌梗死患者进行护理,并观察各项措施的执行情况。研究者以焦点团体访谈形式收集科室护士对临床护理路径执行过程中的建议及问题,不断完善护理路径。

(四)观察与反思阶段

急性心肌梗死患者临床路径以 1 个月为 1 个循环,根据护士每个月的焦点访谈结果汇总目前的问题,提出解决的办法,调整方案进入下一个循环。以此不断完善临床护理路径。

第 1 轮护士焦点访谈结果显示,护士表示临床护理工作比较繁忙,一对一为患者进行全面细致的健康宣教难以实现。解决方法:改为患者教育会,向患者介绍急性心肌梗死的病因、表现、治疗及注意事项;向患者发放本科室自制的《支架康复术后康复指导手册》;叮嘱患者改变不良生活习惯,要求患者家属监督。第 2 轮护士焦点访谈结果表示,患者非常认可院内心脏康复工作,希望知道出院后可以进行哪些运动,现有的临床路径没有对患者进行这方面的告知及提示。解决方法:为出院前患者提供出院外心脏康复方式建议,推荐康复运动方式。

(五)评价阶段

PCI 术后患者面临的主要问题就是生活质量下降、运动功能减退及焦虑。出院前采用中国心血管患者生活质量评定问卷,焦虑自评量表对患者进行评估。结果,观察组患者出院前生活质量得分高于对照组,焦虑发生率及抑郁发生率低于对照组,两组比较差异均有统计学意义。因此基于行动研究法构建的急性心肌梗死患者临床护理路径,可以提升患者的生活质量,降低其焦虑及抑郁发生率。

此案例说明行动研究要解决实际问题,其中研究者、实践者的合作非常关键,确定行动方案须有明确的理论指导,执行方案过程中密切关注新出现问题,并且要依据行动前后的评估结果进行效果评价,及时实践反思决定问题的成败。

小结

本章主要介绍了行动研究的概念、内涵、起源与发展、特点、类型及应用趋势,点明行动研究以解决问题、改进实践为目的,并强调"实践者"与"研究者"合作的重要性;通过实例解析行动研究基本步骤的应用,体现行动研究作为一种研究方法与护理领域研究的契合性。

精读(在线推送)

(一)完成文献阅读

1. T ROS－SANCHEZ, LIDON－CEREZUELA M B, LOPEZ－BENAVENTE Y, et al. Promoting empowerment and self－care in order women through participatory action reserch:analysis of the process of change[J]. J Adv Nurs,2023,79(6):2224-2235.

2. JAIME－S CABRERA, MARTINEZ C, GONZALO BACHILLER－V, et al. Participatory action research intervent interventional for sleep in inpatients with cancer[J]. J Clin Nurs,2023,32(7/8):1218-1229.

3. 刘玲玉,赵娜,余志峰,等.麻醉恢复室基于行动研究的交接班流程改进[J].护理学杂志,2022,37(16):41-43.

4. G BATTISTELLA, BERTO G, GASPAROTTO U, et al. Long－term effectiveness evaluation of an action－res action－research intervention to improve hand hygiene in an intensive care unit[J]. Intensive CROT Crit Care Nurs,2022,69:103165.

(二)在线学习任务

观看《护理质性研究》第八章讲座视频。

思考题(学习通、在线平台均可完成)

1. 谈谈你对行动研究的理解。
2. 行动研究与定量研究和定性研究的区别是什么?
3. 行动研究的基本步骤包括哪些?
4. 在实际研究中,能否将行动研究与临床随机对照试验研究有效地结合起来?

实战作业

请你寻找一篇关于行动研究的文章,以此篇文章为例,分析行动研究的应用步骤。请将作业上传至邮箱,注明"校名+学号+姓名",1周后教师将逐一点评同学们的作业。

推荐阅读文献:详见二维码、线上平台。

虚拟社区讨论:周二晚上 19:00—20:30。

参考文献

[1]CASEY M,COGHLAN D,CARROLL A,et al. Is Action research just about telling a good story? [J]. J Adv Nurs,2022,78(3):e46-e48.

[2]杨淑女. 基于行动研究法的急性心肌梗死患者临床护理路径构建及应用效果评价[J]. 护理研究,2021,35(23):4265-4269.

[3]STEENSGAARD R, KOLBAEK R, JENSEN J B, et al. Action research as a catalyst for change: empowered nurses facilitating patient participation in rehabilitation [J]. Nurs Inq, 2021, 28(1):e12370.

[4]O'CONNOR D,SAKAMOTO M,PHINNEY A,et al. Participatory action research:An exploration from a Freirean perspective of research involving people with dementia [J]. Int J Geriatr Psychiatry, 2023,38(8):e5985.

[5]汪李宏. 行动研究法构建慢性肾衰竭居家护理方案及应用效果[J]. 护理实践与研究,2021,18(5):661-664.

[6]BLANCHFIELD D, O'CONNOR L. A participatory action research study to inform combined type 2 diabetes and chronic kidney disease care provided in the context of advanced practice nursing[J]. J Adv Nurs,2022,78(10):3427-3443.

[7]A SADEGHI, MASJEDI ARANI A, KARAMI KHAMAN H, et al. Patient safety improvement in the gastroenterology department:An action research[J]. PLoS One,2023,18(8):e0289511.

[8]CHANG H Y,MAO P L,HUANG C Y. Nurse-led shared decision-making on complementary therapy use by patients with diabetes:an participatory action research[J]. J Clin Nurs,2023,32(17-18):6310-6321.

第九章 认知性访谈

▓▓▓▓▓ 重点提示 ▓▓▓▓▓

识记 ①能正确说出认知性访谈的概念及特征。②能正确陈述认知性访谈的实施过程。③能列举认知性访谈的常用访谈技巧及其优缺点。

理解 ①能描述认知性访谈的理论基础及过程。②能结合现实研究环境选择正确的认知性访谈技巧。

运用 ①能根据所学知识,提出一个认知性访谈研究的题目,并说明依据。②能够对相关文献进行初步评判性分析。

第一节 认知性访谈的概念与特征

认知性访谈(cognitive interview,CI)起源于20世纪80年代,是认知心理学和调查方法学结合的交叉学科产物,属于定性研究的范畴。认知性访谈是一种了解、分析受访者在回答调查问题时的认知过程,探索目标人群对问卷的理解,测试、开发、评估和调适问卷的重要研究方法。总体目标是使用认知理论来理解受访者如何感知和解释问题,并确定前瞻性调查问卷中可能出现的潜在问题,以提高问卷的有效性和可靠性。

案例

改善患者体验是提升医疗服务质量的核心切入点,也是全面推动公立医院高质量发展最重要、最迫切的任务之一。多项研究显示,护理服务是患者整体就医体验最重要的独立影响因素。因此,精准测评患者体验,并基于患者反馈推动护理服务变革,是促进卫生服务体系优化建设的必要措施(引入研究主题)。然而,目前尚未检索到针对我国患者护理服务体验的测评工具,国外虽已开发相关量表,但在不同国情下,医疗环境、保险制度及国民健康素养等差异显著,必然影响患者对于护理服务的需求与感知(描述研究现状)。因此,建立符合我国社会文化和卫生体系的患者护理服务体验量表具有重要的研究意义和现实意义。患者体验强调从患者视角测量医疗服务提供过程,条目建构应贴近患者真实就医情境,条目表达应符合我国居民的社会文化和词语认知特征,而作为医疗服务供方,其编制量表的测度在功能、概念、语言和计量方面并不必然地在患方群体中具有等同性,从而引起测量误差,影响患者体验测量的准确性(凸显研究意义)。认知性访谈作为一种以心理学为导向的前测研究方法,于 1985 年由 Geiselman 等提出,是通过跟踪大脑分析解决问题的过程,进一步确定问卷调查中测量误差来源的一种方法,能够检验量表使用人群对条目含义理解的一致性,在源头上降低可规避的测量误差,成为现代自我报告结局测量工具开发的核心技术之一,在国外已被广泛用于指导量表或问卷条目的编制和翻译(描述研究方法)。本研究旨在将认知性访谈法应用于患者护理服务体验量表的编制过程中,以提高量表的科学性、准确性与适用性,同时评估该方法在量表编制中的应用效果(引出研究目的)。

[来源:陈潇,张玉侠.认知性访谈在患者护理服务体验量表编制中的应用[J].中华护理杂志,2022,57(1):83-89.]

一、认知性访谈的概念

认知性访谈,又称为认知测试(cognitive testing,CT)或认知汇报(cognitive debriefing,CD),是一种用于评价和优化问卷的质性方法,可以发现并消除问卷/量表中潜在的漏洞,是问卷开发或翻译流程中不可缺少的一部分。认知性访谈可使研究者了解受访者解答问题时的思考和作答过程,从而发现其在思考、解决问题的过程中可能出现的认知偏差,以确保问卷设计者想要探究的意图在开发或翻译中得以保留,并且受访者也能以同样的方式理解,使研究者对问卷条目的修改更有针对性。认知性访谈作为一种质量保证程序,在数据收集(预测试)之前、数据收集期间、问卷调查之后均可进行,旨在提高问卷本身的质量。

(一)认知性访谈的发展

认知性访谈是一种以心理学为导向的研究方法,最初由 Geiselman 和 Fisher 两位心理学家提出,主要用于帮助警察从目击证人那里获得更多、更准确的信息,以便于案件侦破。在 20 世纪 80 年代,认知性访谈在调查方法学家和心理学家的共同努力下发展起来,备受西方学者的推崇,它通过言语报告或提问的方式,帮助揭示个体在解决问题时的内在心理活动过程;通过比较受访者理解问题、解决问题的方法和研究者预想的差异,查找研究者与受访者在认知、理解方面的偏差,以此优化问题结构及其用词,使受访者能正确理解研究者的问题,并给出准确可靠的回答。

随着越来越多的调查不断反映出环境和文化所造成的巨大差异,认知性访谈亦被重新定义为一种社会学/人类学的共同产物,因为它不仅强调调查项目的个人主义心理反应,还强调受访者生活、社会背景对问题捕捉的影响。

(二)认知性访谈的意义

认知性访谈是开发问卷、修订或调适问卷过程的重要组成部分,对提高问卷的质量、保证调查研究结果的可靠性具有关键作用,主要体现在以下几个方面。

(1)认知性访谈通过提供关于问卷条目相关性和清晰度的数据,有助于提升测量工具的有效性和可靠性。

(2)认知性访谈提供了额外的证据,证明问卷条目涉及了受访者的体验,从而加强了测量工具的内容效度。

(3)认知性访谈有助于改善措辞模糊的问题,可以提高测评工具条目表述的可读性。

二、认知性访谈的理论基础

认知性访谈传统上依赖于 Tourangeau 引入的四阶段认知理论。该理论将人们回答问卷时所经

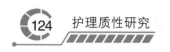

历的认知过程描述为以下 4 个阶段:理解问题、相关信息记忆搜索、决策过程、响应过程,详细内容见表9-1。

表9-1　四阶段认知过程

认知过程	关注问题
理解问题 (comprehension of the question)	受访者首先要对调查问题进行编码,形成相应的问题表征,以使受访者明确回答问题所要求的信息,并指导受访者提取相关信息。这一阶段主要关注 2 个问题。①问题意图:受访者认为问题在问什么? ②术语含义:问题中的特定单词和短语对受访者意味着什么? 本阶段需注意问题和指导语,重述问题的逻辑形式,确认问题的核心(要找哪些信息),将关键词与相关概念连接起来
相关信息记忆搜索 (retrieval from memory of relevant information)	本阶段与调查问题相关的信息将从记忆中得以提取,所提取的信息可能直接用于回答调查问题,也可能是部分的、不完整的。这一阶段主要关注的问题如下。①信息回忆:为了回答该问题,受访者需要回忆哪方面的信息? ②回忆策略:回忆相关信息应用的策略有哪些? 是清晰回忆当时发生的事件还是模糊回忆这些事件? 此阶段需形成回忆的策略和线索,提取具体及一般的信息,填充遗忘的细节
决策过程 (decision processes)	问题所要求的信息类型是否可以获取,提取的信息是否有价值或是否充分,有时受访者可能会意识到需要重新对问题进行编码和理解。这一阶段主要了解受访者回答的动机和敏感度。①动机:受访者是否做了足够的思考来精确且全面地回答问题? ②灵敏度/社会期许:受访者是否愿意诚实地回答问题? 受访者是否做出使他(她)自己觉得"好点"的回答? 本阶段需评估记忆信息的完整性和相关性,就信息可接近性做出推断,整合回忆的材料,依据部分信息做出估计
响应过程 (response processes)	本阶段是回答映射的过程,即受访者的回答和问卷给出的问题答案是否匹配? 这一阶段需将判断与作答类别对应起来,结合其他标准做出选择

Tourangeau 并不认为每一个受访者必须经历所有阶段,其中有些阶段是可取舍的,这跟受访者自己对答案准确性、回答速度等许多因素的要求有关。应用认知性访谈时值得注意的是,访谈者并不能完全知道受访者在回答某个问题时的所思所想,所以应尽量促使受访者说出关于认知性访谈过程中各个阶段的内心真实想法,从而帮助研究者针对每个问题进行修改。

三、认知性访谈的特征

认知性访谈可有效解决不同语种间的概念转换、语言表达间的文化差异问题,有助于发现访谈者与受访者的认知差异,具有以下关键特征。

(1)受访者需是自愿参与访谈且需符合研究对象的纳入标准,访谈一般在私密的空间中进行。

(2)认知性访谈的目的在于提高问卷本身的质量,其关注点在于了解受访者对问卷条目的认知过程,即他们是如何看待、思考这些问卷条目的,对问卷条目措辞的接受情况。

(3)侧重受访者回答调查问题时的认知过程,包括隐藏的认知过程和明显、可观察到的认知过程。

第二节　认知性访谈的基本步骤

认知性访谈是一个定性研究的过程,通过制定访谈提纲、招募受访人群,采用有声思考、口头探查等访谈技巧展开正式访谈,基于定性数据分析后,进一步优化问卷条目和备选答案的设置。

一、认知性访谈的实施过程

认知性访谈的实施过程包括访谈前准备、实施访谈、访谈资料收集、访谈数据分析4个方面。

(一)访谈前准备

在认知性访谈实施前,首先要做好以下准备工作:①拟定调查问卷;②邀请相关领域专家对问卷进行审核、评估;③形成第1轮认知性访谈使用的访谈提纲;④对访谈过程中可能需要追问的部分进行缜密的思考;⑤招募受访者,即根据研究目的确定受访的目标人群、制定和实施招募策略、招募受访对象并安排访谈;⑥组织访谈者培训。

1. 招募受访人群　认知性访谈的受访人群不是随机选择的,需要有目的地招募研究对象。研究者需根据最大差异化原则,选择有可能揭示最多问题的人,以发现受访者在回答调查问卷时可能遇到的所有问题。认知性访谈样本量的确定有2种方法。①"尽你所能":这是一种现实主义的定性研究方法,研究资源决定了访谈的数量。②经典的定性方法:样本量依赖于正在进行的访谈分析确定,最终样本量以资料达到饱和(或)不再有新的主题出现为止,但其局限性在于达到认知性访谈饱和所需的样本量差异很大。Willis指出,认知性访谈应在现实中研究,建议对同一量表或问卷进行3轮及以上轮次的访谈,并认为5~15名是最常用的样本量。根据PROMIS数据管理中心实施认知性访谈的要求,每个条目至少需要5名受访者,每名受访者接受的访谈条目数至多35个。

2. 确定访谈次数　实施访谈的具体轮次以达到信息饱和为标准来确定,即没有新的信息出现为止。每一轮认知性访谈,可以由若干个个体访谈组成,一般通过面对面访谈实施,但也可通过电话实施,后者适用于电话问卷调查或受访者因疾病、交通等原因无法来到访谈地点的情况。建议采用迭代方法进行修订后的多轮访谈。迭代方法是定性研究的核心特征,其特征包括进行一系列访谈、初步分析、修改、进一步测试和修订。前几轮访谈,侧重点可放在受访者对问卷中概念的一般性理解上,之后几轮侧重点可放在受访者对问题中的具体措辞或问题形式的理解上。此外,由于认知性访谈资料饱和并非绝对饱和而是相对饱和,即主要问题得到解决后访谈即可停止,需根据第1轮访谈结果及资料饱和情况决定是否进行第2轮访谈,第2轮访谈一般要求至少选取3名研究对象。

3. 访谈时间要求　认知性访谈中,访谈时间越长,受访者的负担越重。一般情况下,1 h左右的访谈更利于保证访谈质量。访谈应尽可能地灵活,而不是必须囊括特定页数的一系列问题。由于受访者的语速和对问题回答的详略程度不一,故不同受访者的采访时间各异。虽然访谈可能只需要1 h,但研究者需要明白,因为这个过程还涉及访谈前准备、实施访谈、数据分析及结果整理和撰写等,所以整个认知性访谈过程可能需要3 h,甚至更长的时间。

4. 访谈者素质要求　认知性访谈对访谈者的要求不是很高,访谈者一般需拥有问卷设计的经验,且对问卷的目的和实际应用比较熟悉;具有一定的认知性访谈知识和技能;拥有良好的人际沟通能力,且沟通过程不掺杂个人偏见,能使受访者在整个采访过程中感到舒适自在,如若访谈者有行为医学背景或心理学知识将有助于认知性访谈的实施。认知性访谈是一项习得技能,可通过下面方法提高:①通过专家对问卷进行评审或评估,确定潜在的结构和认知性问题;②学习调查方法学中关于认知哲学和目标的相关知识,以及学习认知性访谈的相关知识;③掌握认知性访谈实施技巧并熟知应用范例;④观察经验丰富的访谈者实施认知性访谈的过程,或邀请经验丰富的访谈者监督访谈实施过程并进行评价;⑤参与认知性访谈各阶段的小组会议,尝试提出解决问题的方法。

(二)实施访谈

前期工作准备就绪后,正式实施认知性访谈,包括以下几个环节:①个体访谈,一般单独访谈5~10名受访者;②访谈结束后,整理受访者在访谈中遇到的问题,针对这些问题思考应如何修改条目;③若研究小组内有多名访谈者,则需要这些成员一起针对访谈过程中出现的问题进行讨论,并提出可能的修改意见;④根据讨论结果,对问卷的条目设置、答案选项的表达方式等进行修改;⑤修改后对问卷定稿,或再次进行访谈,以进一步完善问卷的质量。认知性访谈的实施方法包括有声思考(think aloud)、口头探查(verbal probing)、小短文(vignettes)、卡片分类(card sorts)及"田野"探查(field based probed)。其中以有声思考和口头探查最常用,在实践中通常将两者联合应用,但 Willis 发现有声思考会获得大量迂回的口头表达,故其更提倡使用口头探查法。

1. 有声思考

(1)有声思考的特征:有声思考源自 Ericsson 和 Simon(1980)描述的心理过程,要求受访者在回答问题的过程中将想法用语言表述出来。访谈者向受访者阅读每个问题,受访者口述自己从读题、思考到答题的整个思考过程,同时访谈者将此过程进行记录或录音。访谈者不应打断受访者的阐述,只需在其停顿时询问"告诉我您在想什么"。有声思考的方法对受访者要求比较高,适用于经过系统培训的受访者,且该方法需要受访者使用注意力关注问题解答的过程,不适用于一些过于简单的问题或询问态度、信念的问题。

(2)有声思考的类型:有声思考一般可分为同步有声思考和回溯有声思考。同步有声思考是指受访者在答题的时候将心中所想同步一一说出来,最后再讲问题答案选项。整个过程中,受访者只要关注所要解决的任务,同时将思维口头表达出来即可,不需要其详细地描述或解释这一过程。回溯有声思考是让受访者完成答题程序后,再说出其答题的思考过程。

(3)有声思考的优点:有声思考适用于外向、善于表达并对调查问题熟悉的受访者,其具有以下3方面的优点。①较少受访谈者的干扰:除了读出调查问题和偶尔地询问受访者是如何想的,访谈者不做出任何其他的引导和干扰,这就避免了访谈者引导造成的回答偏倚。②对访谈者要求较低:由于访谈者在采访中承担的责任较少,所以访谈者基本上不需要经过培训或具有丰富的专业知识和技能。③开放式形式:因为受访者在回答过程中较少受到访谈者引导,她/他可能提供一些访谈者预期之外的信息。

(4)有声思考的缺点:有声思考也存在以下5方面的缺点。①受访者培训:由于有声思考主要依赖于受访者的报告,对受访者的要求比较高,访谈者进行访谈前需要花一定的时间对受访者进行培训。②受访者抗拒:即使受过相应培训,也有部分受访者可能因为不熟练等各种原因仅是简单地回答问题,而不能进行详细的阐述,此时访谈者进行适当的追问是非常有必要的。③受访者负担:由于有声思考主要依赖于受访者的回答和思考,受访者负担较重。④偏离主题:因受访者在有声思考中发挥余地较大,这就可能导致其花费过多的时间讨论某个问题或讨论无关的主题,当这种情况发生时就要求访谈者及时将受访者"拉回"。⑤受访者信息处理偏倚:因有声思考迫使受访者去思考,因此他们可能花费相当多的时间来思考调查问题,而后者很可能会干扰受访者回答问题时的认知处理过程。

2.口头探查

(1)口头探查的特征:口头探查,又称言语探测,是指访谈者向受访者读出题目或要求受访者自己读出题目,受访者回答问题之后,访谈者进一步询问和问题相关或和所做回答相关的具体信息。这个方法可以与受访者回答问题同时进行或在受访者回答了所有问题之后进行。Wills 认为,探查技术作为有声思维的一种替代方法,是认知性访谈的关键,使用口头探查是认知研究人员日益青睐的基本技术,旨在捕捉问题回答的每个阶段。根据提问的作用和功能将常用的探查进行了一一分类,详细类别及每个类别的示例如表 9-2 所示。

表 9-2　口头探查的基本类别及示例

口头探查类型	示例
理解/解释性探查	"门诊"一词对您意味着什么?
复述	您能用您自己的话重复一下我刚才问的问题吗?
信心判断	您有多大程度确定您的健康依靠药物和酒精治疗?
回忆性探查	您怎么记得在过去的 12 个月里您去看了 5 次医生?
具体信息探查	为什么您认为癌症是最严重的健康问题?
一般性探查	您是怎么得出这个答案的? 这容易回答还是难以回答? 我注意到您犹豫了,告诉我您在想什么?

(2)口头探查的类型:口头探查可分为实时性探查(current verbal probing)和回溯性探查(retrospective verbal probing),实时性探查较常用。实时性探查的交流特点是:①访谈者提出调查问题;②回答问题的主体;③访谈者提出探查问题;④回答探查问题的主体;⑤进一步循环③和④。回溯性探查则是在整个访谈结束后(有时在访谈的一个单独部分,称为"情况汇报会")向受访者询问探查问题,适用于:①测试自填问卷,当测试目的是确定受访者独立完成问卷的能力时;②当问卷处于后期开发阶段,并且希望模拟更"现实"的呈现方式时,有必要"直接"管理问卷,然后再进行探查。

(3)探查问题的类型:探查问题一般分为两类。①脚本化探查问题(scripted probing):适用于所有访谈者,在访谈开始前已设计好需要探查的问题。此类探查问题适合于有足够的时间准备访谈、有可用的资源来计划和实施这一相对标准化的测试方法、经验欠缺的访谈者,脚本化探查问题的类别及示例如表 9-3 所示。②即时性探查问题(spontaneous probing):适用于特定访谈者,这类探查一般属于访谈期间的"构思",即访谈时随时提出问题。通常情况下,访谈者同时采用脚本化探查和即时性探查 2 种方式。

表9-3　脚本化探查问题

探查类别	问题
一般性探查	您认为问卷怎么样(设计、字体、长度等)?
观察性探查	您为什么没有回答(这个条目)?
	您为什么改变这个(问题)答案?
	您为什么回答这个(问题)时犹豫?
理解性探查	您认为这个(条目)是什么意思?
	您认为这个(词、词组)在这个情境下是什么意思?
	请用您自己的话解释这个问题是什么意思?
检索性探查	回答该问题时,您指的是哪个时间段?
舒适性探查	您回答任意一个问题时有感到不舒服吗?
内容探查	这个(条目)用于评估……有相关性吗?
	此问卷用于评估……缺少哪方面的相关内容?

(4)口头探查的优点:口头探查方法的优点如下。①访谈控制:有目标的探查使得访谈者更容易控制整个采访过程,从而避免无关主题的讨论,且访谈者能引导受访者回忆并获取一些特定的信息。②受访者无须培训:受访者只需回答访谈者提出的探查性问题,而无须进行太多的自发性思考和评判,故对受访者造成的压力小些。

(5)口头探查的缺点:口头探查方法的缺点如下。①不自然:有些学者认为访谈者插入的问题可能没有实质性意义,易造成一问一答的机械模式。②潜在偏倚:口头探查可能会干扰受访者的认知活动,导致受访者用特定的模式回答问题,但这可用"非引导性"探查法来避免,如在实施探查询问时,用"你认为这个问题是关于护士的,还是所有医务人员?"而非"你认为这个问题是关于护士的吗?"来探查。③对访谈者要求高:访谈者必须在认知性访谈前对追问的题目有缜密的考虑,才能确保访谈过程中针对受访者的叙述适当地进行追问。

(三)访谈资料收集

研究人员依据访谈目的、Tourangeau认知性访谈理论及文献回顾等制定访谈提纲,经研究团队小组讨论,进行1~2次预访谈,修订形成最终版访谈提纲。访谈在征得受访者同意并签署知情同意书后进行。向受访者详细介绍访谈目的,并要求其对量表进行初步作答。为避免作答过程受到干扰,作答前告知受访者用三角或圆点等特殊符号对困惑条目进行标注。初步作答完毕,访谈者依据访谈提纲,采用相应的认知性访谈技巧开始访谈。访谈过程中记录访谈笔记并全程录音,以保证资料搜集的完整性。由于认知性访谈是一项繁重的活动,建议访谈者1天内进行的访谈不超过3次。

(四)访谈数据分析

认知性访谈是一个定性研究的过程,其数据分析主要是对访谈期间(通常由访谈者)或访谈之后(由访谈者或分析师)的书面笔记、转录文本进行编码和解释。访谈内容的分析需围绕受访者的认知或思考过程,查找访谈者与受访者在认知上的偏差,以优化问卷条目和备选答案的设置。数据分析时应注意2点:①访谈趋势。即多次出现在各个访谈中的问题,说明这个问题比较重要,资料分析时切不可忽略。②新发现的问题。有时候新发现的问题仅出现在一个调查问题的访谈中,其参考价值也不容忽视,因为这些新的问题可能严重影响数据的质量,或这些问题在实际调查中可能会经常出现。

两位访谈者分别依据 Willis 编码系统对访谈内容独立编码,使用 5 步迭代法(five-tier analysis of cognitive interview)分析、归纳及提炼主题。迭代过程包括:①收集访谈叙述;②制作关于每个条目的独立摘要;③跨受访者比较,形成主题;④跨受访者分组比较,形成高级主题;⑤得出结论。Willis 建议使用问题评估系统(question appraisal system,QAS)作为探针开发的框架,用于评估潜在故障的目标问题及进行访谈资料编码。QAS 包括一本详细讨论每种问题类型的手册。QAS 指导用户对调查问题进行系统的评估,帮助他们发现问题的措辞或结构中可能导致问题管理困难、沟通错误或其他失败的潜在内容。在访谈前,首先在 QAS 的背景下考虑每个条目的潜在误差来源,根据 QAS 对每个条目进行审查,以得出有关潜在错误的假设,然后设计针对特定条目的探针问题,来测试此类错误的发生情况。

访谈结束及时整理访谈笔记,借助录音补充笔记内容后形成文本,使用 QAS 对文本资料进行编码。QAS 将量表条目编制过程可能导致的问题归为阅读、指导语、澄清、假设、知识/记忆、敏感性/偏移、选项及其他八大类,评估类目与认知理论模型契合,能够有效识别条目可能出现的常见错误,提高访谈资料的分析效率。所有资料编码采用双人编码,不一致时由第三方介入共同讨论确定。QAS 条目分类及含义详见表9-4。

表9-4　QAS 问题评估系统分类及含义

分类	含义
1. 阅读	他评方为受访者解读条目时是否存在困难
2. 指导语	对受访者而言指导语是否存在问题
3. 澄清	识别受访者对条目含义的理解是否存在问题
4. 假设	确定条目假设或潜在逻辑是否存在问题
5. 知识/记忆	核实受访者是否存在不知所云或记忆提取困难
6. 敏感性/偏移	评估条目的敏感性、敏感词汇或偏移
7. 选项	评估条目选项涵盖范围是否充分
8. 其他	是否存在分类 1~7 中未发现的问题

二、认知性访谈研究报告框架

2013 年,欧洲行为和社会科学研究方法杂志发表了欧洲方法论官方协会(Official Organ of the European Association of Methodology)构建的认知性访谈法研究报告框架(cognitive interviewing reporting framework,CIRF),它是目前唯一的认知性访谈研究报告框架,已经过国外学者的验证,并被遵循应用于多项认知性访谈的研究中。

(一)CIRF 的构建过程

CIRF 由美国国家癌症研究所的 Willis 教授与荷兰乌特勒支大学社会和行为科学学院方法和统计系的 Boeije 教授共同制定。鉴于认知性访谈是一种定性研究方法,研究小组首先检索了过去开发的定性研究质量审查工具,从中选择了《英国医学杂志》的"定性研究清单""批评性论文规范形式-定性研究(2.0 版)""定性研究质量评估:评估研究证据的框架""英国医学社会学定性研究论文的评价标准"4 个质量清单,作为"认知性访谈研究报告中重要条目"的来源。依次从这 4 个清单提取相关内容并划分为研究目标、研究设计、伦理、抽样、数据收集、数据分析、结果和研究记录 8 个类别,形成最初的框架。随后采用另外 6 个定性研究的质量评估清单对最初框架进行了评估,增改了 2 个类别。此外,参考《定性研究统一报告标准:个体访谈和焦点组访谈的 32 项清单》等 2 个定性研究报告指南,明确了与研究所需信息标准、风格及范围的具体程度。最后,调整措辞,采用符合认知性访谈法的术语,如"抽样"改为"参与者的选择",同时添加解释性定义,最终形成了 CIRF。

(二)CIRF 的主要框架及内容

CIRF 的主要内容包括研究目标、研究设计、伦理、参与者的选择、数据采集、数据分析、发现/结果、结论/影响和讨论、本研究的优势和局限性及报告格式 10 个方面,详见表 9-5。

表 9-5　认知性访谈法研究报告框架

结构	条目内容
1. 研究目标	(1)明确研究目的,对该研究工具进行预试验的背景
	(2)提供相关背景文献的综述以及该研究的理论视角
2. 研究设计	描述整体研究设计的特征和设计基于的基础
3. 伦理	提供对研究内容和参与者进行了伦理考虑的证据
	(1)伦理委员会或机构审查委员会的批准(同意程序)
	(2)激励人们参与研究项目,介绍参与者参与研究项目的具体方法
	(3)参与者/消息来源的保密性和匿名性的保护
4. 参与者的选择	描述所使用的选择参与者的方法
	(1)参与者一般人口统计学信息和其他特定信息的详细描述
	(2)参与者的选择是否能够满足既定的研究目标
5. 数据采集	提供有关数据采集方法的信息
	(1)访谈的主持者是谁,有几位访谈者?
	(2)是否有对访谈者的培训?
	(3)是否记录了会话过程,是通过什么形式记录的(音频/视频)?
	(4)是否有访谈者笔记,如果有,是如何进行使用的?
	(5)采用了哪一类口头报告方法(即访谈技巧),有声思考、口头探查还是二者结合?
	(6)在研究过程中,是否对访谈方案进行了调整? 如何调整的?
	(7)数据是否达到饱和?

续表 9-5

结构	条目内容
6. 数据分析	描述本研究中数据分析的方法
	(1)原始数据如何转换为代表性问题领域和解决方案类目的?
	(2)使用了什么软件进行数据分析?
	(3)是否考虑了数据分析的可靠性问题?有没有采用多个研究者重复分析部分或全部数据等方法以保证数据分析的可靠性?
	(4)研究者如何合作分析数据:?如何鼓励系统的分析步骤(特别是在访谈地点和研究室横跨之间)?
	(5)有没有努力寻求不同的观察角度,如运用三角互证法?
	(6)是否有定量证据用以补充定性证据?
7. 发现/结果	无论是针对每个条目、调查问卷中有意义的部分,还是针对整个调查问卷,都要以系统、清晰的方式介绍结果
	(1)观察到的相关受访者对每个评估条目的行为反应
	(2)受访者的特质、行为、地位的不同会在多大程度上对结果产生影响
8. 结论/影响和讨论	研究目标的实现
	(1)如果在访谈中发现了问题然后修改了条目,需要提供相关的副本
	(2)发现的问题和产生的解决方案应该与前期研究有关联
9. 本研究的优势和局限性	讨论研究设计和运用的优势和局限性,以及这些因素对研究结果产生的影响。如果存在样本量很小、测试直到饱和都没有完成、不同访谈者的报告有冲突等局限性,则有必要对情况进行说明
	(1)相关的先验期望或先前的经验
	(2)本研究的发现对参与者所属的更广泛人群的影响或对其他环境的适用性
	(3)研究的理论意义和实践意义
10. 报告格式	(1)使用结构化和可接受的格式组织报告
	(2)与他人独立检查相关的主要研究文件应作为报告的附录或在线材料

(三)CIRF 的优势

Willis 和其团队在 12 个现有的定性研究质量和报告清单的基础上,融入自身丰富的研究经验,生成了 CIRF 作为报告认知性访谈研究的框架,补充了以往研究在方法学规范性和严谨性上的不足。CIRF 的优势在于它尽量避免将标准僵化,只是规定了报告应包含的最低信息水平。CIRF 是相对灵活的,不要求所有认知性访谈研究报告都包含框架内的所有要素或遵循框架的条目顺序,毕竟有些研究可能不包含其中某些要素,或者涵盖了它没指出的要素,条目顺序也不一定适用于所有报告。

第三节　认知性访谈的案例分析

本节以发表在《中华护理杂志》题名为《认知性访谈在创伤知情照护相关态度量表文化调适中的应用》的一篇文献为例进行深入分析,以解读认知性访谈在量表汉化中的应用方法。

一、研究背景

创伤知情照护(trauma-informed care,TIC)指基于对创伤影响的理解和反应,强调创伤经历者的身体、心理及情感安全,并为其创造机会重建控制感、自我效能感和授权感的概念框架与系统干预方法。TIC 关注重点从疾病症状转至症状发生背景,可为工作人员提供具体建议,帮助其了解创伤随时间推移影响健康的程度,以及创伤经历者如何因政策、程序甚至医疗物理环境等再受创伤,其在心理健康环境方面的应用逐渐受到关注,但国内未见深入研究。然而,在患者的整个生命周期中,护士在提供 TIC 和影响患者接受护理质量方面处于独特地位,其实施 TIC 的态度急需得到关注。创伤知情照护相关态度量表(attitudes related to trauma-informed care scale,ARTICS)由克林贝格家庭中心创伤压力研究所和杜兰大学的 Baker 博士开发,用于评估工作人员在公共卫生机构实施 TIC 的态度,目前已被日本、法国等国家引进,应用于儿童福利、教育机构和医疗保健等不同环境的服务提供者,得到了直接、有效的验证,其中用于心理健康领域评估精神科护士时信效度良好,目前尚无中文版。

二、形成初版创伤知情照护相关态度量表

研究者获得原作者授权后,基于 Brislin 翻译模型的双向翻译回译法对量表进行翻译,并邀请了6 名具有心理学或精神护理背景的专家,对量表的语言习惯、语言清晰度、文化背景和内容相关性等进行评价,以保证其文化适用性和内容对等性。最终形成中文版初测量表,包括潜在原因(7 个条目)、响应(7 个条目)、在职行为(7 个条目)、自我效能(7 个条目)和反应(7 个条目)5 个维度,共35 个条目。

三、进行认知性访谈

研究者采用目的抽样法,依据纳入、排除标准从上海市某区二级精神卫生中心招募了 26 名精神科护士,采用口头探查(言语探测)法,进行了 2 轮认知性访谈,每轮访谈信息收集以资料饱和为原则。

本研究采用目的抽样法,2021 年 7—8 月从上海市某区二级精神卫生中心招募 26 名精神科护士为受访者,其中第 1 轮受访者 20 名,第 2 轮受访者 6 名。受访者纳入标准:①年龄≥20 岁;②日常工作中需与精神疾病患者接触;③有良好的认知功能;④有良好的语言沟通能力、母语为汉语。排除标准:访谈期间休假者,含事假、病假、产假、公休假或在外学习进修。

本研究采用言语探测法,邀请受访者完成量表后接受面对面或在线视频半结构式访谈,访谈前向每名受访者说明研究目的并获得知情同意,在受访者感到舒适且远离潜在社会期望影响的环境

中进行。了解受访者对句义及关键词的理解度、对量表整体的看法与建议等，并关注其填写效率。访谈过程中进行录音，并在访谈结束后及时转录。访谈后对量表进行修改，每轮访谈信息收集以资料饱和为原则，即没有新的信息出现时便停止访谈。

研究者与课题组成员商讨根据 ARTICS 的脚本化访谈提纲进行访谈，提纲内容详见表9-6。

表9-6　脚本化访谈提纲

探查类别	问题
一般性探查	您认为 ARTICS 整体如何（设计、字体、长度等）？
观察性探查	您为什么回答这个（问题）时犹豫？
理解性探查	请用您自己的话解释这个问题是什么意思？
检索性探查	您说的是哪一种情况？您在回答该问题时想到了什么？
舒适性探查	您回答 ARTICS 任意一个问题时有感到不舒服吗？如何修改更合适？
内容性探查	您觉得这项（条目）与评估创伤知情照护的态度有相关性吗？
	此量表用于评估护士对创伤知情照护的态度，您觉得整个量表需要增加或减少某些内容吗？

研究者对收集到的信息进行编码，并在访谈结束后 24 h 内将结果逐字进行转录；为提高对数据的熟悉程度，至少听两次访谈录音，并结合访谈过程中所做笔记与任何补充的回顾性音频资料记录。将 ARTICS 每个条目视为 1 个主题，每名受访者对每个条目的陈述以 Excel 形式归纳总结，表格内容示例详见表9-7。标注及整理反复出现的内容；有疑问的内容及时向受访者提出并验证；整理和汇总每个条目有疑义的频次，与课题组成员讨论是否修订有歧义的条目。

表9-7　归纳总结

23. 与患者保持健康的关系是使患者改善的方法							
受访者信息	ARTICS 选项答案	一般性探查结果	观察性探查结果	理解性探查结果	检索性探查结果	舒适性探查结果	内容性探查结果

四、研究结果

本研究共进行了 2 轮认知性访谈，第 1 轮 20 名受访者、第 2 轮 6 名受访者，访谈平均时间为 45 min。第 1 轮访谈，受访者大多对 ARTICS 的设计、条目数目、字体等持肯定态度；少数受访者对其中 6 个条目的措辞、语言表达、多重释义等提出疑义。研究者根据第 1 轮访谈结果，整理、讨论及修改提出的条目内容和整体结构等问题，具体条目疑义频次及修订方案（摘录）详见表9-8。

表9-8　创伤知情照护相关态度量表条目疑义频次及修订方案(摘录)

原始条目	频次	问题描述	修订说明	修订后条目
2. 当与有创伤史的人一起工作时,聚焦于发展健康的、疗愈性关系是最佳方法	6	受访者虽能理解条目表达的含义,但认为该句读起来绕口;受访者(Ⅰ-P8、Ⅰ-P10、Ⅰ-P20)提出"聚焦"显得正式,太绝对化,建议改为"关注";受访者(Ⅰ-P2、Ⅰ-P9、Ⅰ-P14)认为"疗愈性关系"偏心理学专业说法,对相关知识不了解,缺乏本土化,建议将"疗愈性关系"改为"做疗愈性的事"	专家建议:此条目中"聚焦"侧重于将重心放在某件事上,而"关注"是为了引起人们的注意,综合两者的释义"聚焦"一词涉及面小;"疗愈"一词并非指治疗,是指心灵上的引导,属于崭新的取向,因此不予修订	无胫骨修订
23. 与患者保持健康的关系是使患者改善的方法	5	受访者(Ⅰ-P17、Ⅰ-P18)认为与患者保持关系表述范围未具体说明,改为"治疗关系/护患关系"等更明了;受访者(Ⅰ-P2、Ⅰ-P3、Ⅰ-P13)表示"使患者改善"不够通俗易懂,未说明改善结局情况	与患者之间的关系不仅是治疗/护患关系,更进一步是拉近彼此的距离,因此特定为"人际"关系;"改善"一词是患者病情发展的好转结局,改为"帮助患者得到改善"更容易理解,调整语序	与患者保持健康的人际关系是帮助患者得到改善的方法
8. 如果患者在做出过分举止之后没有向我道歉,我在别人面前看起来会像个傻瓜	4	受访者(Ⅰ-P1、Ⅰ-P5、Ⅰ-P11)提出"傻瓜"措辞不当,不适合量表条目语言;受访者(Ⅰ-P3)建议将"傻瓜"修改为"有伤自尊"	"傻瓜"一词结合语境,在精神科环境中发生概率较低,与原条目表达的含义有差异,决定接纳Ⅰ-P3的建议	如果患者在做出过分举止之后没有向我道歉,我会觉得有伤自尊
14. 在这份工作中,每天都会遇到特别的压力	3	受访者(Ⅰ-P1、Ⅰ-P15)表示"特别"一词需要简要说明;受访者(Ⅰ-P4)认为该句能理解,但有点局限,建议删去"这份"一词	"特别的压力"从心理学角度侧重于无法应对时产生的负性感受和消极体验,应突出感受到压力的程度。而"这份"特指受访者目前的角色,故不调整	这份工作让我感觉每天压力重重
16. 患者是会摆布人的,因此你需要常常去质疑他们说的话	3	大多受访者均能理解该句的含义,但受访者(Ⅰ-P7、Ⅰ-P16、Ⅰ-P20)表明"摆布"有贬义,建议改为"操纵"一词或许更好	"摆布"有玩弄之意,针对精神障碍患者不妥,修改措辞;突出问题导向,调整语序	患者总是捉弄他人,所以他们说的话常常需要受到质疑
33. 表现出心烦意乱并不意味着他们会伤害他人	2	受访者(Ⅰ-P4、Ⅰ-P6)认为在中文释义中缺少主语,容易让调查者产生困惑,无从选择,建议增加主语"患者"一词	增加主语"患者"一词,使条目更清晰	患者表现出心烦意乱并不意味着他们会伤害他人

研究者结合第1轮访谈结果进行量表修订,而后进行第2轮访谈,6名受访者均表示能理解ARTICS条目,且符合原量表语义,形成最终中文版ARTICS,在720名符合纳入标准的中国精神科护士中进行信效度检验,证实中文版ARTICS的信度与效度良好。

小结

认知性访谈是问卷开发或翻译流程中不可或缺的一部分,常用于了解受访者在思考问题、解答问题过程中可能出现的认知偏差,是一种用于评价和优化问卷的质性方法。认知性访谈基于 Tourangeau 的认知理论,通过理解问题、从记忆中提取相关信息、决策过程、响应过程 4 个主要阶段,指导访谈前准备、正式实施访谈、访谈资料收集和数据分析。认知性访谈的常用技巧包括有声思考和口头探查,两者各有优缺点,可单独应用,也可两者同时应用。最终采用 Willis 编码系统、问题评估系统等进行数据分析,遵循认知性访谈法研究报告框架进行结果报告。

精读(在线推送)

(一)完成文献阅读

1. 陈潇,张玉侠.认知性访谈在患者护理服务体验量表编制中的应用[J].中华护理杂志,2022,57(1):83-89.

2. 吴傅蕾.乳腺癌阶段特异性患者报告结局测量系统的构建研究[D].上海:中国人民解放军海军军医大学,2019.

3. 王佳姝.中文版复合式癌症儿童疼痛评估系统的研制及疼痛干扰的影响因素研究[D].上海:中国人民解放军海军军医大学,2018.

4. HODIAMONT F, HOCK H, ELLIS-SMITH C, et al. Culture in the spotlight-cultural adaptation and content validity of the integrated palliative care outcome scale for dementia:a cognitive interview study[J]. Palliat Med,2021,35(5):962-971.

5. SRIRAM V, JENKINSON C, PETERS M. Using rapid cycle tests of change to develop the Carers Assistive Technology Experience Questionnaire:a cognitive interview study in the UK[J]. BMJ Open,2021,11(3):e042361.

(二)在线学习任务

观看《认知性访谈概述》第九章讲座视频。

思考题(学习通、在线平台均可完成)

1. 请描述认知性访谈和主题访谈的区别。

2. 请描述认知性访谈的数据分析步骤。

3. 请以 2022 年发表在中华护理杂志上的题为《认知性访谈在患者护理服务体验量表编制中的应用》的文章为例,说明认知性访谈的应用过程,以此绘制认知性访谈应用的思维导图。

实战作业

请你结合自己的研究方向寻找或开发一个合适的测评工具,依据认知性访谈的基本步骤进行研究设计,请将作业上传至邮箱,注明"校名+学号+姓名",1 周后教师将逐一点评同学们的作业。

推荐阅读文献:详见二维码、线上平台。

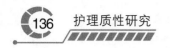

虚拟社区讨论:周二 19:00—20:30。

参考文献

[1]支婷婷,王艳波.认知性访谈在创伤知情照护相关态度量表文化调适中的应用[J].中华护理杂志,2022,57(3):343-347.

[2]陈潇,张玉侠.认知性访谈在患者护理服务体验量表编制中的应用[J].中华护理杂志,2022,57(1):83-89.

[3]周常青,胡慧,艾亚婷,等.认知性访谈法研究报告框架的介绍与解读[J].解放军护理杂志,2021,38(9):57-59,63.

[4]WOLCOTT M D,LOBCZOWSKI N G. Using cognitive interviews and think-aloud protocols to understand thought processes[J]. Curr Pharm Teach Learn,2021,13(2):181-188.

[5]MEADOWS K. Cognitive interviewing methodologies[J]. Clinical Nursing Research,2021,30(4):375-379.

[6]WILLIS G B,ARTINO A R JR. What do our respondents think we're asking? Using cognitive interviewing to improve medical education surveys[J]. J Grad Med Educ,2013,5(3):353-356.

[7]IZUMI S,VANDERMAUSE R,BENAVIDES-VAELLO S. Adapting cognitive interviewing for nursing research[J]. Res Nurs Health,2013,36(6):623-633.

第十章 质性研究 Meta 整合

通过文献检索可以发现很多相同或者相似主题的质性研究会反复发表，比如 2009 年《解放军护理杂志》中的《卒中患者照顾者照顾感受的质性研究》，2011 年发表在《护理研究》上的《脑卒中患者家属照顾者照顾负荷的质性研究》，2014 年发表在《中国卫生事业管理》上的《社区脑卒中患者母亲照顾者照顾体验的质性研究》中，这 3 篇论文均是围绕脑卒中患者照顾者的体验开展，这些相似的论文是否可以进行整合以获得更深入的理解和结论呢？

随后 2019 年发表在《护理研究》上的《脑卒中患者家属照护体验质性研究的系统评价》及发表在《护理管理杂志》上的《我国脑卒中患者主要照顾者真实体验质性研究的 Meta 整合》，就是对研究问题相似的主题质性研究论文进行汇总和分析。

第一节 质性研究 Meta 整合概述

一、质性研究 Meta 整合的概念

质性研究的系统评价是对质性研究资料的系统汇总和综合，是对具有类似研究对象、研究现象的质性研究结果进行收集、理解、比较、分析、归纳的整合方法。

质性研究的系统评价常用方法包括 Meta 整合和 Meta 人种学，以 Meta 整合方法最常用。Meta 整合英语为 Meta synthesis，从语源学的角度来说，"Meta"在希腊语中意为"超越或超出"，"synthesis"则是"合并或组合"。质性研究的 Meta 整合：依据详细的质性研究文献检索和真实性评价，对所纳入的质性研究的结果采用归纳法进行归类整合，并以标准报告格式发表整合结果。

Meta 人种学依据详细的质性研究文献检索和真实性评价，分析纳入的质性研究中对文化现象的阐释，重视研究对象的行为及其与整个社会文化之间的关系，加深理解文化对人们行为和健康的

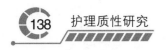

影响,形成新的解释和理解,是解释性整合,难度较大。

Meta 整合是对质性开展系统评价时进行结果整合的方法,包括对质性研究的结果进行收集、理解、比较、分析、归纳整合成综合性、概括性的解释或结论。Meta 整合并不排斥各研究间存在异质性(即研究对象在社会、文化习俗、种族、生活方式、行为表现特征、价值观念、宗教信仰等方面存在差异)。

Meta 整合依据详细的质性研究文献检索和评价标准,对所纳入的质性研究的结果进行归类整合,并以标准报告格式发表整合结果。

二、质性研究 Meta 整合的特点

质性研究 Meta 整合注重多个质性研究结果的整合,产生整合的概念,并赋予它们解释和整合意义。在质性研究的原始研究中,研究者通过对研究对象所提供的一级资料(原始资料)的理解、解释和归纳形成研究结果,称为第二级解释。Meta 整合则是对多个质性研究的结果进行理解、解释和归纳组合的第三级资料解释,从而深入理解和探究现象的实质。

三、质性研究 Meta 整合的方法

整合质性研究的结果通常有两种方法。第一种是汇集性整合,指收集研究结果(包括主题、隐含的寓意、分类等),依据其含义进一步整合、汇总,使其更具有概括性、说服力、影响力。采用不同方法学(例如现象学研究、民族志研究、扎根理论研究等)的质性研究,只要其关注的现象是一致的,其研究结果均可综合,形成一个整合性结果。第二种为解释性整合,是从质性研究中提炼出综合性的结果以阐述新的见解,对原始研究结果汇总和归纳形成新的解释,分析可能在相似情境中包含的因素并解释如何理解各因素间的联系及其相互作用,是研究人员深入理解、解释并分析行为的过程。

四、质性研究 Meta 整合的意义

随着人文关怀相关质性研究数量不断增加,应重视其结果在健康决策中的应用。应用单一的研究结果指导实践具有一定的局限性,需要整合多个研究的结果,更全面地诠释现象,达到更高层次的共鸣,以促进有人文关怀价值的健康照护决策。因此开展质性研究 Meta 整合能够提供更全面、更可靠的依据,体现循证护理理念。关注研究对象的人文、社会、价值观念和信念,强调了护理学科的人文性和伦理性,使证据在护理实践中更能够体现专业人文关怀的内涵,具有一定概括性,促使合理利用资源,这也是质性研究 Meta 整合的重要意义。

Meta 整合体现了后现代主义的世界观,是更深入的资料整合过程,收集和解释各原始研究结果。本着诠释性哲学理念,在考虑各质性研究的哲学思想及其方法学的特异性和复杂性的前提下充分理解他们的研究结果,对结果进行重新解释、归纳组合成新的见解,达到从不同侧面更高程度的概念发展,更实质性地诠释现象。

五、质性研究 Meta 整合的争议

目前也存在对质性研究 Meta 整合的争议,质性研究本身的"主观"特性引起量性研究者的质疑。由于质性研究在意识形态、哲学观、方法体系上的灵活性和多样性,质性研究者各执己见。质性研究的情境相关性,使得对质性研究结果的整合受到挑战。对质性研究证据体质量评定时,其可

靠性 5 条、可信度 3 条的降级原则因过于主观性而受到挑战。

现存有两种观点，从哲学角度来说，解释主义者支持建构主义和后建构主义的思想，这两种思想强调知识生产的偶然性和意义性。因此，将质性研究中得出的试探性的、模棱两可的发现，综合成某种更全面的理解甚至解释现象的理论，难免会受到质疑。但是又有观点提出如果质性研究者的工作一直是孤立的和探索的，这似乎无法指导战略或实践，甚至有可能被决策者和临床医护人员忽视，而对质性研究进行更深层次的整合和分析是十分有意义的。

第二节　质性研究 Meta 整合的基本步骤

一、制订周密严谨的计划书

质性研究 Meta 整合首先是明确问题，即制订周密严谨的计划书，需要清楚地阐述系统评价的目的，包括阐明 PICo 问题，设定文献纳入标准，确定文献检索、评价、资料提取与整合策略 3 个具体的内容。

1.阐明 PICO 问题　对于量性研究的 PICO 大家都比较熟悉，populationr 指人群，intervention 指干预措施，comparison 指对照，outcome 指结局指标。质性研究的 PICO 有其特异性，强调可行性、适宜性、有意义。Participants 指对象，phenomenon of interest 指感兴趣的现象，context 指情境。以发表在《中国卫生事业管理》上的《社区脑卒中患者母亲照顾者照顾体验的质性研究》为例，P 是脑卒中患者母亲照顾者，I 是感兴趣的现象，照顾体验 CO 就是情境，在这篇质性研究中指社区。

2.设定文献纳入标准　可基于定性研究问题构建的 SPIDER 模型制定纳入标准：S，sample，研究对象；PI，phenomenon of interets，感兴趣的现象；D，design 研究设计方法；E，evaluation 评价内容；R，research type 研究类型。

3.确定文献检索、评价、资料提取与整合策略　确定文献检索、评价、资料提取与整合策略，这个与量性研究的 Meta 分析很类似，需要提前制定好检索策略，确定好要检索的数据库、资料的提取表格等。

数据库大家可以参考 PubMed、Web of Science、EMBASE、PsycINFO、CINAHL、Cochrane Library、JBI、中国知网、万方、中国生物医学数据库等。在文献筛选意见不一致时可咨询第 3 名研究者共同决定是否纳入该文献。

二、系统检索文献

系统检索文献是质性研究 Meta 整合的第二步，根据提前制定好的检索策略和数据库进行系统的检索即可，这个步骤与量性研究的 Meta 分析类似。

三、评价文献质量

比较常用的质性研究质量评价工具包括澳大利亚 JBI 循证卫生保健中心质性研究质量评价工具、英国牛津大学循证医学中心文献质量评价项目 2013 版质性研究真实性评价工具。使用最多的还是澳大利亚 JBI 循证卫生保健中心质性研究质量评价工具，评价的内容一共是 10 项（表10-1），每项均

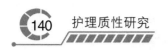

以是、否、不清楚、不适用来评价,并将纳入文献分成 A、B、C 3 个等级。一般由 2 名研究者独立开展,意见不一致时可以咨询第 3 名研究者。

表 10-1　JBI 循证卫生保健中心质性研究质量评价工具

评价项目	评价结果			
	是	否	不清楚	不适用
1. 所阐述的哲学观点与研究方法是否具有一致性				
2. 研究方法与研究问题或目标是否具有协调一致性				
3. 研究方法与资料收集方法是否具有一致性				
4. 研究方法与资料分析及表达方式是否具有一致性				
5. 研究方法与结果解释是否具有一致性				
6. 是否澄清研究者的观念和价值观对研究的潜在影响				
7. 是否阐述研究者对研究的影响及研究对研究者的影响				
8. 是否充分代表了参与者所陈述的意思				
9. 研究是否符合现行的伦理道德标准,且具有学术机构认可的研究伦理批准证明				
10. 研究的结论是否来自对资料的分析与解释				

开展质性研究的 Meta 整合之前要求对质性研究的哲学基础、方法论等比较清晰,才能比较顺利地进行质量评价,但是实际操作中还会有很多不确定的地方,比如"否"和"不清楚"这两个判断等级没有很清晰的界限等。

四、提取资料

质性研究 Meta 整合第四步就是提取资料,要从原始研究中提取资料,系统评价者应逐字仔细阅读全文(沉浸),确定其研究结果。

文献提取内容包括作者、国家、质性研究方法、研究对象、感兴趣的现象、情境因素、研究结果等,具体可根据研究目的进行微调。可提前做好表格,设计好内容。

五、概括、分析、解释和综合原始研究的结果

质性研究 Meta 整合第五步是概括、分析、解释和综合原始研究的结果,通常归纳相似的结果形成类别,再将类别归纳为整合结果,形成新的概念或解释。

质性研究 Meta 资料整合常采用汇集性整合法,对主题、隐含的喻意、分类等,依据其含义进一步汇总,使其成为更具有针对性、说服力和概括性的方法与策略。整合的策略包括主题分析法、内容分析、叙述性整合及写实性整合。

1. 主题分析法　对文献内容特征进行分析,提取主题概念,分析和归纳与研究有关的意义及内在本质,包括编码、创建描述性主题、构建分析性主题等。

2. 内容分析　是对内容进行客观、系统和量性质性相结合描述的资料分析方法。其过程是层层推理的过程,寻找文字资料中有意义的字句,形成分析单元,再将相似的分析单元归成类别,比较相同状况下的类别主题。

3. 叙述性整合　通过"讲故事"的方式进行文本总结、解释整合结果,该类整合的资料来源可以是普通文本、档案、专业共识等文献,并不一定是质性研究。

4. 写实性整合　通过描述、分析的方式分析文本中描述的现象,例如"该干预方式是什么内涵？在什么情形下有效？对哪些人有效？为什么？"对一些典型事例、文化模式或社区行为进行详细的描述。

在进行资料整合过程中,系统评价者应在理解各质性研究哲学思想和方法论的前提下,反复阅读理解、分析和解释相关研究结果的含义,并将相似结果组合归纳在一起,形成概括性的类别,再将类别归纳形成整合性的概念或解释。

六、解释展示整个结果

质性研究 Meta 整合第六步是解释展示整个结果,形成整合的类别、主题,将相似结果组合归纳在一起,形成概括性的类别,再将类别归纳形成整合性的主题。

运用语言文字以及叙事性、主题性、概念性图表或图形来解释和传播整合结果,其中多用图进行展示。

七、分析证据体质量和进一步的研究方向

质性研究 Meta 整合第七步也是最后一步,分析证据体质量和进一步的研究方向,包括评价 Meta 整合所形成的整合性证据体的可信度和可靠性。

可信度是指 Meta 整合的结果应来源于原始研究资料,且准确显示与人的经历相关的描述和解释。可靠性包括适用性和可审查性。

证据体的质量等级系统 GRADE 如下表 10-2,无论所整合的质性研究是哪种类型,其整合后的证据体的质量等级起点为"高",根据对整合结果的可靠度、可信度评价,判断证据体质量等级是否降低,形成证据体的质量等级。但是 GRADE 系统评价和分级其实来源于量性研究,有时候并不适用对来自质性研究的证据体进行评价和分级。

表 10-2　质性研究证据体的质量等级系统 GRADE

证据等级	具体描述	SR 纳入的研究类型、是否降级
高(high):A	对整合的结果非常有信心(confidence)	对质性研究的整合,无论哪一种类型的质性研究,其整合结果的质量等级起点为"高"
中(moderate):B	对整合的结果有中等程度的信心	综合可靠度和可信度,降 1 级
低(low):C	对整合的结果信心程度有限	综合可靠度和可信度,降 2 级
较低(vervlow):D	对整合的结果几乎没有信心	综合可靠度和可信度,降 3 级

JBI 循证卫生保健中心于 2014 年构建了对质性研究 Meta 整合后的"证据体"进行评价和分级的 ConQual 系统。该系统通过可靠性和可信度对整合形成的"证据体"的总体质量进行评价。与 GRADE 系统类似,ConQual 系统也将质性研究合成的证据体质量分为高、中、低和极低 4 个级别。

质性研究 Meta 整合证据体的可靠性评价(表 10-3),主要是 5 个方面,评判是否一致,如果 4～5 项均为一致,在可靠性上可以不降级;有 2～3 项一致,降 1 级;只有 0～1 项一致,降 2 级。

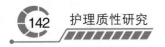

表 10-3　质性研究 Meta 整合的证据体可靠性评价

评价项目	降级结果	降级方法
1.方法学与研究问题或研究目标是否一致？ 2.方法学与资料收集方法是否一致？ 3.方法学与资料代表性和资料分析的方法是否一致？ 4.是否从文化及理论的角度说明研究者的立足点？	不降级	对纳入的每一项质性研究设计严谨性进行评价，如果大多数研究在左侧5个项目的评价结果显示 4 ~ 5 项为"一致"，则该证据体在"可靠性上"不降级
5.是否阐述了研究者对研究的影响或是研究对研究者的影响？	降1级	2 ~ 3 项结果为"一致"，则降1级
	降2级	只有 0 ~ 1 项结果为"一致"，则降2级

　　质性研究 Meta 整合证据体的可信度评价（表10-4），主要是结论是否明确、是否有原始资料支撑等，可根据标准进行针对性的降级。比如整合后的证据体来自多项模棱两可的结果，就要降2级。

表 10-4　质性研究 Meta 整合的证据体可信性评价

评价项目	降级结果	降级方法
1.结论明确（unequivocal）：结果毋唐置疑，不可挑战 2.结论模糊（cquivocal）：结果和原始资料缺之明显的关系，所以研究结果可被挑战 3.结论未获支持（unsupported）：结果没有原始资料支持，或原始资料与研究结果毫无关系	不降级	整合的证据体来自多项明确的研究结果
	降1级	整合的证据休中既有明确的又有模糊的结果（mixed）
	降2级	整合的证据体来自多项模棱两可的结果
	降3级	整合的证据体中既有模糊的结果，又有未获支持的结果
	降4级	整合的证据体中均为未获支持

　　针对 JBI 的系统评价质量评价工具主要结合了方法学质量和报告质量进行评价，但在方法学质量尤其是对整合资料的可信度评价上条目不多。可采用挪威知识转化中心 Simon 团队 2015 年发布的质性研究系统评价可信度工具评价整合结果的可信度，从方法学严谨性、整合结果的相关性、一致性及饱和性 4 个方面评价整合结果的质量。研究现象指的是研究者希望集中了解的人、事件、行为、过程、意义的总和。

第三节　质性研究 Meta 整合案例分析

　　本节以发表在《中华护理杂志》上的题名为《脑卒中患者远程康复体验质性研究的 Meta 整合》的一篇文献为例进行深入分析，以解读质性研究 Meta 整合的应用案例。

一、研究背景

脑卒中给患者、家庭及社会带来沉重负担。尽管脑卒中死亡率逐年下降,但致残率仍居高不下。我国 1 300 万脑卒中患者中 70%~80% 遗留功能障碍,严重影响其日常生活。研究显示,早期进行康复锻炼是降低脑卒中致残率最有效的方法。然而,由于医疗资源、交通及经济等方面的制约,脑卒中患者出院后获得专业康复指导的机会严重减少。随着信息与通讯技术(information and communications technology,ICT)的发展,远程康复的应用越来越广泛。远程康复指通过各种可获取的 ICT 设备(如台式电脑、笔记本电脑、平板和智能手机)提供康复服务。现有量性研究结果虽已证实远程康复在改善脑卒中患者日常生活能力、提高其生活质量、降低成本效益等方面的有效性,但目前远程康复的应用仍十分受限。

质性研究以人类对健康问题的反应(如康复中的体验)为研究重点,研究结果对照护决策的执行具有重要意义,故了解脑卒中患者对远程康复的体验和期望有助于促进远程康复的完善,提高其可接受性。对现有质性研究进行 Meta 整合可提高结果的共鸣性和概括性,故本研究旨在系统评价并整合探究脑卒中患者远程康复相关质性研究,了解患者在使用 ICT 设备进行远程康复时的真实感受和内心需求,以期为临床更好地开展远程康复实践提供借鉴。

以上为开展质性研究 Meta 整合实施的依据。

二、资料与方法

(一)文献的纳入和排除标准

文献的纳入和排除标准主要由制定的 PICO 确定。

文献纳入标准:①研究类型为采用现象学、扎根理论等研究方法的质性研究;②研究对象为脑卒中患者;③感兴趣的现象为脑卒中患者对远程康复的态度、体验和期望等;④情境为脑卒中患者出院后在社区或家中居住。

文献排除标准:①重复及信息不完整;②无法获取全文;③非中英文文献;④使用混合方法设计,定性数据无法分离。

(二)文献检索策略

根据纳入与排除标准检索所有的相关质性研究。报告检索的数据库包括计算机检索 PubMed、Web of Science、中国知网、万方等中英文数据库。报告有英文检索词和中文检索词,检索时限一定要写具体的时间,最好能够具体到某日。

(三)文献筛选与资料提取

通常是 2 个研究者独立进行文献检索和筛选,这样才能更好避免偏倚,如果遇到分歧还需要第 3 名研究者一起讨论,因此,无论是做量性 Meta 还是做质性 Meta 都需要一个团队。提取内容包括作者、国家、质性研究方法、研究对象、感兴趣的现象、情境因素、研究结果,针对文献的情况大家都可以用含有以上内容的表格进行展示。

(四)文献的方法学质量评价

由 2 名研究者按照 JBI 循证卫生保健中心质性研究质量评价标准对纳入文献的方法学进行独立评价,评价内容共 10 项,每项均以"是""否""不清楚""不适用"来评价,纳入文献质量按 A、B、C 3 个等级分类。

第一条:所阐述的哲学观点与研究方法是否具有一致性。比如使用现象学研究的时候哲学观通常是诠释主义,但如果研究使用的是现象学,哲学观是实证主义,即为不一致。

第二条:研究方法与研究问题或目标是否具有协调一致性。研究方法使用现象学研究,研究问题为脑卒中患者对远程康复的态度、体验和期望是什么,评为一致,但如果探究患者参与安全的过程和策略就不适用于现象学了,评为不一致。

第三条:研究方法与资料收集方法是否具有一致性。比如研究方法使用现象学研究,资料的收集方法使用半结构访谈,评为一致,如果使用现象学研究方法,但资料的收集方法是问卷调查则为不一致。

第四条:研究方法与资料分析方法是否具有一致性。研究方法使用现象学研究,资料分析方法使用格拉泽分析法是一致的,如果研究方法使用现象学研究,分析方法却使用扎根理论内容分析或构成比、标准差就不一致。注意这个问题可能比较常见,有些认为扎根理论分析方法比较高级,就会混用,这也提示在开展相关质性研究时一定要使用正确的方法。

第五条:研究方法与结果解释是否具有一致性。研究方法使用现象学研究,结果解释时引用了描述性语言,引注被访者原话,深入描述被访者的体验,并通过分析性语言进行诠释,这是一致的,但如果使用现象学研究,结果却使用统计图、统计表,这就不一致了。这也提示在开展质性研究时以质性结果的展示为主,不要有统计分析。

第六条:是否澄清研究者的观念和价值观对研究的潜在影响。这个比较合适的做法是对研究者的文化或理论背景进行介绍。如研究者对这一现象的观点是什么,有哪些偏见等需要报告。如果没有相关叙述,为不一致。

第七条:是否阐述研究者对研究的影响及研究对研究者的影响。研究者对研究的影响:研究者具有5年脑卒中患者护理经验,参加过脑卒中康复技能培训。研究对研究者的影响:该研究使研究者对脑卒中患者的态度产生了一定改变……

第八条:是否充分代表了参与者所陈述的意思。如研究对象典型吗?资料饱和了吗?分析深入了吗?

第九条:研究是否符合现行的伦理道德标准,且具有学术机构认可的研究伦理批准证明。研究对象知情同意了吗?是否自愿参与?伦理委员会审核了吗?返回研究对象核对了吗?

第十条:研究的结论是否来自对资料的分析。如资料分析包含正性体验和负性体验,研究结果也应包含正性体验和负性体验。

在纳入文献的时候尽可能找到是一致还是不一致,无法确定可找第3个研究者商议,以是否一致为主,实在无法判断了再选不清楚。目前JBI质性研究质量评价标准使用最广泛,但也存在偏倚,若10个条目都选"是"质量是A级,10个条目都选"否"或者"不清楚"质量是C级,这个时候这篇文章就要排除了,其他的一般都是B级。这篇论文呈现的结果以A级和B级为主。

(五)文献的方法学质量评价Meta整合的方法

这篇文章选用的汇集性Meta整合法,也是护理专业使用比较广泛的整合方法,主要是通过反复阅读、分析和阐释纳入文献的研究结果,归纳组合相似结果,形成新类别,再将新类别归纳为整合结果。

三、研究结果

首先是文献检索结果。文献检索及筛选流程图也是常用的。这篇论文报告得比较详细,具体哪个数据库检索出来多少篇文献,排除哪些文献,各文献质量评级的情况,最后纳入 Meta 整合的文献。

纳入文献的基本特征与方法学质量评价结果一般是表格表示,在纳入文献的基本特征里面要有感兴趣的现象和情境因素,是质性研究的特色,跟量性的 Meta 分析有很大不同。

Meta 整合结果是最重要的结果,这部分也是花费时间最长、研究者觉得难度最大的部分。对结果的提炼要求研究者具备很好的逻辑能力和分析归纳能力。研究者通过反复阅读和分析纳入的 13 篇文献,提炼出 43 个研究结果,归纳组合形成 13 个新的类别,进一步综合得到 4 个整合结果。整合结果包括结果 1、2、3、4,每个整合结果包括几个不同的类别,与质性研究中的主题、亚主题不同。

以类别 7 建立社会关系为例,脑卒中患者强调远程康复使其建立更多社会关系,他们认为与康复师交谈是与他人建立社会关系的一种方式("我常常一个人待在家里,我喜欢另一个人来和我交流")。同时,能够得到朋友和家属的关注对脑卒中患者来说至关重要("我儿子每周回来看我 1 次,他愿意帮助我")。有些脑卒中患者认为利用 ICT 设备与同伴分享经验既能打发时间,也能获得新的康复技巧("鉴于中风后我有更多的时间,我开始使用 Facebook 分享我的康复经验"),此外,远程康复也有助于脑卒中患者重新融入社会。在类别分析中对结果进行总结描述,后面也有用描述的语言进行支持,这个时候通常不再列举是哪个研究对象了,而是具体的某一篇文献。如果第一次开展质性研究 Meta 整合的时候,可以通过表格或者图的形式不断地对应,或者打印出来对同类别进行归纳,通过不断的剪切、粘贴形成类别和整合结果也是可以的。

四、讨论

针对结果开展讨论,与其他论文比较相似,都是要针对发现的结果开展相关的讨论。通过成立信息与通信设备支持小组以提高远程康复技术接受度来针对整合结果 1"患者使用态度"进行讨论;通过建构脑卒中同伴支持系统以促进远程康复的推广及应用,对整合结果 2"远程康复感知益处"进行讨论;通过丰富功能内容及参与形式以确保远程康复的可持续性,对整合结果 3"远程康复感知障碍"和整合结果 4"患者长期远程康复需求"开展讨论。

综上,开展质性研究的 Meta 整合不能为了整合而整合,质性研究的 Meta 整合选题也需要具有创新性和临床实践价值,能够为后续研究提供借鉴,所以开展质性研究的 Meta 整合也要慎重选题。此外,质性研究的情境相关性,对质性研究结果的整合带来了挑战。总之,质性研究的 Meta 整合需要花费大量的时间和精力,在开展的时候一定要尽可能保证质量。

对质性研究的系统评价和 Meta 整合可综合多项同类质性研究的结果,更全面、概括地诠释现象,促进以人为本的护理,体现健康照护的人文、社会和伦理特点。把握质性研究系统评价和 Meta 整合的方法对深化护理学科内涵具有重要意义。

小结

本章主要介绍了质性研究 Meta 整合的概念、特点和意义,阐述了质性研究 Meta 整合开展的步骤,并通过实例进行了分析。通过学习上述内容,希望初学者了解质性研究 Meta 整合的意义和内涵特征,并在实施具体研究的过程中注意到理论视角/立场和方法论一致性等问题。

精读(在线推送)

(一)完成文献阅读

1. 王文娜,林蓓蕾,张振香,等.脑卒中患者远程康复体验质性研究的 Meta 整合[J].中华护理杂志,2021,56(2):199-206.

2. 王文娜,张振香,梅永霞,等.脑卒中患者与照顾者自我护理体验的 Meta 整合[J].中华护理杂志,2022,57(10):1247-1255.

(二)在线学习任务

观看《护理质性研究》第十章讲座视频。

思考题(学习通、在线平台均可完成)

1. 开展质性研究 Meta 整合的意义是什么?

2. 开展质性研究 Meta 整合的步骤有哪些?

参考文献

[1]王文娜,林蓓蕾,张振香,等.脑卒中患者远程康复体验质性研究的 Meta 整合[J].中华护理杂志,2021,56(2):199-206.

[2]武秋娣,王爱红.卒中患者照顾者照顾感受的质性研究[J].解放军护理杂志,2009,26(13):22-24.

[3]赵雪萍,薛小玲.脑卒中病人家属照顾者照顾负荷的质性研究[J].护理研究,2011,25(5):415-417.

[4]梅永霞,张振香,张艳,等.社区脑卒中患者母亲照顾者照顾体验的质性研究[J].中国卫生事业管理,2014,31(5):389-391.

[5]张会敏,高杰,张楠,等.脑卒中病人家属照护体验质性研究的系统评价[J].护理研究,2019,33(19):3308-3324.

[6]罗梦娜,李泽楷.我国脑卒中患者主要照顾者真实体验质性研究的 Meta 整合[J].护理管理杂志,2019,19(4):237-240.

[7]胡雁.如何开展质性研究的系统评价和 Meta 整合[J].上海护理,2020,20(7):1-5.

[8]胡雁,彭健.我国质性研究系统评价和 Meta 整合论文的质量评价[J].中国护理管理,2020,20(4):490-495.

第十一章　个案研究

━━━━━━ 重点提示 ━━━━━━

　　识记　①能正确阐述个案研究的概念要点和适用情境。②能掌握常见的几种个案研究分类。

　　理解　①能理解个案研究的特点。②能针对某个案研究范例提出对应的个案研究的过程。

　　运用　能根据所学知识,提出一个适合个案研究的情境,并根据个案研究步骤简要说明实施过程。

　　个案研究(case study)最早起源于哈佛商学院的案例教学法,并由法国社会学家 Le Play 在他的著作中首次提出,后被引入社会学及商业领域。通过个案研究,研究者能够抓住个案的复杂性和特殊性,从整体上理解个案。近年来,个案研究逐步受到重视,被广泛运用于管理学、教育学、社会学、政治学、心理学、健康科学等不同学科和领域。

第一节　个案研究概述

一、个案研究的定义

　　由于个案研究的复杂性,目前并没有一个得到普遍认可的定义。鉴于流派的不同,学者们对个案研究的看法也不尽相同,他们从方法论、个案研究的特点、研究对象的范围等角度对个案研究进行了界定,见表11-1。

表 11-1　个案研究的定义

学者	对个案研究的初步定义
Forman(1948)	个案研究是对某些选定数据相关情况的个案的一个阶段或整体描述
Schramm(1971)	个案研究的本质,也即各类个案研究的核心意图,在于展现一个或一系列决策的过程:为什么会做出这一决策? 决策是怎样执行的? 其结果如何?
Eisenhardt(1989)	个案研究是一种研究策略,其焦点在于理解单一情境中所展现的动态性。个案研究可从实证数据(背景情境)归纳出新理论(能密切反映现实),研究者应避免个案的"异质细节",得出"只有大多数或全部案例中重复出现的关系"的结论

续表 11-1

学者	对个案研究的初步定义
Ragin(1992)	个案研究是为了确定导致个人、团体或机构的状态或行为的因素,或诸多因素之间的关系,而对此研究对象做深入研究。量性研究人员关注多个个案,而质性研究研究人员只关注一个或少数几个个案
Jennifer Platt(1992)	个案研究并不是一种收集数据的做法,也不只是一种设计特征,而是一种周延而完整的研究策略(可以是质性研究也可以是量性研究),它是一种实证研究,是在真实的背景下,研究当时的现象,特别是在现象和背景之间的界限不是非常清楚的时候
Doordan(1998)	个案研究是研究的一种形式,其研究个人、团体、机构或情境,以深入描述经验的各层面
Holloway 和 Wheerler(2002)	个案研究是一种研究策略,研究者以整体全面的观点与特质去面对个案真实生活的事件
Yin(2002)	个案研究是在真实生活环境中对当前发生的一个现象的实证研究,它适合用于那些现象和背景之间的界限不是很清楚的研究。它具有:①处理多个有待研究的变量而不仅仅是一些数据点的特定情况;②需要通过多渠道收集资料,并把所有资料汇合在一起进行交叉分析,采用三角验证的方式进行交叉验证;③需要事先从先前的理论中提出理论假设,以指导资料收集和分析,减少研究工作量,避免走弯路
Verschuren(2003)	个案研究是一种研究策略,本质上被认为是一种整体性研究,采用平行迭代的处理方式关注少数重点选择的个案,在自然情境中以开放式的方法观察,明确避免所有变体的狭隘视角,通过个案或子个案的分析比较,描述和解释错综复杂的群体属性、模式、结构或过程
Stake(2005)	个案研究是一种方法论、一种质性研究设计、一个研究对象,也是一种探究的结果。研究者通过涉及多个信息源的详细、深入的数据收集,在一段时间内选择一个或多个案例进行观察、采访,收集视听材料,并得出一个案例描述和基于案例的主题
Polit,Beck 和 Hungler(2006)	个案研究是选择一个值得探讨的人、团体、机构或社会单位,运用适当的研究方法(所使用的方法学可以是质性研究也可以是量性研究),深入探讨特殊的问题,让研究者能从研讨过程及结果中,学习对特殊问题的了解
Van Wynsberghe 和 Khan (2007)	个案研究是一种多范式和跨学科的启发式分析,它在收集证据的基础上,对现象进行细致的分析
Swanborn(2010)	个案研究是针对某一社会现象的研究,在一个社会系统(个案)的范围内,或者在少数几个社会系统(个案)的范围内。研究者在一个最开始比较广泛的研究问题指导下,在个案的自然情境中,通过在特定时期对该现象的监测,或者事后收集该现象在特定时期的变化趋势信息,对数据进行探索
Thomas(2011)	个案研究是一个研究策略,是采用一种或多种方法对人、事件、决策、时期、项目、组织等进行系统的整体性分析

上述定义之间有一些差异和分歧,但也有明显的共性。综合看来,个案研究是在个案本身的自然情境下,对一个或几个案例的深入研究,研究者通过收集多种数据来源,对某一个或少数若干特定的、复杂的、边界清晰的案例进行全面的深入探究和分析。其中,个案是一个完整的、有界限的系

统,也是研究的特定对象,其范围可以是个人、群体、组织,也可以是某一事件、某一行为、某个过程或某一特定程序等。

二、个案研究的特点

虽然不同学者对于个案研究的定义有所差别,但个案研究的几个方面的特征得到了较广泛的认可。作为个案研究的初学者,我们可通过对这些特征的描述,进一步对个案研究进行界定,加深对个案研究的认识。

(一)个案研究是一种实证性研究

根据研究中收集的资料数据是否来源于现实中的经验性事实,我们通常会将研究方法分成实证性研究和非实证性研究。前者如问卷调查法、个案研究、实验室研究等,后者如概念研究、数学建模、计算机模拟等。实证性研究中,研究者通过各种不同的工具和方式(如量表、访谈、文档资料、观察等)收集关于研究现象的资料,并直接对这些资料进行数据分析。而在非实证性研究中,研究者一般是通过逻辑推理、数学推演等方式展开研究。从以上的讨论可以看出,虽然学者们对个案研究的性质的界定有略微差别,但个案研究是一种实证性研究的事实是相对明确的。

实证性研究中,研究者收集的资料是来源于现实中的经验性数据。根据经验性数据的形式不同,实证性研究通常可较粗略地分为量性研究(定量研究)和质性研究(定性研究)。其中,量性研究是在实证主义的哲学视角下展开研究的,而质性研究可在实证主义、诠释主义、建构主义等哲学视角下展开研究,见图11-1。在一项个案研究中,研究者主要通过访谈、文档资料、观察等方式收集质性的数据(但也可以通过问卷调查等方式收集量性数据),这也是个案研究常常被归入质性研究范畴的原因。

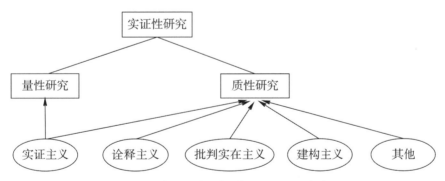

图 11-1　实证性研究的分类(李亮,刘洋,冯永春,2020)

(二)研究的现象可以是当下正在发生的,也可以是历史性回顾

按照 Yin 的描述,个案研究适合研究当下正在发生的现象而不是历史事件。然而,有一些学者提出了不同的观点,Eisenhardt 认为虽然个案研究更多地是针对当前发生的一些现象进行描述和探究,但也可以对历史性事件进行回顾,例如 Weick 在 1993 年时针对 1949 年美国明尼苏达州曼恩峡谷森林火灾惨痛教训的研究就是个案研究中的经典之作。

因此,目前普遍得到认可的观点是个案研究的现象可以是当前正在发生的事件,也可以是对历史性事件的回顾。通过个案研究,研究者可针对当前现象的发展实时探究,也可以回溯过往现象的来龙去脉。在过往现象的探究中,研究者通常已经知道了现象的结果,而试图去理解这一结果的形

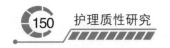

成过程,以及为什么会形成这一结果的原因。

(三)研究的问题类型是"怎么样"和"为什么"的问题

众多学者均认为个案研究在回答"怎么样"和"为什么"的研究问题时特别有效,而对于频率、次数、作用大小等相对实证重要性等的"是什么"和"有多少"的问题时不太适合。正如 Yin 所指出的,"怎么样"和"为什么"的问题是富有解释性的,要回答这类问题,就需要按时间顺序追溯相互关联的各种事件,并找出它们之间的联系,而不仅仅是研究它们出现的频率和范围,这正是个案研究所擅长的。

在"怎么样"的研究问题中经常涉及现象发生的模式,例如现象在某种特定的情境是怎么发生的? 现象的各阶段是怎么演变的? 要回答这类问题,研究者需要对现象中的事件、活动、阶段等要素进行描述,而后通过个案研究突出情境、展示过程和揭示关系,这对于解释现象是至关重要的,因为研究者需要理解现象中连接原因和结果的一系列事件组成的逻辑链,这也是对现象进行解释的基础。

在"为什么"的研究问题中往往涉及现象所发生的机制,例如现象为什么会在某种情境下发生? 为什么各个阶段发生的顺序是这样的? 研究者回答这些问题时,本质就是通过个案研究对产生现象的内在原因进行解释,探讨现象发生模式下所隐含的理论机制。只有揭示了现象发生模式背后隐含的机制,研究者和读者才能更深刻地理解现象以某种特定方式发生和演变的因果逻辑。

(四)研究者不对现象进行控制

个案研究的一个重要的特点是研究者在自然情境下展开研究,研究者对于研究对象没办法进行控制或者仅能进行极低程度的控制(如参与式观察)。如果研究者能够直接地、精确地、系统地控制研究对象,那么实验研究的方法是最合适的。实验研究时,研究者可以对于其他因素严格控制,并改变自变量的取值,检测因变量的变化,从而推断自变量与因变量之间的因果关系。而对于个案研究而言,研究所关注的是现象发生在自然情境中,现象与情境之间的界限并不十分明显,这也使得研究者有机会把自己的观察和一系列与情境相关的事实、事件或观点联系在一起,从而能够在更大的整体或框架下理解所进行的研究,突出现象的丰富性。这也是个案研究与实验法的鲜明对比。

(五)通过多种来源收集收据

个案研究中研究者一般会运用多种方法收集数据,其中最主要的来源是通过访谈、文档资料、观察法等方式收集的定性数据。当然,在有些个案研究中,研究者也可通过问卷调查、文档资料等方式收集定量数据。通过多种来源收集数据是提升个案研究质量的必要步骤。由于不同来源的数据各有优缺点,因此多种来源的数据能够相互取长补短,提升研究的效度和信度,进而提升研究质量。这也是为什么大部分的个案研究都建议使用多种数据来源,使所研究的现象可被三角验证。研究者通过对多种来源的数据进行三角验证,并在这些数据间建立具有连贯性且符合一定逻辑的证据链,可提升研究的建构效度。

三、个案研究的分类

除了上述提到的关于个案研究的基本特征之外,我们也可从多个不同维度对个案研究进行更细致的刻画,并且根据这些不同维度将个案研究划分为不同的类别。因此,类似于个案研究存在的不同定义,学者们也提出了对于个案研究的不同分类方法。目前常见的分类方法主要从个案数量、涉及的分析单元的数量、研究目的及个案特征进行区分(表 11-2)。

表 11-2　常见的个案研究分类方法

维度	分类
个案数量	分成单个案研究和多个案研究 ● 单个案研究适合针对一些复杂的、特殊的、极端的、关键的等典型个案 ● 多个案研究可以强化对显现出来的命题的支持,在更精确的抽象水平上进一步说明命题,从而使得显现出的理论更具有普适性
涉及的分析单元的数量	分成整体型和嵌入型 ● 整体型是指一个个案中仅涉及一个分析单元 ● 嵌入型个案研究是指一个个案中涉及多个分析单元 注:Yin 在以上基础上,结合个案数量划分出单个案整体型、多个案整体型、单个案嵌入型、多个案嵌入型 4 种个案研究设计类型
研究目的	● Edwards 将其分成描述型、理论-启发型和理论-检验型 3 种 ● Yin 认为可分成解释型或因果型、描述型及探索型个案研究 3 类,并且在同一个案研究中,研究者可能单独使用某一类或多个类型结合使用
个案特征	Stake 将其分为 3 个类型 ● 本质性个案研究是研究者对个案本身感兴趣并且为了解这一个独特的现象而展开的研究 ● 工具性个案研究是将特定的个案作为工具来研究某个问题或现象 ● 集合性个案研究指对许多个案进行联合研究以了解现象、人口及一般情况,使研究结果得以推广

　　除上述的描述外,个案研究还有其他不同的分类方式,但仍有很多学者认为不管是什么分类方式都难以让人完全满意。总体而言,大部分学者对于个案研究的分类还是比较简单的,并且存在相似性。我们在考虑个案研究时,需要明确关注的是单个个案还是涉及两个及两个以上个案的比较。其次,要确定研究是以理论为中心,还是以描述为中心,也即研究的目的究竟是为了对个案的深入探究,还是涉及理论的建构和完善。

第二节　个案研究的基本步骤

　　个案研究遵循科学研究的逻辑,有固定的环节,相比定量研究,个案研究的过程具有更强的灵活性。所以,在实际操作中,不同的研究者会面临不同的个案,经历不同的研究进程,秉持不同的看法。因此,不同领域的学者们对于个案研究的基本步骤也提出了不同的看法。例如,Yin 提出了由计划、设计、准备、收集、分析、分享组成的线性的、往复的六阶段模型(图 11-2)。

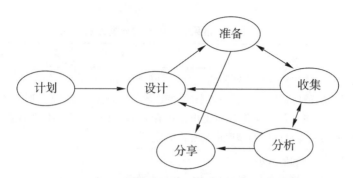

图 11-2 Yin 提出的执行个案研究的六阶段模型

又如管理学界著名学者 Eisenhardt 提出了准备、执行、对话的三阶段、八步骤的个案研究模型。在此基础上,我国学者郑伯埙等人进行了补充完善,明确了三阶段、八步骤的活动及原因,见表 11-3。

表 11-3 个案研究的三阶段、八步骤

阶段	步骤	活动	原因
准备步骤	启动	• 界定研究问题 • 找出可能的研究假定	• 聚焦,提供更好的研究基础
	设计研究与个案选择	• 不受限于理论与假说,进行研究设计 • 聚焦于特定人群 • 理论抽样,而非随机抽样	• 维持理论与研究弹性 • 聚焦于具有理论意义的个案,如能补充概念类别的理论复制的个案
	研究工具与方法选择	• 采用多元数据收集方式 • 精制研究工具,同时掌握质化与量化资料 • 多位研究者	• 三角验证,强化研究基础 • 证据的综合:采纳多元观点,集思广益
执行阶段	资料收集	• 反复进行数据收集与分析,包括现场笔记 • 采用有弹性且随机应变式的数据收集方法	• 实时分析,随时调整资料的收集;说明研究者掌握复现的主体与独特的个案性质
	资料分析	• 个案内分析 • 采用发散方式,寻找跨个案的共同模式	• 熟悉数据,进行初步的理论架构 • 通过各种角度来查看证据
	形成假设与理论化	• 针对各项构念,进行证据的持续复核 • 横跨各个个案的逻辑复现,而非样本复制 • 寻找变量关系的原因或"为什么"的证据	• 提炼构念的定义、效度及测量 • 证实、引申及精炼理论 • 建立内部效度
对话阶段	文献对话	• 与矛盾文献互相比较 • 与类似文献互相比较	• 建构内部效度、提升理论层次并强化构念定义 • 提升类推能力,改善构念定义及提高理论层次
	结束	• 尽可能达到理论饱和	• 当可改善的内容效用越来越小时,结束研究

从上述论述中我们可以知道,虽然不同学者对于个案研究步骤的观点大体一致,但仍存在一些不同之处。对于初学者而言,在实际操作中,学习是提升个案研究能力的关键。我国学者李亮等人为方便初学者"启动"和"操作"一项个案研究,以对个案研究经典文献的理解和实际开展个案研究的经验为基础,对个案研究的一般性过程进行描述,并将个案研究的实际"操作"分成 5 个模块,包括理论模块、研究设计模块、数据收集模块、数据分析模块以及结果展示模块(图 11-3)。

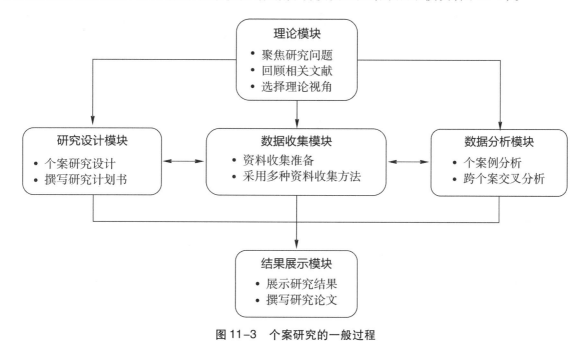

图 11-3　个案研究的一般过程

本节以"乳腺癌患者一级亲属健康相关行为改变的个案研究"为例,介绍这 5 个模块的具体实施过程。

乳腺癌患者一级亲属健康相关行为改变的个案研究简介:

乳腺癌是女性发病率最高的恶性肿瘤,有家族史的女性患病风险可增加 2~3 倍。目前,公认的预防手段包括生活方式调整和乳腺癌筛查。因此,对于乳腺癌患者一级亲属而言,采取健康的行为应对乳腺癌风险尤为重要。然而,现有研究表明一级亲属的健康相关行为改变情况各异,有些能够积极进行健康相关行为改变,有些则不然。同时,研究者通过前期与一级亲属的相处发现,有些能积极采取预防措施,而有些甚至厌烦他人提及家族史。于是,采用个案研究法探究一级亲属的健康相关行为改变,总结了行为改变的影响因素,包括个人限制(personal restriction)、暴露因素(exposure)、不利环境(adverse circumstance)、应对能力(coping ability)、社会支持(endorsement from the social network)和关键事件(special event),并发现了得心应手、潜移默化、有心无力、依然故我 4 个行为改变类型。最终,根据一级亲属行为改变的 4 个类型和 6 种影响因素构建了一级亲属健康相关行为改变的模型,并以 6 种因素的首字母将其命名为 PEACE-S 模型(图 11-4)。该模型表明,个案在成为乳腺癌患者一级亲属之后,在自身的乳腺癌风险意识、健康相关行为能力、个人信仰等个人因素和不同的外部环境等 6 个因素的共同影响下出现了 4 种不同的健康相关行为改变类型,并在这 4 个类型中进行动态调整。根据其行为改变发生的可能性从高到低,依次为得心应手、潜移默化、有心无力、依然故我。其中健康相关行为改变出现于得心应手和潜移默化 2 个类型中。

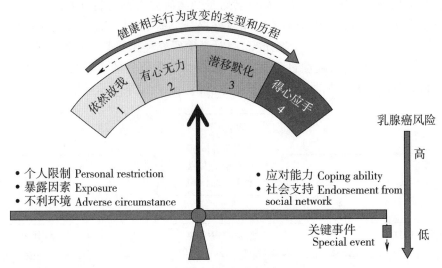

图 11-4　一级亲属健康相关行为改变的 PEACE-S 模型

一、理论模块

理论模块主要解决的任务包括聚焦研究问题、回顾相关文献并选择合适的理论视角。

研究者在启动一项个案研究之前,首先需要明确所要解决的研究问题是何种类型的,适不适合采用个案研究的方法去回答。正如前面提到的,个案研究适合解决"怎么样"和"为什么"的问题。同时,要明确个案研究的目的,研究者希望借助个案研究达到解释、探索某个现象,甚至是建构和完善理论的目的。研究者从自身感兴趣的研究领域,逐渐聚焦到研究主题,并逐步发展成明确、具体、可行的研究问题。不过,研究问题的聚焦并不是一蹴而就的,是需要研究者在现有文献和理论视角的前提下,不断迭代而提出的。一方面,研究者为了提出重要且有趣的研究问题,需要对文献进行系统梳理和回顾,了解文献中的已知和未知的知识,并重点关注研究领域中尚未解决的问题或相互矛盾、未达成一致的结论,从而使得研究问题更加聚焦。另一方面,与诸多质性研究不同,为了更好地回答研究问题并发展理论,个案研究者往往在合适的理论视角(参照理论)引导下提出研究假设并开展研究。

在个案研究中理论扮演着重要的角色:其一,对大多数个案研究而言,理论是最终的研究成果,即研究者通过个案研究建构/完善了理论;其二,依靠理论指导研究设计、数据收集和数据分析等过程是保证个案研究成功实施的最重要策略之一。一个好的研究框架能指导研究者针对性地进行资料的收集、整理和分析,特别是在一开始无法确定如何收集及面对庞大的资料集而无法找到分析思路时,基于现有理论的研究框架可为研究发现提供正当性的指引,避免研究者淹没在数据的汪洋大海之中。所以,事先提出一个源于现有理论或研究结果的简单而直观的框架对于个案研究的顺利开展极为重要。

事实上,在个案研究的实际开展过程中,研究问题和理论视角的选择往往是一个涌现的过程,而不是由理论或现象单方面决定的。随着对数据收集的开展和深入,有趣的现象与文献和理论的持续对话,研究者在此基础上不断聚焦,最终提出具有理论贡献潜力的研究问题。因此,在个案研究中,研究者是通过对文献、理论和现象的不断迭代,在来回往复中逐渐确定研究问题的。

乳腺癌患者一级亲属健康相关行为改变的个案研究中研究框架的提出：

根据研究问题，研究者学习了与行为改变相关的理论，包括社会认知理论、计划行为理论、健康信念模式、保护动机理论及阶段变化理论等，并基于这些理论和现有文献建立了开放式研究框架（图11-5），以期对一级亲属健康相关行为改变的发生及其所受到的个人和环境因素之间的关系进行探索。通过该开放式研究框架，本研究假定乳腺癌患者一级亲属的健康相关行为改变受到内部个人因素和外部环境因素的共同影响，且环境因素和个人因素之间也存在交互影响。并且，一级亲属行为改变所面临的"恐惧"，是指"成为乳腺癌患者一级亲属"这件事情所带来的担心乳腺癌风险的恐惧。因此，本研究将对乳腺癌患者一级亲属健康相关行为改变的发生及其所受到的个人内部和外部环境因素之间的关系进行探索，并力求发现其深层的机制。

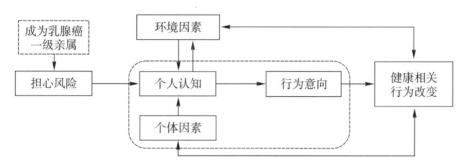

图11-5　指导资料收集和整理的开放式研究框架

二、研究设计模块

研究设计为数据收集和分析提供了框架和指引，是研究者对研究过程中一系列维度的优先考虑。因此，在研究问题、文献回顾和理论视角初步确定之后，研究者需要对后续如何展开具体的个案研究工作进行规划和设计。例如，选择合适的个案并确定个案数量，确定分析单元，设计严谨、可行的数据收集方法，明确不同类型数据的分析策略，并通过一定的策略确保研究的质量和可靠性。

（一）界定个案和分析单元

在研究设计阶段中，研究者经过了理论模块的不断迭代，已经逐渐聚焦了研究问题，并能根据研究问题和研究目的，明确研究对象，对个案和分析单元进行界定（表11-4）。

表11-4　个案和分析单元的界定

定义	• 个案可以是个人、团体、社区等，也可以是决策、方案、变化等一些具体的事件 • 分析单元指研究的内容，通常是个案中的一部分或一方面，处于比个案更低的抽象层次，可以是个人、家庭、社区、组织、国家
注意要点	• 任何个案研究都包含着个案，且必须确定至少一个分析单元，其中个案是关注的对象，分析单元是研究中试图理解的重点，是研究所必须面对的问题 • 在资料收集的过程中，如出现了新问题、新发现，研究者可根据情况对分析单元进行调整和修正

（二）选择个案

个案的选择主要从典型性、最大变化和便利性三方面考虑，不同于量性研究那样进行概率抽样，个案研究更多的是采用理论抽样原则。理论抽样意味着个案的选择是根据个案是否适合发现

護

156 護理質性研究

和扩展理论假设中各因素之间的关系或者是否适合深化对过程的理解来决定的。换句话说,理论抽样即所选个案是出于构建理论的需要,可以体现研究问题的独特性,最适合所提出的研究问题。基于理论抽样原则,单个案研究往往选择极端个案、启示性个案或纵向个案;而多个案研究往往基于复制逻辑,即选择的某几个案例能够产生相同的结果(逐项复制),而另外几个个案由于可理论预知的原因产生不同的结果(差别复制)。

乳腺癌患者一级亲属健康相关行为改变的个案研究中个案的选择。

1. 个案和分析单元的界定　依据研究目的,研究者选择在行为表现上有典型表现的(如反复进行乳腺癌筛查)、得知家族史后做出重大行为调整的(如从拒绝运动到规律锻炼)、排斥家族史等特点并且方便获得的患者及一级亲属为研究对象。因考虑家族史是家庭的共同事件,该研究以患者及其一级亲属(们)所组成的家庭作为资料收集单位,并确定个案为乳腺癌患者一级亲属。分析单元处于比个案更低的抽象层次,是研究试图理解的重点和直接面对的问题,并且本研究将乳腺癌看作是影响一级亲属健康相关行为的因素,从整体看待家族史对其行为的影响。因此,界定分析单元为乳腺癌患者一级亲属的健康相关行为改变。

2. 个案的选择　为保证所选个案的最大差异化,该研究遵循理论抽样,通过复制法选择个案。复制法包括选择一些有相同行为改变的个案进行逐项复制,和选择一些预期有不一样结果的案例作为差别复制(图11-6)。

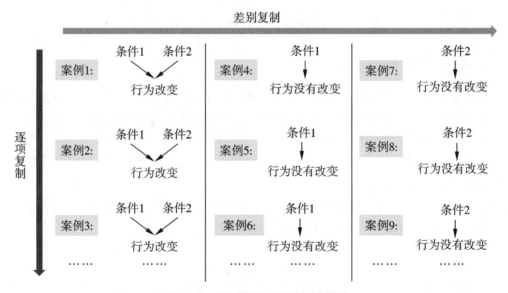

图11-6　逐项复制和差别复制原则

(三)制定研究方案

在正式实施个案研究前,研究者根据个案研究的步骤和流程制定了详细的方案,充分考虑整个研究过程中可能面临的问题及对策。例如,如何选择并对接一级亲属、研究场所的设定与进入、需要收集与行为改变相关的哪些资料、如何收集和管理资料、遵循何种资料分析方法、如何呈现个案报告等细节。因此,对于初学者而言,通常有必要通过研究计划书的形式将已有的想法和计划固化下来,研究计划书是对研究问题、文献回顾、理论视角、研究设计等前序工作内容的梳理,至少需要回答以下几个方面的问题:①研究的问题是什么? ②为什么要研究这个问题? ③怎么去研究这个问题？④预期的研究结果有怎样的价值和意义？只有系统回答了上述几个问题，才能形成具有说服力的研究计划书，研究者才能更加顺利地展开一项个案研究。

三、数据收集模块

资料收集是个案研究最重要的阶段。实际上在开展个案研究时，数据收集可与理论模块和研究设计模块的工作同时进行。但是在进行了详细的研究设计及研究计划书撰写后，研究者的数据收集工作比起一开始的数据收集更具有针对性。相较于其他研究方法，个案研究的优势之一就是能够深入现象中，对现象进行"深描"，这就要求研究者应开展高质量的数据收集工作。

因此，为更全面整体地展示个案的复杂性，多数个案研究者建议使用多种资料证据，使所研究的现象和构建的解释可被三角验证，如文档、实物、访谈、观察等（详见第五章质性研究资料的收集与分析），它们既可以是质性的也可以是量性的，不同类型资料相互取长补短，共同汇集成完整的个案描述。目前，个案研究最主要的3种数据收集方法是访谈、文件和观察。当然，在个案研究中，资料收集方法可能更多，如个案研究的著名学者Yin提出了个案研究的6种证据来源，包括文献、档案记录、访谈、直接观察、参与性观察及实物证据。

1.访谈　访谈是一种"有目的"的对话，其目的就在于研究者试图发现他人头脑中的信息。对于很多个案研究而言，访谈是很重要的资料来源。除了对单一受访者进行的访谈，个案研究中也可根据实际情况选择焦点团体访谈。研究者组织一群参与者就这个焦点进行讨论，通过观察群体成员之间的互动及彼此的反应来获取研究者需要的资料。

在实际操作中，采取什么样的访谈方式需要研究者根据实际情况加以选择，甚至在同一个研究中可以同时借助2种访谈方法收集资料。并且，研究者可根据实际情况对同一个案研究中的不同的研究人群采用不同的访谈方式。

2.文件　文件的范围很广泛，涵盖了与研究有关的书写的、视像的、物理的材料。为了清晰地界定要分析的文件，诸多学者对个案研究要分析的材料进行分类，其中一个简单而又实用的分类方法是将文件分为公开或档案性的记录、个人文件、物理材料。公开或档案性的记录如政策性文件、组织计划、宣传材料、工作总结、考核记录等；个人文件主要是个人的行动、经验和信念的描述性文件，如个人计划、反思报告、日记等；物理材料一般是一些建筑和物资的材料，如某项针对学校课程改革相关的个案研究，研究者就收集了学校布局、教室分布、教师教具等资料以了解学校如何为教师提供可利用的教学资源。

3.观察　观察是人类认识世界的一个最基本的方法，也是个案研究收集资料的主要方式之一。研究者在进行观察资料的收集时都要做好观察前的准备，确定进行观察的方法和策略，在观察过程中做好记录，观察结束时写下自我反思。

乳腺癌患者一级亲属健康相关行为改变的个案研究中资料的收集。

因考虑家族史是家庭的共同事件，本研究以患者及其一级亲属（们）所组成的家庭为单位进行资料收集。同时，依据研究框架，通过访谈、文档和实物、问卷调查和观察4种方式收集相关信息，从而实现资料证据三角验证。

1.访谈　访谈是该研究最重要的信息来源。考虑到一级亲属行为改变影响因素的多重性，研究选择了患者、一级亲属、患者主管医务人员开展访谈，并制定了对应的半结构式访谈提纲，涵盖研究框架中涉及的各个方面。与患者和医务人员展开访谈是为了解他们向一级亲属提供的社会支持及对一级亲属行为改变的观察和看法。

2.文档和实物　为了补充访谈过程中患者提到的观点，该研究收集了：①部分一级亲属的日记、健身计划、个人感悟等;②患者的部分疾病信息;③国家相关政策及报道,如"两癌筛查"政策;④社区、机构及医院提供的支持,如社区免费体检活动等。

3. 问卷调查 研究采用健康行为能力自评量表了解一级亲属维持健康行为的自我效能;通过健康促进生活方式量表了解其饮食、运动、睡眠及疾病预防等与健康生活方式相关的内容。该部分结果有助于研究者在半结构式访谈中提出针对性的开放性问题。

4. 观察 个案研究者常收集观察资料以达到和其他资料相互印证的效果。该研究采用非正式观察,即在条件允许的任何情况下进行观察,甚至在其他资料收集过程中穿插展开。研究者对一级亲属的观察没有固定时间,而是依据实际情况随机进行。例如,全程观察了某一级亲属陪同母亲复查时与医生的交谈、母女之间的互动等细节,并详细记录人物、时间、地点、场所、观察到的现象及当时的思考和想法。

值得注意的是,资料收集的质量直接影响了个案研究的质量,因而在收集资料之前需要认真地设计和准备,制定具体的资料收集程序和实施的细则,同时在资料收集过程中紧紧围绕前面基于现有理论提出的研究框架,并以之为明确指引进行收集。此外,在数据收集时,为提高资料的准确性和可靠性,保证研究质量,可借鉴资料收集的4个原则:①收集多种来源的资料证据并对数据进行三角验证;②建立个案研究数据库;③形成一系列证据链;④谨慎使用电子资料。

四、数据分析模块

在个案研究中,数据收集与数据分析的过程往往是同时进行的,是个案研究的关键步骤。质性研究对于资料的整理和分析是根据研究目的对所有获得的原始资料进行系统化、条理化,然后逐步浓缩和集中,最终对资料进行合理的解释。类似的,个案研究资料分析是采用检查、分类、列表展示、创建数据库、用数据检验假设及联合质性与量性证据来处理研究的初始命题的过程。总体来说,在个案研究的数据分析中,研究者需要将所关注的现象从经验层面抽象到理论层面,并在两个层面之间不断对话,这是一个"理论化"的过程。

在单个案研究中,数据分析策略往往强调从"好的故事"到"好的理论"的升华。因此,研究者既需要从整体上把握现象的脉络,抓住个案故事中最核心、最有趣的部分,又需要通过一定的分析策略将访谈文本、文档资料等数据与原先建构的理论框架联系在一起。此外,研究者还要通过在故事与理论之间不断进行迭代,寻求"有趣的故事"与"有洞见的理论"之间的契合。

多个案研究的数据分析策略基于复制逻辑,首先进行个案内数据的分析,然后通过个案之间的对比,寻找跨个案的模式。研究者通常对个案进行分组,寻找组内的相似点和组间的不同点;或者将个案配对,寻找每对个案之间的相似点和不同点。因此,多个案研究的数据分析是反复迭代和比较(图11-7),并且研究者通常一边分析,一边对需要扩充个案数量进一步论证。

与统计分析不同,个案研究没有固定的分析公式可以使用,需要研究者逐步摸索可行的数据资料排列模式、观点和概念等。关于个案研究资料分析,Yin提出依据研究假定、整合原始资料、进行个案描述等分析策略。在实际操作中,研究者可根据不同的数据类型采用合适的分析策略。

1. 依据研究假设 个案研究在开始前,研究者会基于已有文献和理论视角提出一个研究假设(研究开始时提出的开放式理论框架)。因此,依据研究假设的分析策略就是从研究一开始提出的理论框架到资料的"从上到下"的分析过程。对于文件和观察资料,最好的分析方法就是应用研究采用的理论观点。因此,很多研究中对于文件和观察资料的处理与研究问题联系起来,依据研究框架中的变量对资料进行分类和总结。通过对文件和观察资料的逐字阅读,将与研究框架相关的陈述进行标记和分类,在充分确认其意义后对相关的陈述进行简要概括,最后报告文件分析的发现。

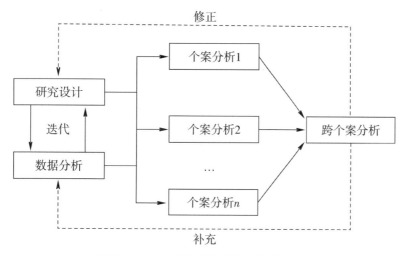

图 11-7　多个案研究资料分析的迭代过程

2.整合原始资料　整合原始资料指研究者抛开理论假设,直接从原始资料中归纳出概念和命题,然后通过比较、归类等方法建立概念或命题间的联系,从而形成能够解读现实的理论。与上一个策略完全相反,该策略中资料分析强调从资料入手,抛开研究框架,对每个个案的资料依据逐步"从下到上"进行归纳。这种分析策略是最常见的质性资料分析方法,它可引导研究者深入挖掘资料,揭示研究假设中可能没有涉及的变量及变量间的关系,尤其对于经验丰富的研究者而言,可得出更有洞见的观点。

3.进行个案描述　此分析策略是采用描述的方法,对个案进行深描。这种分析策略一般用于研究者还没有选定最初的一系列研究问题或研究假设(不能使用第一种分析策略),但已经收集了大量的资料,并且还没有从资料中发现任何有用的概念(不能使用第二种分析策略)时。因此,通常来讲,进行个案描述的分析策略是作为前两个分析策略的替代。还有一些个案研究本身就是描述性的,那么研究者可根据研究事先确定的描述性框架展开个案描述。

总之,资料分析策略的目的是建立个案研究资料与一些相关概念的联系,然后从这些概念中找到分析资料的方向。除了上述分析策略外,研究者也可以自己制定分析策略,但不管使用何种数据分析策略,都建议考虑分析技巧。

小贴士:几种常见的个案研究分析技巧

1.模式匹配　将个案研究开始前推测的开放式研究框架与真实数据所建立的模式之间进行匹配,看这些模式相互之间能否达成一致,即考虑理论与实践的匹配程度。

2.建构性解释　首先提出一个原创的理论观点,再将个案的结果与之相比较并修正观点,随后再将个案的其他细节与修正后的观点比较,再修正,再与其他个案比较,如此不断重复,每一次重复都可以从新的角度分析资料。

3.时间序列分析　将数据的趋势与调查开始之前就明确的某种理论性趋势进行对比,如果预测的时间序列与实际的时间序列相互匹配,就能为最初的理论观点提供强有力的资料支持。编制大事年表是个案研究中最常用的时间序列技巧,通过大事年表,研究者可清晰描述一段时间内所发生的时间,还可反映时间之间的因果联系。

4.跨个案聚类分析　在多个案研究中,通常需要将每一个案当成独立的个体,然后细致入微地

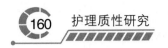
熟悉并进行详细描述。该过程能够让研究者充分了解每个案例,并在寻找跨个案的普适性前找到每个个案独有的模式。随后,寻找单个案分析中发现的跨个案的差异,即对出现相同结果的个案进行分析发现共性和异同,同时对出现不同结果的个案进行分析发现差异,进而寻找"同途陌路"和"殊途同归"背后的逻辑。

乳腺癌患者一级亲属健康相关行为改变的个案研究中的资料分析。

该研究在 MAXQDA 软件的辅助下,基于依据研究假设、整合原始资料和匹配模式的分析策略,采用主题分析法进行资料的整理和分析。

首先,研究者以家庭为单位,逐一描述每个家庭中纳入的一级亲属的健康相关行为改变情况。随后,通过根据健康相关行为改变的发生情况将一级亲属分为行为改变组和行为没有改变组,并寻找组内和组间的一级亲属受到的个人因素和环境因素的相似点和不同点,归纳出 4 种行为改变类型(图 11-8)。

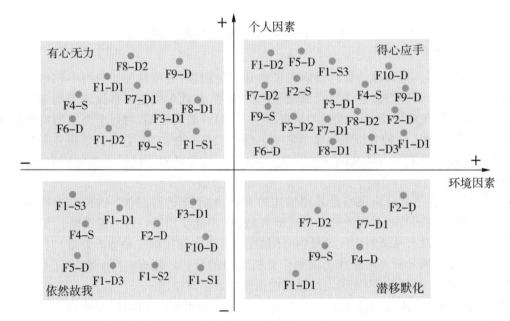

图中的圆点表示出现该类型行为改变的一级亲属;Fn 表示第 n 个家庭;D 表示患者的女儿,Dn 表示本研究纳入的多个女儿中的第 n 个;S 表示患者的姐妹,Sn 表示本研究纳入的多个姐妹中的第 n 个。

图 11-8 一级亲属健康相关行为改变类型

最后,在整个跨个案分析过程中,研究者对涉及的变量(行为改变及影响应为改变的因素)进行测量,并推断这些变量之间的关系(表 11-5),从而得出了一级亲属健康相关行为改变的 PEACE-S 模型。

表 11-5　命题、关键变量及变量间关系推测

命题	关键变量	关系
存在个人限制越多,出现行为没有改变的可能性越大	个人限制——行为没有改变可能性	多——大
所处暴露因素越多,出现行为没有改变的可能性越大	暴露因素——行为没有改变可能性	多——大
面临不利环境越多,出现行为没有改变的可能性越大	不利环境——行为没有改变可能性	多——大
自身应对环境越多,出现行为没有改变的可能性越大	应对环境——行为没有改变可能性	多——大
个案获得社会支持越大,发生潜移默化行为改变的可能性越大	社会支持——行为改变可能性	大——大
个案经历关键事件,发生行为改变的可能性越大	关键事件——行为改变可能性	有——大

五、结果展示模块

当所有资料都被充分分析,并且研究的结果逐渐涌现时,便进入了个案研究结果展示及个案报告的撰写环节。在展示研究结果时,合理地使用可视化的工具,以及将理论结构提炼为命题的形式,可以帮助研究者展示变量之间的关系和过程,促进读者对研究结果的理解。

个案报告没有固定的写作格式,虽然有不少研究者创造性地、有思想地构思研究报告,但也不是写小说,有一些通用的原则还是需要注意的。

(1)确定研究报告的目标读者,并以读者的需求为导向考虑报告重点、细节、行文形式等方面。

(2)明确研究报告的结构,如采用比较式、时间顺序式、悬念式等。

(3)研究内容的组织方式目前并没有规范性方法,但个案研究报告与其他研究报告一样,需要做到一致性和整体性。一致性体现在论文各部分围绕一个核心的研究问题逐渐展开,整体逻辑如下:提出研究问题(引言部分)→借鉴已有文献分析该问题(文献综述及理论视角)→解决该问题的过程和方法(研究设计与方法)→逐步回答该研究问题(研究结果)→得出问题答案并探讨该结论的重要性(讨论和结论)。Pan 和 Tan 建议个案研究报告应包含引言、文献综述、研究方法、结果、讨论和结论 6 个部分。可见这个形式也是撰写个案研究报告可以采用的完全合理的结构,并且是通用的。又如高等教育领域学者 Lyons 提出了报告个案研究的七阶段方法:对组织背景的讨论、对所发生的事情的描述、项目技术规范、关于教育学的讨论、实施、评价、对数据局限性的描述。它们也许同样适用于护理学科领域,不过,如果研究者认为另一种针对研究内容的组织方式更适合自己的个案研究,也可以放弃公式化的方法。

需要注意的是,不管以何种形式撰写报告,研究者既需要向读者展示生动的个案故事,也需要对研究问题进行必要的解释,因此在撰写个案研究报告时,无论采用什么格式,都需要保持描述和解释两者间的平衡。

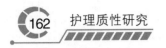
乳腺癌患者一级亲属健康相关行为改变的个案研究中的结果呈现目录。

第一章:前言→第二章:研究设计→第三章:单个案报告→第四章:跨个案报告→第五章:讨论→第六章:结论。

小结

个案研究能使研究者深入、详细、具体地对个案进行整体全面的了解。对于兼具社会科学和人文科学性质的护理学科而言,个案研究方法可促进研究者深入挖掘人文关怀和复杂内心等抽象问题。希望本章能够为护理专业个案研究初学者提供参考,为个案研究在护理学的应用提供一点借鉴。

思考题(学习通、在线平台均可完成)

1. 常见的个案研究分类有哪些?
2. 请简要说明个案研究的基本步骤。

参考文献

[1] CHEEK C, HAYS R, SMITH J, et al. Improving case study research in medical education: a systematized review [J]. Med Educ,2018,52(5):480-487.

[2] CHEN S H,LIU J E,GUO D M,et al. PEACE-S risk coping:a qualitative study exploring protective behavioral strategies of first-degree relatives of breast cancer survivors [J]. European Journal of Oncology,2022,56:102095.

[3] EISENHARDT K. Building theories from Case Study Research[J]. The Academy of Management Review,1989,14(4):532-550.

[4] YIN R K. Case study research:design and methods [M]. 5th ed. Thousand Oak, CA:Sage Publications,2014.

[5] 李晴歌,胡嘉乐,CRICK M,等.案例研究及在护理领域的应用[J].护理学杂志,2017,32(18):111-113.

[6] 陈少华.乳腺癌患者一级亲属健康相关行为改变的个案研究[D].北京:首都医科大学,2022.

[7] 陈少华,刘均娥,郭冬梅,等.乳腺癌患者一级亲属健康行为改变模型构建的研究[J].中华护理杂志,2023,58(16):1932-1939.

[8] 陈晓萍,徐淑英,樊景立.组织与管理研究的实证方法[M].北京:北京大学出版社,2008.

[9] TIGHT M. 个案研究方法与应用[M].徐世勇,杨付,李超平,译.北京:中国人民大学出版社,2019.

[10] 李平,杨政银,曹仰峰.再论案例研究方法[M].北京:北京大学出版社,2019.

[11] 李亮,刘洋,冯永春.管理案例研究:方法与应用 [M].北京:北京大学出版社,2020.

[12] 王宁.个案研究的代表性问题与抽样逻辑[J].甘肃社会科学,2007,5:1-4.

第十二章　叙事研究

============ **重点提示** ============

识记　①能正确说出叙事研究的概念及适用情形。②能列举叙事研究的特征。

理解　①能根据临床实践需求提出叙事研究的应用情境。②能运用叙事护理的研究方法开展研究。③能理解叙事研究在护理领域的应用。

运用　①能根据所学知识，提出一个叙事研究题目，并说明依据。②能够对相关文献进行初步评判性分析。

20世纪70年代，叙事研究在美国兴起，随后被引入医学领域。2001年美国哥伦比亚大学医学院的临床医学教授 Charon 在《内科学年报》上发表《叙事医学：形式、功能和伦理》一文，首次提出"叙事医学"的概念。在此基础上，21世纪初期，Sandelowski、Boykin 等学者结合护理专业特色提出了叙事护理这一概念。叙事研究作为一种质性研究方法，已成为护理研究新的关注点。

第一节　叙事研究的概念及特征

叙事研究（narrative research）是对经验进行理解、分析和评论的过程，具有自我反思、阐释意义、呈现经验的功能，它在当前护理领域中逐渐受到重视。护理的本质是关怀和照护，叙事研究不仅可以了解患者疾病体验和人生意义，还可以促进人文关怀相关措施的有效落实，对护患故事分享和护患关系建立有一定的积极作用。叙事研究在国外已被应用于探讨临床护理实践、护理人际关系、跨文化护理、护理理论构建及护理教育发展等方面的问题，并逐渐引起了国内护理研究者的关注。

案例

临终患者受生理功能影响，其行动、表达能力较一般患者差，常出现许多"社会-心理"困扰，如不接受临终结局、恐惧死亡过程、不舍与亲人分离等，同时家属也因患者的病情往往情绪低落、身心疲乏等。在实际工作中，受传统文化的影响，医护人员也较难沟通介入，因此亟需一套关注个体细节、方法灵活多样，在整体上具有规律、易于操作、效果确切的人文方法。国外临终关怀已将叙事研究作为促进沟通、改善服务、提升人文关怀的重要手段。叙事研究是一种人类的基本思维与记忆储存方式，在思维上具有普遍性，易于被临终患者家庭接受。本研究选取4个临终家庭进行参与式观察，对8名安宁疗护护士行一对一叙事访谈，通过倾听患者故事、发现隐藏信息、外化现存问题，帮助

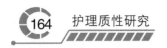

其重构生活意义、发现患者及家属问题并促进积极发展。通过叙事研究,探讨了在临终患者相关"社会-心理"困扰中实施叙事研究的体验和收获,了解了临终患者家庭"社会-心理"困扰的类型与特征。叙事研究是双向影响的,不仅为临终患者提供了心理-社会方面的照顾,也促进了护士的成长,为叙事研究的推广提供依据。

[来源:吴慧琴,刘霖,杨霜霜,等.临终患者家庭"社会-心理"困扰的类型与特征:一项叙事研究[J].军事护理,2022,39(10):53-56.]

一、叙事研究的概念

叙事研究之"叙事"源自文学,是以小说为主的叙事文学的主要元素和手法。"叙事"在《韦伯第三国际辞典》中的解释是"讲故事",或类似讲故事之类的事件或行为,用来描述前后连续发生的系列性事件。

各国学者对叙事研究的定义不统一。1990年,Connelly等将叙事研究定义为研究者在人与社会环境之间相互作用构建的一种新关系的基础上创建新的研究视角的方法。1998年,Lieblich等将叙事研究定义为分析叙事材料的研究,这些材料包括访谈素材、个人信件等。之后,Clandinin等认为叙事研究是研究者和叙事者在某一段时间之中,在一个或一系列地点与周围环境进行社会性互动合作进而理解经验的方式,在这个过程中,研究者以与叙事者相同的信念进入到社会环境中,在产生、叙事、体验和复述经验过程中总结研究结果。

叙事研究又称"故事研究",是通过研究对象的叙事来描述其个人生活中的重要事件,并将其以故事的形式展现出来的活动,其中蕴涵着研究对象个人的实践经验及其实施情形。研究者则透过这些故事,运用解释学与现象学的反思,梳理、统整、建构各项经验的性质或意义,并努力探究其缘起与来由。叙事研究是一种质性的、实证性的研究,我们可以从以下几个方面理解叙事研究。

(1)叙事研究的前提在于人类是善于讲故事的生物,过着故事化的生活。"质的研究"是其方法论的基础,叙事研究是质的研究方法的具体运用。

(2)叙事研究是运用或分析叙事材料的研究。叙事材料可以是一些故事,如一次谈话中听到的或阅读文献著作了解的生活故事,也可以是其他方式收集到的材料,如人类学工作者进行实地研究时所做的观察记录或了解到的个人信件。叙事材料可以作为研究对象或研究其他问题的媒介,也可以用来比较不同的群体,了解某一社会现象或一段历史时期,或探索个人发展史。

(3)"叙事"是叙事研究的主要手段。叙事研究是将技术与理性的东西隐藏到背后,通过一个个的故事的描述,去追寻研究对象的足迹,倾听研究对象的声音;通过个体的叙述、群体的叙述来研究个体、研究群体,研究他们的过去、现在和将来。叙述不仅仅是为了解释,还要寻找故事背后的意义。

我国学者候佳坤等认为护理叙事研究的概念为:护理人员在考虑到时间、个人与社会、地点3个维度相互作用的基础上,以平等合作的姿态通过访谈等方式收集叙事素材并进行叙事分析,最后以深描的形式展现出来,进一步反映叙事者的生活经验并诠释其意义的一种研究方法。

二、叙事研究的特征

叙事研究具有质性研究注重过程性、情景性和具体性的特点,同时又有一些自己的特征。

1.资料的丰富性　叙事研究可以从多角度组织和收集有关生活故事的资料,如叙事的方式、内容、场景等,使收集的材料极为丰富。

2.意义的诠释性　个体在讲述自己经历时,总会陈述自己在故事中行为的理由,个体无法区分故事成分与解释成分,个体叙事的过程就是一个对行为与事件意义的阐释过程。在护理领域中,可以通过叙述研究通过归纳的方式阐明某种护理理论,从过去的具体护理事件及其情节中归纳出结论。

3.假说的后成性　受诠释学影响,叙事研究要求研究者对材料做出解释并认可这种个人因素对解释的影响。个人的解释与关注点可能会随着研究的深入发生改变,这就使叙事研究处于不断的变动中。因此,叙事研究的具体方向和假设往往产生于材料的叙事分析过程中,不存在先在假设。

4.过程的对话性　收集和处理叙事材料需要对话者倾听3种声音:叙事材料(如录音带)、提供概念和解释的理论框架、对材料所作结论的自我评价与反思。叙事材料是研究对象的声音,后两者则是研究者、研究参与者、读者解释、理解、沟通并建构理论的基础。

第二节　开展叙事研究的一般过程与基本要求

一、开展叙事研究的一般过程

叙事研究首先要有"事"可"叙",需要选择、观察、收集、整理故事;叙事研究还要对"事"进行"研究",这就需要理论的准备和理性的视角;叙事研究还要对研究成果进行撰写,需要具备流畅洗练的语言表达能力和简洁明快的文字写作能力。唯此,研究的结果才具有其独特的价值。

叙事研究包含了这样的流程:确定研究问题—选择研究对象—进入研究现场—资料收集—整理分析资料—撰写研究报告。

(一)确定研究问题

确定研究问题是进行研究的前提。护理叙事研究范围很广泛,护理教育观念、教育机制、素质结构、日常生活、体态行为、课堂教学、患者心理活动、护患沟通等都可能成为研究的问题。叙事研究更关注微观层面小的普通的护理教学或临床护理事件,强调对护理中特殊现象的描述和体察。

叙事研究的问题应是有意义的问题。"有意义的问题"有两重含义:一是研究者对该问题确实不了解,希望通过此项研究获得一个答案;二是该问题所涉及的地点、时间、人物和事件在现实生活中确实存在,对研究对象来说具有实际意义,是他们真正关心的问题。例如,"农村留守儿童家庭母职角色冲突叙事研究""小学段植入人工耳蜗儿童家庭抗逆力再生成过程:一项追踪叙事研究"等题目都是有意义的题目。

(二)选择研究对象

选择研究对象是研究得以进行的保证。由于这样的研究充满着人文关怀,对护理人员、患者过去及现在的生活故事的关注,对研究对象真实体验的感受,因而它需要研究者与研究对象的互动与合作:研究者要有学术敏感度,能够深刻把握研究环境和研究对象,真正理解研究对象,取得研究对象的信任和合作,研究者的研究活动要得到研究对象的认同、理解与合作,从而保障研究的顺利开展。

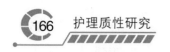

（三）进入研究现场

研究现场是研究者观察、了解研究对象的真实环境,研究者要进入研究对象的活动的真实环境,便于深刻把握研究对象的行为、观念所赖以产生的深层原因。

进入研究现场的方式是多种多样的:可以在自然状态下轻松地融入,也可以创设特殊的情境快速地融入;可以直接通过他人的介绍而走进现场,也可以间接地在观察中逐渐走进现场……但是无论什么方式都必须征得研究对象的同意,得到研究对象的许可,这不仅是研究伦理的要求,也是叙事研究需要研究对象多方面合作的要求。

（四）资料收集

资料的收集主要用访谈法。让叙事者呈现与研究问题相关的最丰富的生活经验内容是叙事访谈应努力达到的目标。因此叙事研究的访谈往往是无结构式的。同时,为避免访谈跑题太远,研究者要准备 5~7 个较宽泛的一般性问题。

除叙事访谈外,还可采用文献法、观察法收集资料。访谈资料,田野日记,参与者的日记、照片、信件等记录个体生活体验的资料都属于资料收集的范畴。

（五）整理分析资料

叙事研究中的资料分析又称叙事分析(narrative analysis),其目的在于应用故事来检视研究参与者如何理解其生活中的事件和行动。目前叙事研究还没有统一的分析架构,总的包括 3 种类别,分别关注叙事的内容、结构和功能。叙事研究的分析可以划分为"叙事的分析"和"叙事分析"两种,前者是从叙事资料中找出共同主题或类别,并据此建构一个概念框架来解释研究的发现;后者关注人们如何应用各种内外在资源构建故事,目的在于了解行为与经验的意义,聚焦于叙事的功能。也可以从时间、互动、情景 3 个维度进行叙事分析,分别考察故事的过去、现在和未来,个人经验与社会经验的关系及故事发生的具体场景,然后在此基础上构建意义。

（六）撰写研究报告

研究报告的撰写是在前面大量工作的基础上进行的总结性归纳。它既包含研究者对所观察到的"事"的故事性描述,也包含研究者对"事"的论述性分析,两者并行不悖,相映相成,构成了研究报告中细腻的情感氛围和浓郁的叙事风格。叙事研究所分析的根基便来源于事件,论述过程也是对事件的论述。

叙事研究报告由故事及故事意义共同构成。研究者需要反复阅读原始材料,不断反思与诠释,从各种叙事材料中找出那些对研究参与者的信念、态度和行为有巨大影响的事件、人物、场景等要素,联系各故事发生的社会文化背景,按一定的顺序重构故事,使故事显现出秩序和意义。叙事研究报告既要详尽描述,又要整体分析,特别要创设出一种"现场感",把研究事件淋漓尽致地展现在读者面前。

二、叙事研究的案例介绍

以《临终患者家庭"社会-心理"困扰的类型与特征:一项叙事研究》为例介绍叙事研究的过程。

（一）确定研究问题

国内尚无对临终相关"社会-心理"困扰(社会、心理或两者关联的困扰)的系统研究与分类描述。在无法获得对临终"社会-心理"困扰类型与特征清晰认知的情况下,医护人员在实际工作中对此类困扰较难沟通与介入解决。故本研究拟采用叙事研究的方法,从临终患者家庭与安宁疗护科护士两个视角探究分析困扰的类型与特征,为困扰的解决奠定基础。

(二)选择研究对象

选取入住上海某社区医院安宁疗护科的临终患者家庭和在该科工作的护士为研究对象。

患者的纳入标准:患者院内评估生存期≤6个月且家属均了解病情;有临终相关"社会-心理"困扰倾诉需求或表现出心理痛苦的患者或家属;有语言表达或书写能力。

患者的排除标准:患者具有明确诊断的精神与心理疾病;患者极度虚弱或已处于濒死状态;患者或家属拒绝参加此研究。

护士的纳入标准:注册护士;工作年限≥3年;自愿参加。

护士的排除标准:实习生、进修生。

(三)进入研究现场

通过直接为临终患者提供照护进入研究现场行参与式观察。

(四)资料收集

1.观察法　观察以下方面的内容:①临终患者是否有家属陪伴?②患者(家属)与周围人群的沟通互动怎样?③患者(家属)的总体心情、情绪如何,有无剧烈起伏,有无外显行为表现,原因是什么?④患者(家属)除治疗外最关心的事是什么?⑤患者(家属)家庭、工作或生活中是否有尚未解决的事,有无实际困难?观察中使用录音设备及实地笔记及时记录关键资料。

2.访谈法　对安宁疗护科护士行一对一叙事访谈获得困扰相关资料。半结构式访谈提纲:①在临终患者生命的最后时间,除治疗外,在心理、情感与家庭等方面,患者和家属有哪些特殊需求和实际困难?②您如何发现这些需求和困难?③患者和家属向您讲述过哪些和他们相关的故事?为什么和您讲述这些故事?访谈中注意追问核实关键信息并录音记录。

(五)整理分析资料

用分析叙事法进行分析。通过阅读、编辑、裁剪、重组的方式进行逻辑归纳,找出共性的叙事主题并进行意义的诠释。资料的分析均与研究组成员讨论以确保客观性。访谈结果以护士的语言呈现,参与式观察的分析结果由于包含观察记录,在结果中以简要的语言与相关背景叙述的形式呈现。

(六)撰写研究报告

撰写研究报告,例如下文。

尽管研究中临终患者家庭所涉及的"社会-心理"困扰类型多样,产生的情境与造成的影响各异,但从其发生的维度看,可分为心理相关困扰与社会相关困扰,心理相关困扰则与个人的认知、精神、情感与心灵有关,如家属的身心疲乏,患者2的妻子就表示"子女的工作都很忙,我自己照顾他……一天的来回车程4小时,我也感到很累"。一天,患者2的妻子在出电梯时不慎摔伤了腿脚。同时她因长期照顾压力,无人替换休息,心理压力大,感慨"有时觉得自己快坚持不下去了",但是同时又不舍患者的离开,她表示"他要是走了,这些回忆也就走了,就我一个人,想想真的……(哽咽)"

社会相关困扰与临终相关事务的处理不顺畅有关,如担忧家庭发展,护士8就表示"大部分临终患者对家里各方面还是不放心,觉得生活中还有没做完的事情,还是不放心家里人",其中她就说到"如果另一半还在的话,他可能有更多的担心和顾虑,家里各方面会没人照顾"。护士8就举了一个例子,说:"那个时候老太太特别想回家看看,给家里人打电话,但是家里人又没有时间过来接她。"

三、开展叙事研究的基本要求

(一)收集研究对象经历或历史素材

(1)研究者需要探究研究对象经历的故事,必须明了研究对象的个体生活是由多种故事组成的,不同的研究对象都有不同的生活故事。另外,研究对象的处境、想法不同,因而只有多元和混合地收集,才能产生能够诠释复杂事实的多元叙事文本。

(2)关注日记和日志的运用。日记提供研究对象对即时事件的描写、感受,通常是属于研究对象的纪录。日志则不一定为即时记录,而是体现为对事件的回顾、反思和评价。

(3)可能的话,把书信运用于叙事。书信是写给他人并期待对方做出答复的,书信往往能够揭示许多关于研究对象思想的知识和社会背景。

(二)进一步深化叙事

(1)在叙事研究中,开放式的访谈就非常符合叙事研究所要求的参与性观察、交往行动和叙事收集。访谈者需要具有高明的提问和倾听的技巧。访谈的实质是对话,是两人或多人之间平等的基于彼此信任的交流。倾听在于让人说,而不轻易打断别人的讲话,善于与别人分享自己的经验,用双向交流方式赢得彼此信任,并知道自己想倾听什么。

(2)现场笔记作为深化叙事的方式,既可以由研究者自己进行观察时撰写,也可以由研究者草拟思路,由参与者撰写。在形式上,它不是单纯的资料性纪录,而是可以有多种形式。

(三)注意相关的背景资料

1. 年鉴和编年史　年鉴为个体或机构提供关于重要时间或时间的简略资料历史;编年史则比年鉴更具主题性描述。它们均可为研究者提供被研究时间历史和主题的背景。

2. 文献分析　文献在叙事中具有特殊价值,因为作为共同记录或官方立场代表,有关叙事的相关日期、作者、任务、背景事件、政策、观点氛围等信息,研究者对叙事背景和阐述具有重要意义。

3. 纪念性物品　如照片、奖品、纪念品等,对唤醒记忆非常重要。

(四)注重诠释和理解

叙事不仅仅是记录与叙述故事,更是一种不断反思自身生活与实践的专业精神,以及对研究对象在日常情境中人际交往、心理调适等的过程。这种反思与追问在叙事研究看来,是对经验的重组和理解,以及提供意义诠释的过程。这种诠释和理解的涵义主要包括以下几方面。

第一,有了以上的叙事素材,研究者还需要对这些叙事素材进行提取、分析并界定这些叙事事件如何形成、改变的基本元素和基本特征,以及它们之间相互影响和相互作用关系。并且,将收集来的所有故事和叙事素材进行比较,分析每个故事的主题,然后将这些互不相同的主题重组成一个完整的事件发展过程。

需要强调的是,研究者并不能根据现存的理论来加以诠释,应该把自己熟知的答案或前见悬置起来,要直面需要探究的现象,并尽可能地从自己的理解和参与角度与参与者交往过程中的理解、体验来进行分析,由此可能产生一种新的理解。

第二,经历和实践经验的意义是由一系列交往过程构成的。只有对这些叙事事件和故事进行诠释,经历和实践经验的内在意义才会逐渐被人领会和把握。因此,必须把诠释和理解呈现给读者。

总之,叙事不可能用因果关系加以解释,须用多义性诠释来加以理解。并且,只有深度的叙事描述才能提供诠释经验意义的可能,而只有通过意义诠释和经验分享才能达成真实的理解。因此,叙事研究本质上是一种更开放的研究方式。

至今为止,叙事研究的成果并没有一个固定的样式,这是因为,"叙事研究所关注的是实践经验的复杂性、丰富性与多样性,同时在研究者和读者之间开放理论的思考空间,引申出理论视域的复杂性、丰富性与多样性"。对于护理叙事研究而言,它并没有任何强制性的规范和要求,但是如果有人确实想要诠释和理解我们眼前现实的医疗世界,希望能够揭示其中真实生动的日常实践经验和意义,那么,以上对于叙事研究的这些策略和方法的基本描述,也许会为其研究提供必要的参考。

四、护理叙事研究的评价标准

根据目前已有的对叙事研究的评价标准的认识,结合其他质性研究的评价标准,保证护理叙事研究严谨性的基本标准包括如下几点。

1. 明显性　以清晰而完整的故事形式,具体而准确地描述外在的可观察到的现象或事物。

叙事研究主要采用的方法是讲故事,故事是对个人生活中重要事件的反思和再现,它包含着叙事者个人的实践经验及其实施情形。清晰而完整的故事可以传达给听者一个完整浑融的形象认识,只有通过这一形式,具体而准确地描述,才能够使研究者对自己可以观察到的护理日常工作行为有一个真切清晰的形象认识,从而确保研究对象的真实可感。同样,只有故事完整、清晰的准确描述,才能真实地再现研究者的研究过程与成果,使读者对研究过程与结果获得首肯与认同。

2. 似真性　研究者站在研究对象的角度,从他们的经验中较为"确切"地推衍出他们看待世界及建构意义的方法。

叙事研究方法中的研究者应该努力摆脱个人生活经验、价值观念、文化参照等的束缚,以同情和理解的态度,认真感受和分析研究对象讲述的故事,力争站在他们的立场上,从他们的视角出发,将心比心地从研究对象自身提供的经验现象中推衍、清理、归纳出他们的真实思想。

3. 反思性　研究者从始至终地以反思性的态度对待自己的研究过程与决策行为。

对自己的研究过程与决策行为,研究者必须时时采取认真反思的态度,时时回顾自身的研究过程,明了个人的"前见"和"偏见",以随时弥补或纠正自己在研究中的疏漏和偏颇,使研究尽可能地接近真实。

4. 验证性　研究者与合作者在研究过程中经过互动所创造的意义是彼此共有的,建立的是一个双方都同意的观点。

在研究过程中,研究者应随时将自己的研究成果或结论告知护理人员,双方共同探讨或寻究故事中蕴含的真正意义,以避免研究者主观性的失误与偏颇。研究的结论是护理人员与研究者双方在不断协调中共同创造出来的,是由研究者发现并经研究对象反思确认的;研究成果是双方共同拥有的,既有助于研究者深入了解研究对象,也使研究对象从研究结果本身引发自身反思,并进一步促进研究对象的专业发展。

5. 可转移性　能促进研究对象与其他护理人员之间的经验交流与相互学习。

叙事研究能够促使护理人员在平时教学实践过程中发现全新的意义和内涵,促使其对护理的重新认定与深入反思,并进一步促进其与其他护理人员之间加强经验交换与相互学习,进而使整个研究结果在更大的范围内引发护理人员对自身知识的更大规模的反思与知识重构。

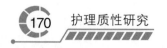

小结

本章主要介绍了叙事研究的概念、特征和用途,并阐述了叙事研究的实施过程,介绍了护理叙事研究常见的内容。通过学习上述内容,希望初学者了解叙事研究的意义和内涵特征,并在实施具体研究的过程中注意到理论视角/立场和方法论一致性等问题。

精读(在线推送)

(一)完成文献阅读

1. 闫媛媛.基于循证与叙事构建肠造口适应实践模式[D].太原:山西医科大学,2021.

2. 侯佳坤.脑卒中患者病耻感叙事护理干预方案的构建及初步应用[D].广州:南方医科大学,2021.

3. 宋杰.国外戴维·赫尔曼认知叙事理论研究述评:以赫尔曼独撰的5本专著为例[J].北京科技大学学报(社会科学版),2022,38(3):290-302.

4. OVERCASH J A. Narrative research:a review of methodology and relevance to clinical practice[J]. Crit Rev Oncol Hematol,2003,48(2):179-184.

5. BERRY ELAINE L. The research relationship in narrative enquiry[J]. Nurse Researcher,2016,24(1):10-14.

6. MACINTYRE DJIS. The Narrative Circle Model:An interpretative framework for nursing education and research[J]. Nurs Forum,2018,53(4):432-436.

(二)在线学习任务

观看《护理质性研究》第十二章讲座视频。

思考题(学习通、在线平台均可完成)

1. 叙事研究的目的是什么?
2. 叙事研究的主要特征有哪些?
3. 叙事研究的研究过程包括哪些?
4. 叙事研究的适用范围有哪些?

实战作业

第一次:请你思考一个自己感兴趣的叙事研究题目,并说明选择该题目的依据,请将作业上传至邮箱,注明"校名+学号+姓名",1周护教师将逐一点评同学们的作业。

推荐阅读文献:详见二维码、线上平台。

虚拟社区讨论:周二晚上19:00—20:30。

参考文献

[1]伍醒,陈嘉欣.教育叙事研究的方法论蕴涵及其在思想政治教育研究中的应用[J].思想政治教

育研究,2022,38(2):35-40.

[2]宋杰.国外戴维·赫尔曼认知叙事理论研究述评:以赫尔曼独撰的5本专著为例[J].北京科技大学学报(社会科学版),2022,38(3):290-302.

[3]刘训华.方法何以可能:新教育叙事研究的逻辑与路径[J].湖南师范大学教育科学学报,2021,20(4):17-23,38.

[4]陈向明.质的研究方法与社会学研究[M].北京:教育科学出版社,2000.

[5]华莱士·马丁.当代叙事学(第二版)[M].伍晓明,译.北京:北京大学出版社,2005.

[6]德尔伯特·C.米勒,内尔·J.萨尔金德.研究设计与社会测量导引[M].风笑天,译.重庆:重庆大学出版社,2004.

[7]约翰·克里斯维尔.质的研究及其设计方法:方法与选择[M].余东升,译.青岛:中国海洋大学出版社,2008.

[8]艾尔·巴比.社会研究方法[M].邱泽齐,译.北京:华夏出版社,2009.

[9]程青云,张艳,田雨同,等.叙事护理现状及发展对策思考[J].护理管理杂志,2022,22(6):441-445.

[10]侯佳坤,周宏珍,屠燕,等.叙事研究在护理领域中的应用与启示[J].中国护理管理,2021,21(7):1116-1120.

[11]王磊,蒋晓莲.叙事研究:护理质性研究的新方法[J].中华护理杂志,2006(4):352-354.

[12]吴慧琴,刘霖,杨霜霜,等.临终患者家庭"社会-心理"困扰的类型与特征:一项叙事研究[J].军事护理,2022,39(10):53-56.

[13]ANDERSON C,KIRKPATRICK S. Narrative interviewing[J]. International Journal of Clinical Pharmacy,2016,38(3):631-634.

[14]LANPHIER E. Narrative and medicine:premises,practices,pragmatism[J]. Perspectives in Biology and Medicine,2021,64(2):211-234.

[15]LINDSAY G M,SCHWIND J K. Narrative inquiry:experience matters[J]. The Canadian journal of nursing research = Revue canadienne de recherche en sciences infirmieres,2016,48(1):14-20.

[16]NG S L,KINSELLA E A,FRIESEN F,et al. Reclaiming a theoretical orientation to reflection in medical education research:a critical narrativereview[J]. Medical Education,2015,49(5):461-475.

[17]ZAHARIAS G. What is narrative-based medicine? Narrative-based medicine 1[J]. Can Fam Physician,2018,64(3):176-180.

[18]HARRISON J D,AUERBACH A D,ANDERSON W,et al. Patient stakeholder engagement in research:a narrative review to describe foundational principles and best practice activities[J]. Health Expect,2019,22(3):307-316.

[19]CLANDININ D J,CAVE M T,BERENDONK C. Narrative inquiry:a relational research methodology for medical education[J]. Med Educ,2017,51(1):89-96.

[20]ARTIOLI G,FOÀ C,TAFFURELLI C. An integrated narrative nursing model:towards a new healthcare paradigm[J]. Acta Biomed,2016,87(4-S):13-22.

[21]ZHANG L H,MENG H Y,WANG R,et al. Application of narrative nursing in the families of children with biliary atresia:a retrospective study[J]. World J Clin Cases,2021,9(34):10557-10565.

第十三章　参与式观察法

░░░░░░░ ▨▨▨ 重点提示 ▨▨▨ ░░░░░░░

　　识记　①能正确说出参与式观察法的定义及适用情形。②能列举参与式观察法的优点及弱点。③能说出参与式观察法的实施步骤。

　　理解　①能根据临床实践需求提出参与式观察法的应用情境。②能运用参与式观察的数据进行研究分析。③能比较非参与式观察法与参与式观察法的异同点。

　　运用　①能根据所学知识,提出一个可以应用参与式观察法的研究题目,并说明应用特点。②能够对相关文献进行初步评判性分析。③能够阐述参与式观察法可能牵扯的伦理问题及对策。

案例

　　Maria del Mar Alfaya Gongora 等在西班牙南部一家区域医院,于2014年6月和7月,应用参与式观察法深入探讨临床安宁疗护小组照护晚期癌症患者的经验。研究者在所有预测情境(家庭、医院姑息照护病房、医院咨询室)中进行了12次观察和记录。

　　研究者直接参与姑息照护小组的照护工作,小组成员为1名医生和1名护士,分别有3年和2年的姑息照护经验。研究者主要作为观察者参与,被观察者不知道研究者的身份(完全观察者),研究者有时被视为陪同姑息照护小组的专业人员,有时被介绍为小组成员(参与的观察者)。研究者每次参与时,选择不同的晚期癌症患者和家属作为观察对象。

　　参与观察过程中,研究资料的收集方式包括观察记录及田野笔记。观察记录围绕6个方面:观察活动前的情境(观察情况、既往相关数据、就诊原因);观察场景描述(场景类型、周围环境);非语言互动(被观察对象的非言语交流、空间使用);言语互动(处理方式、谈话主题、使用的语言、沉默、特定问题、反应、情绪表达);事件(中断);观察活动后的情境(满意/不满意、互动结束时的情绪)。

　　研究发现基于姑息照护小组的家访对晚期癌症患者和家属健康起着重要作用。家访重点为控制症状、共享信息并提供治疗方案和照护建议。环境对患者的情绪表达有一定影响;照护活动顺利开展的有利条件包括善意和感激,不利条件包括死亡临近、家庭目标不切实际和资源限制。

　　思考:①研究采用的参与式观察法属于哪种类别?②针对研究过程中参与观察者角色的转变,您的看法是什么?请举出优点及缺点。③根据作者的描述,您认为还有哪些研究细节有待深入探索?④最后,请参考该篇研究报告的研究目的,评论其研究结果是否达到研究目标。如果您是研究者,您会如何规划研究计划,以便于达到研究目标?

观察法是收集非语言行为资料的基本方法,可分为两种,一种是参与式观察法(participant observation),又称"参与研究法""参与观察法";另一种是非参与式观察法(non-participant observation),又称"非参与观察法""局外观察法"。参与式观察法指研究者成为被观察团体中的一员,亦即纳入研究对象团体的生活圈,参与团体的活动或生活,研究者一方面扮演参与者的角色,另一方面扮演观察者的角色;依据研究者身份是否公开,可细分为公开性参与式观察法(又称"准参与观察")、隐蔽性参与式观察法(又称"完全参与观察"),前者适用于一般群体或事件,如企业调研、乡村调查,后者适用于特殊群体或行业,如人类免疫缺陷病患者群体、同性恋群体等。

参与式观察法起源于民族志及社会学研究,其理论架构与田野研究法及扎根理论具有相互关联性,因此广泛应用于人类学、心理学、社会学或文化相关的研究。例如,研究者为了深入了解某少数民族的生活方式,暂时放弃原来的生活方式,加入被观察的群体,在共同生活中学习该民族的语言和生活习惯,之后再搜集直接体验的研究资料。研究者在进行参与式观察活动时,并不对被观察团体成员说明研究目的,研究者不会被该团体视为局外人。在研究观察的过程中,可维持观察时的自然情境,被观察者表现出来的行为及团体内的对话较真实,研究者可身体力行地去体验被观察团体的真实生活及心理型态,进行更深入的思考。

第一节　参与式观察法的概念及内涵

参与式观察法是人类学及社会学研究常用的资料收集方法,该方法较耗时耗力,但可累积大量的研究资料,需通过演绎及归纳法来分类(Casey,2006)。参与式观察法有助于研究者更深入地探究并诠释某特殊群体真实存在的内涵,这些内涵可能隐藏在被观察群体的内心,甚至被观察群体也未察觉。参与式观察法中,重点在于研究者与被观察者的关系,研究者的身份可以公开或隐藏,研究者可同时为观察者和参与者。

一、参与式观察法的概念

参与式观察指在真实世界的情境中,比如心理诊所、医院的心理/精神病区中,对特定群体的行为和语言进行系统的描述和分析。研究者即观察者,在参与式观察中,研究者记录下每天发生的事情、言语、服装、紧急事件、人际交互和行为中不言自明的规则等。这些往往被当作现场日志记录下来,作为日后分析的基础。

运用参与式观察法,可以描述发生了什么事情,事件发生的时间、地点,涉及的人或物,事情发生的原因和过程等。该方法尤其适用于研究人类生活所体现的社会文化背景,从局内人的视角,研究事件的发生过程、人与事件的关系及组合、事件的时间连贯性和模式。参与式观察法适用于以下学术性研究问题。

1.人们知之甚少的现象　新近形成的群体或运动、情感作用等。如护士主导的中医护理诊所或安宁疗护病房中护士和患者的互动是怎样的,严重急性呼吸综合征(SARS)和新型冠状病毒感染疫情等突发公共卫生事件中社会和文化价值观对普通大众预防保健行为的影响等。

2.某些较隐蔽、局外人看来模糊不清的现象　如同性恋酒吧的文化,女书文化,少数民族的内在性团体活动(例如,美国阿米希人文化或欧洲吉普赛人的流浪生活)。这些群体的文化往往具有

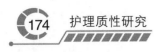

隐蔽性,人们对此知之甚少。

3. 局内人与局外人的观点存在严重分歧 例如,临终患者与一般患者或健康人、同性恋群体与普通大众。

4. 不为公众所知的现象 如吸毒及贩毒等犯罪团体、秘密组织或群体。

二、参与式观察法的重要性

参与式观察法有助于研究者了解被观察群体的内在思考方式及行为反应。"Walk a Mile in Her Shoes"这一比喻形象地体现了参与式观察法的特点。即研究者站在对方的立场去思考事件的发生及过程。参与式观察法通常用于探索某些具有神秘色彩的少数群体或隐蔽性群体活动的内涵(群体价值观、信念及态度)。在参与式观察中,研究者可同时应用质性和量性研究的资料收集方法(如访谈、观察记录、问卷调查等)获取丰富多样的研究资料。

为何要采用参与式观察法?参与式观察法主要针对观察研究的弱点,可以让研究者针对被观察团体进行更深入的理解并获取更真实的研究资料。在参与式观察过程中,被观察者在感知到被观察或被研究时,往往会出现反常行为,导致研究结果失真。孙立平教授在他的社会观察论述中曾提到"注视下的冒犯与主体性问题",即当人们感知到他人的注视或被观察时,内心会感受到不被尊重,感觉被操控,无法自主地做自己。亦即在被注视或观察期间,被观察者往往会感觉对方是主导者,自己则是被观察的客体,这一感受经常让被观察者感受到被物化,自主性被忽视。同时,使被观察者产生压迫感,进而导致研究结果失真。为了探索真实的情境及感受,社会学及人类学相关的研究经常采取参与式观察法,深入被观察群体的生活,通过亲身的体验及感受,或者以第三者身份(纯粹旁观者)更深入长期地获取研究资料。这提示研究者须具备将心比心的态度去尊重研究客体的权益及感受。

三、参与式观察法的特征

参与式观察法强调时间和关系的重要性,即在某个场景的运作过程中,观察者与被观察者之间建立一种长期互动的关系。依据乔金森对参与式观察法的界定,将其特征归纳为以下 7 点。

1. 局内人视角 参与式观察法要求研究者从某一特定情境的局内人或成员的视角出发,充分理解被观察群体的语言和文化,以及生活型态、思维方式和行为表现,并能敏锐地捕捉被观察群体言行背后隐藏的意义。同时,观察前避免做预先假设,忠实于对被观察群体日常生活的观察。

2. 关注日常生活 参与式观察法是一种自然状态下的实地观察,关注的重点为日常生活的真实场景和情境,而非问卷调查或控制混杂变量的实验室观察。研究者应尽力避免自己的参与对被观察者的行为方式产生影响,保证研究结果的真实性。

3. 阐释和理解理论形式和理论建构 与定性研究通过事先提出科学假说,并进行精确测量,从而对理论进行检验不同,参与式观察法是通过直接观察及亲自体验来收集隐匿的、不被世人理解的生活型态、价值理念等研究资料,最终目的在于提出与人类生活现象有关的阐释性理论。

4. 开放、灵活的研究逻辑和过程 参与式观察法较灵活、开放,没有固定的研究程序,其过程是循环往复、螺旋上升的。在参与式观察过程中,研究者可通过不断地从日常生活场景或情境中获取资料来重新定义或修正研究问题,并根据修正后的研究问题进行观察和记录,不断地建构理论。

5. 深度个案研究 个案研究大多不涉及参与式观察法,但参与式观察法往往采用个案研究的形式,对个案进行详尽的描述和分析。根据研究关注的问题,通过寻找典型个案,对某一重要和独特的现象(如人类情感)进行全面和详尽的描述。

6.**参与者角色**　在参与式观察法中,研究者与被观察群体及研究场景或情境之间的关系对信息的可靠性有很大影响。该方法要求研究者积极地参与到被观察群体的日常生活中,并与之进行积极的互动,在互动中体验和建构意义,并对被观察者的语言和行为进行解释。

7.**资料收集方法多样**　在研究过程中,参与观察者可通过直接观察进行资料收集,也可通过其他方式收集,如录音、录像、摄影等视听材料,以及报纸、备忘录等文献材料;还可通过观察现场的信息提供者来收集被观察群体的生活事例。需及时记录、整理和保存田野笔记。

此外,参与式观察法往往伴随伦理道德的考虑。在参与被观察团体时,倘若参与式观察者未公开研究者身份,或者未明确说明研究目的及方法,可能违反了研究对象知情同意参与研究的权益。同时,研究资料的获取及解读通常由观察者进行,这种情况可能会带入研究性风险(亦即研究者可能有先入为主的主观判断甚至造假)。而观察者长时间加入被观察团体的生活或工作场所,可能产生移情甚至改变原有的特质(例如,信仰、政治立场、对事件的认知及行为反应表现),这种情况又称为非研究性风险。在实施参与式观察法时,需反思伦理道德问题。

第二节　参与式观察法的类别

参与式观察法因观察者以什么角色去观察及采用什么观察方式而有所区别。该方法要求研究者融入被观察团体,直接参与其日常生活,参与者的角色使其能够从局内人的视角体验并探索日常生活的世界。可通过同情内省、投入理解、人文系数或移情重构来理解人类意义和互动。角色不同,观察方式也有所不同。通过参与,研究者能够以局外人的身份观察并体验被观察团体交往的意义,了解团体内在的、从表面上看起来较主观的方面。

一、观察者角色分类

社会学家 Gold 将参与式观察法中观察者的角色分为以下 4 种类型。

1.**参与的观察者(participant as observer)**　该角色更偏向观察。研究人员融入被观察群体,同时向被观察者公开身份及研究目的,与被观察群体建立信任关系,参与被观察群体的活动或生活,通过信息提供者(线人)分享彼此生活经验,收集相关的研究资料。

2.**观察的参与者(observer as participant)**　该角色更偏向参与。研究者在观察时,需要参与被观察者的活动,研究者通常会主动向被观察者说明自己的角色及研究目的。部分护理研究及行动研究通常采用该方式收集研究资料。

3.**完全参与者(complete participant)**　观察者未公开身份,通过参与被观察群体的所有活动来收集真实、完整的研究资料。通常不揭露研究者的身份,目的是获取被隐匿的信息。

4.**完全观察者(complete observer)**　研究者不融入被观察群体,一般不参与其他与研究无关的活动,观察特定事件时,常采用结构式观察清单来记录资料。观察者可能采取隐匿的方式,因此被观察者不知晓自己的行为反应正被观察。许多儿童心理学家采取这样的方式来观察儿童的特殊行为,观察场所通常采取两个单独空间,研究者通过单面透视镜观察儿童的活动。

参与观察的研究者往往希望在研究过程中扮演多重角色,与局内人、环境和现场建立和谐融洽的关系。研究者要同时兼具参与者及观察者的双重角色并达到研究目的,须花费较长时间(建议至少6个月)与被观察群体建立信任关系,同时,研究者需通过培训以具备客观观察及思考的能力。缺乏足够质性研究训练的研究者,其观察结果常会受到某些因素影响(例如自己的主观概念、过往的生活经验、先入为主的偏见及偏执的态度等),从而导致研究误差,即观察者偏差,又称为检测偏差(observer bias)或确认性偏差(detection bias or ascertainment bias)。此外,某些缺乏训练的研究者会因长时间融入不同文化背景的群体生活而忘却或改变自己原有的特质(信仰、价值观及生活方式),所以研究开始前应对研究者进行相应的培训。

二、观察方式分类

依据主动性参与或被动性参与及是否公开研究者的身份,可将参与式观察法分为以下6类。

1. 被动参与式观察法(the passive participant observation)　观察过程中,研究者与被观察者处在两个单独的空间,研究者观察并记录被观察者的行为,二者之间没有交流互动。这一研究设计经常用于心理学研究或特殊儿童发展行为观察的研究。分隔两处进行观察,主要为了避免被观察者的行为表现受到研究者的记录及观察行为的影响。

2. 主动参与式观察法(active participant observation)　研究人员积极主动地参与被观察群体的活动,与主要被观察者积极互动,搜寻有关他们日常生活活动、习惯及兴趣等方面的研究信息。研究者通常不向被观察群体公开研究角色,保持参与活动的积极性。某些研究者会在被观察群体中挑选主要观察对象或深度访谈对象,而另一些研究者沉浸于体验群体的生活经验。

3. 隐蔽而主动参与(covert and active)　研究者对于被观察群体采取绝对的隐蔽,不透漏真实身份,仅参与群体的活动或生活。在群体中,研究者可任意观察每个人的行为,在不知晓自身被关注的情况下,被观察者不会因此而刻意改变自己的言行。

4. 隐蔽而被动参与(covert and passive)　研究者对于被观察群体采取绝对的隐蔽,不透漏真实身份,被动地通过安排参与活动。研究者有机会与群体成员互动交流,但无法进入群体的核心组织。研究者观察及参与活动均属于被动,可能无法获取足够的信息。例如,应用参与式观察法探讨吸毒组织或某些特殊宗教组织的内在结构与组织活动。

5. 开放而主动参与(open and active)　向被观察群体公开研究者的身份,研究者可以自由选择参与群体内的活动,并且可以自主性选择群体内的任何人进行访谈或观察,以获取丰富的研究资料。但被观察者知晓自己受到研究者的关注后,可能会在被观察的过程中刻意改变自己的行为。

6. 开放而被动参与(open and passive)　被观察群体成员清楚研究者以研究目的和计划。在观察过程中,研究者为沉默的观察者(silent observer),仅观察群体成员的活动,不参与活动,也不与群体成员互动,无法获取参与活动的感受。

应用参与式观察法时,研究者的角色及参与观察的程度见图13-1。

在护理研究中,被观察群体通常是医护人员、患者及家属、老年人等,研究者往往作为参与的观察者,融入被观察群体,但更偏向于观察医护人员和患者及家属、老年人等的互动,并自主选择被观察群体的成员进行访谈或观察。例如,为了调查农村老年群体数字包容(digital inclusion)的实践,以促进社会包容和解决老龄问题,研究者对河北唐山某村庄34名老年人进行了参与式观察,在6个月内观察老年人每天使用智能手机的情况,以了解他们使用手机的主张、习惯和偏好,从而获得直观的体验和理解。研究同时采用半结构式访谈进行资料收集,在该研究中,老年人知晓研究者的身份,研究者主要作为观察者,也可自主选择老年人进行访谈或观察。又例如,中医护士主导的诊所是一种创新的工作模式,人们对这种模式了解较少,为了探索护士在中医医院这类诊所的工作经

研究者参与被观察者的活动

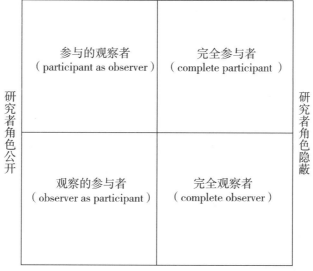

图 13-1　参与式观察法中研究者的角色

验,研究者通过开放的方式参与,对诊所的 11 名护士进行了访谈,并观察其中 7 名护士与患者的互动。这种方式中,研究者往往不参与被观察群体的活动,仅通过观察和访谈以获取资料。需注意,研究者以公开的身份观察时,因被观察者感知自身受到关注,其语言和行为表现可能受到一定程度的影响。

　　某些情况下,为了解社会和文化价值观对某个群体的影响,研究者通过主动参与被观察群体的生活和活动并积极地与之互动来搜集资料。例如,学者 Siu 以 2003 年某地爆发的 SARS 疫情和 2020 年在某地开始传播的新型冠状病毒感染疫情为例,分别于 2003 年 1—6 月和 2020 年 1 月—2022 年 5 月在某地进行了参与式观察,通过与被观察者一起工作和生活来沉浸在文化和社区中。在这个过程中,研究者的身份较隐蔽,以"局内人"的角度观察、体验和理解信仰如何嵌入当地文化,并对 70 名被观察者进行了半结构式深入访谈。研究发现,社会和文化价值观作为非正式的社会调控机制,可以促进人们采取预防性健康行为,从而有助于疫情控制。

　　对于某些特殊群体,如人类免疫缺陷病患者、男男性行为者等,护理研究者往往采取被动参与式观察的方式,研究者与被观察群体或成员没有互动。例如,为评估中国男男性行为者(MSM)进行人类免疫缺陷病毒自我检测(HIVST)的正确程度,通过 HIV 检测顾问的现场记录和视频对东部沿海城市 27 名 MSM 进行了被动参与式观察,以了解 HIVST 的出错情况。有时,为了解某个场所中医患的互动,也可采用该方式。如瑞典学者采用被动参与式观察,对初级保健中心的慢性病患者和全科医生之间的咨询进行观察并录音,通过对录音的转录和分析进行研究。

　　总之,在进行参与式观察时,需根据研究目的及研究对象的特点,采用适合的方式进行参与式观察,以获取丰富的第一手资料。

第三节　参与式观察法的实施

参与式观察法在某种程度上是最自然也是最具挑战性的定性数据收集方法。然而,当研究者在固有观察能力的基础上,在更正式的意义上成为参与观察者时,意味着研究者不仅要成为特定社会环境中的参与者,还要履行研究者将观察的一切记录成研究资料的角色,并提出旨在揭示行为背后意义的问题。因此,参与式观察法与日常生活中的观察活动有所区别,需要遵循一定的程序和步骤,循序渐进地展开。考虑到各类观察方法和用于观察的实施方式不尽相同,以及参与式观察法高度个性化和灵活的特点,因此,下文提供的参与式观察法的实施步骤,将按照大多数参与式观察法的流程顺序进行介绍,但各个步骤之间没有明确的界限和严格的顺序要求,研究者在制定实施方案和进行数据收集时可根据自己的研究情况进行适应性调整。

一、参与式观察法的实施步骤

1.确定与研究问题相关的观察问题　与其他定性研究一样,参与式观察类研究需围绕研究问题展开。当研究者选择参与式观察的研究方法回答研究问题时,需反复思考斟酌该研究问题是否适合采用参与式观察的方法进行研究及所要进行的研究活动是否会对特定环境下的被参与者产生危害。在明确了该研究问题适合参与式观察及符合研究伦理后,还需要根据观察需要进一步界定和提炼需要通过观察活动来回答的问题。在确定具体、可操作性强的观察问题之后,研究者便可思考与设计自己的观察计划和观察提纲,包括提前思考观察的地点、时间、对象、内容、范围、方法与手段等,以及可能遇到的问题有哪些、该如何解决这些问题等,有助于研究者以合适的身份进入观察角色,并在收集观察材料期间保持专注,确保研究的顺利进行。例如,一位研究者研究的问题是开展白血病住院患者临床心理干预及效果评价研究,通过采取参与式观察法、访谈法、问卷调查法和预实验等方法进行探索性研究,厘清开展白血病患者临床心理干预研究的必要性、可操作性及主要困难,进而为完成有关白血病患者临床心理干预及效果评价研究的总体设计奠定基础。其中,参与式观察法是最主要的研究方法,研究者以临床心理学研究人员的身份公开观察和询问所关心的问题。在研究设计中,研究者进一步设计了具体的观察问题,包括"白血病住院患者的医疗程序、医疗方式、医疗条件及设施如何? 白血病患者及其家属在住院期间的心理状态和基本生活方式是怎样的?"等等。观察的问题确定之后,我们就可以着手制订初步的观察计划和具体的观察提纲。

2.选择研究现场　一个观察问题的确立往往建立在对某一个观察地点和对象大致的把握和认识上,因此选择研究现场和确定感兴趣的观察问题往往是同步进行的。研究现场的选择及研究者访问现场的次数和时间将产生反映该选择的观察数据,对能否满足设定的研究问题至关重要。研究者在选择研究现场时,应考虑到研究现场的特征。从普通公众的角度,研究场所有显性和隐性的区别。当公众都能得到关于现场的信息时,研究场所是显性的,如大学、医院、社区卫生服务中心、教堂等,公众都能够获取这些场所的相关信息。而当一些活动场所从局外人的角度是神秘、隐蔽、模糊不清,有关信息甚至被局内人保护起来成为秘密时,研究场所就是隐性的,如少年犯罪团伙、毒品贩子等的活动场所。其中,局外人(outsiders)是指被观察群体以外的他人,局内人(insiders)是指参与观察群体内原本存在的人员。根据是否需要协商才可进入研究现场,研究现场又有开放的和封闭的区别。研究场所是开放还是封闭只是部分取决于其显性特征,因为部分场所尽管公众能够得到公开的活动信息,但活动是完全封闭的,研究者要么放弃研究,要么通过协商方可隐蔽进入。因此,研究者应根据研究场所的特征选择合适的研究现场,确保参与观察的可操作性和典型性。常识通常是做出研究场所选择的坚实基础,如对于涉及养育孩子的观察活动,研究者可能会选择家庭、学校、社区、以家庭为中心的地方观察成人与孩子们的互动,而对于涉及职业行为的参与观察,研究者则更可能选择相应的工作场所。此外,对研究现场的选择还受到研究者自身兴趣和能力、研究机会和便利条件、研究目标的规模(如研究项目在资金、劳动力和其他关键资源方面的规模,甚至是场地的地理规模)等方面的影响。例如,参与式观察法旨在成为整个部落群体的民族志的主要数据源,这将需要在时间和地理上进行大规模的努力。相比之下,对某个机构如何使用其组织网站的研究可能仅限于对地理上的单个机构进行参与观察,并且可能只需要几天就能提供关键的见解,因此确保你选择的场地与你预期的学习规模相匹配,很大程度上也是一个非常重要的考虑要素。最终,研究现场的选择需要依据下述条件确定:①是否能够进入现场;②参与者有可能充当的角色范围;③该角色能否较深入地接触所要研究的现象。

需要注意的是,原则上,对被参与者的观察应尽可能地在观察活动自然发生的现场进行,但对于一些规模较小的参与者观察研究,如果进入真实的场地是不现实的,如这种行为只是偶尔或不可预测地自然发生,或在分散、难以进入或危险的地点发生时,可以选择创建参与者观察的场地。但需要注意,在创建的场地中进行参与式观察存在大量潜在缺陷,若研究者处在一个探索的研究阶段,可能会对真实的场地不够了解,从而无法准确地重现真实的场地,因此只有在创建的场地可以提供一个可接受的准确环境时,创建的场地才可成为参与式观察工具包中的一个元素。

3. 进入研究现场　进入研究现场的两个基本策略包括公开式(overt)进入和隐蔽式(covert)进入两种。公开式观察策略是指研究者公开要求准许观察,这种策略因其方式简单,不涉及较多伦理问题,只要得到许可就可以有足够的机会接近所感兴趣的现象,因此广受欢迎。进入研究现场并与现场的管理当局和其他人员建立起良好的合作关系,是参与式观察有可能获得成功的最有效的一项策略。因此,在申请参与观察许可的过程中,研究者需要向现场的管理当局递交一份参与观察计划书,其内容包括研究计划的纲要、基本目标,陈述足够的理由说明该项研究符合当局的利益及如何预备处理可能导致研究请求遭到拒绝的一些问题等。同时在递交正式的研究计划书之前,为避免一些难以预料的拒绝理由,还有必要与管理当局就一些问题进行必要的探讨。当无法通过协商公开地进入研究现场,尤其是针对一些封闭的研究现场时,就需要研究者扮演某个参与角色,而不能向现场中的人们透露正在进行的研究,这种情况被称为隐蔽式进入。隐蔽式观察策略当前存在伦理上的争议,其违背了研究对象拥有知情权的伦理原则,在这种情况下,最好的做法是待研究者与研究现场的人们建立了信任关系之后,再告知研究目的。选择以何种策略进入研究现场,需要研究者在了解研究现场政治特性的基础上综合进行判断。

4. 建立和维持实地关系　当研究者与研究现场中的人们建立并维持相互信任与合作的关系时,所获取的研究资料质量会得到显著改善和提高,因此研究者必须花时间与局内人建立信任、互惠、合作的关系,甚至产生共同并肩处理及克服障碍的经历。信任与合作的关系是一个程度问题,是双方互动的结果,易受到环境与情境的影响,研究者应该有意识地培养这些关系,并具备掌握识别和理解社会互动情境的技巧。这些技巧包括对人们保持开放的态度、倾听他们的诉说、自我暴露、探究共同的兴趣及通过共同地参与创造共同经历等。研究者可通过物质和非物质的交换建立与局内人互惠和交换的策略,如通过给付金钱、提供帮助、发展友谊的形式来答谢局内人的合作。

此外,研究者要随时对建立的信任与合作关系进行评估,看何时具备充分的信任与合作关系,能够足以收集到准确可靠的高质量资料。

5. 观察和收集资料 研究者在进入研究现场,并建立和维持实地关系以后,需考虑自身以什么角色或形象进行参与观察,并对其角色的局限性和优越性保持敏感。研究者的角色可以是"完全的局外人",也可以是"完全的局内人",或者成为这两个极端角色之间较大或较小的局外人或局内人。局外人的角色是由研究者确定并强加给现场的,必然会带来对环境的侵扰,因为在正常情况下,研究者并不是环境中的一部分,势必会带来冷漠、敌意、好奇等不同的反应,但同时也提供了研究者对一些事物的直接物理接触机会。更好的做法是,作为局外人的研究者以一种常态化的方式出现在现场,使现场的人员将研究者的存在视为理所当然。与局外人角色有所不同,局内人的角色是由观察活动现场提供的,因此当研究者以局内人的身份参与被观察者的活动时,需依照研究需求选择全程体验日常生活经验或从现场中本来存在的角色中挑选可参与的角色。研究者可以在整个研究过程中主动或被动地选择担任许多不同的角色,可方便从不同的视角更全面准确地理解所观察的现象。需注意的是,研究者从局内人的角度体验观察活动时,有时会成为现象的一部分,因此研究者要能够在局内人的观点和作为研究者分析的框架之间来回转换,时刻提醒自己"观察者的自我"问题,避免失去研究的客观性。

参与中的观察是收集资料的一个基本方法,常见的观察方式包括无焦点式观察和焦点较集中的观察两种。无焦点式观察的目标是熟悉研究现场,需要研究者在观察初期以一种开放的心态对研究现场进行全方位、整体、全面的考察,以便调整和聚焦后续的观察和资料的收集。在对研究现场获取了一定的感性认识之后,就可以开始进行焦点较集中的观察,即从研究者感兴趣的某种现象开始,逐渐将注意力转移到更具体更细致的现象中去,然后对确定的现象进行探索和提炼,并重复观察、分析、聚焦、再观察的过程,如此循环往复。当研究的问题和主题逐渐清晰和明确之后,就可以采用访谈的方法进行研究资料的收集。访谈包括非正式的访谈、正式访谈和深度访谈 3 种形式。非正式访谈类似于随意的交谈,区别在于非正式访谈拥有特定的提问和回答形式,同时需要采用纸笔或录音的形式获得可视的结果。当研究者与局内人建立了相当融洽的关系后,可以进行正式访谈。正式访谈类似于结构化的问卷调查,使用一套结构化的问题表格,以完全相同的形式对不同的局内人进行提问。该方法可帮助获得高度一致的材料,但不能获得丰富的质性资料,因此常作为参与式观察法中收集资料的一种补充方法。当参与性观察取得一定进展,即确定哪些人了解研究所需资料时,可采取深度访谈法,该方法可帮助探究一个特定事情的复杂而全面的细节,对参与式观察法特别有价值。除了上述方法之外,研究者还可以获得广泛的人类沟通交流产物如书信、日记、备忘录及人工制品(如服装、绘画、工艺品等)作为研究资料来源。

6. 撰写笔记、保存记录和制作档案 撰写笔记有很多不同的形式,研究者可根据自己的习惯、观察的问题、研究现场和情境等进行选择。开始做笔记的最佳起点应是研究现场的日常事实,可按照记流水账和按照时间顺序记录参与观察的重要事情,包括时间、日期、地点、关键人物的身份、角色及行动、主要活动和事件等。随着研究主题和问题得到更加清晰的界定,研究者需考虑将笔记集中于更有条理地详述所要研究的问题,包括与研究主题相关的每日观察、随意的交谈、非正式的访谈及正式访谈等。此外,研究者记录对研究现场和收集资料的个人感觉和印象如猜测、直觉、怀疑、忽略的领域等也十分有益。有关记录形式,研究者可使用纸与笔、录音机、照相机或电脑等多种形式完成记录,但无论采取何种形式,都需要转换成一种适合分析和解释的形式,以便聚焦和提炼所研究的问题和议题,其中电脑特别有助于组织和管理现场笔记和档案。

7. 分析和理论化 分析始于研究者在日常生活情境中对资料的搜集和对研究问题的思考,要求研究者对现场笔记进行编码和标注,进而引导对资料的分类、筛选、组织和重组。常见的分析策略包括寻找基本特征、模式、关系、过程和顺序,构建类型和类别,进行比较和对照等。通过分析,研究者可直接形成对现场资料的理解和理论化,包括分析与归纳、敏感化概念、扎根理论、存在主义理论和阐释性理论等多种形式。

8. 离开现场和交流成果　离开现场通常是自然而然出现的一个程式化的过程,即研究者自然地将工作重心从搜集资料和制作记录,转移到建立档案、分析研究发现和进行理论化。但多数情况下,参与式观察法都没有绝对的终点,或者有可能因为一些非预期的干扰性因素如研究对象或事件的变故、相互关系的恶化等直接终止研究。与此同时,离开现场还会伴随诸如喜悦、解脱、遗憾甚至悲伤等情感体验,对研究者和现场的人们造成影响。因此,离开现场最好能够控制在一段时间中进行,这样每个人都能够为参与观察的结束做好准备。对研究成果的撰写在现场工作阶段即已开始,当离开现场后,则会以更紧迫的方式加速进行。

二、参与式观察法的信度和效度

参与式观察法关注独立而可靠的研究结果,注重实际的意义和关键概念的多重指标,该概念通过现象学的方法进行定义,旨在反映具体情境中人们的言行。如对于城市流浪者,研究者从城市流浪者对自己使用的标签"游民"入手识别和描述他们,以局内人的视角通过实地观察他们的生活方式和日常活动,进而识别一系列与该人群生活方式相关的特定概念和过程,了解关键概念与游民日常生活和文化之间的关系。而概念的构造也产生了信度和效度问题。参与式观察法中与效度相关的问题,涉及研究者是否能够直接进入局内人的意义和行为世界。因此,在观察现场与当地人的互动中,对概念的实际运用可为概念的效度提供有力的检测,当概念成功运用,可有力表明对概念的描述是准确的,但如果当地人反对你的用法,则表明概念的描述并不准确。由于参与式观察法基本不使用测量法,在实践中难以通过传统的信度检验来建立信度,因此传统的信度观念对参与式观察法并不合适,但原则上,参与式观察法可望获得一致性的可靠研究结果。参与式观察法中的信度和效度,可通过下述方法检验。

(1)研究者收集与概念有关的多重指标(或证据形式),如直接经验和观察、不同形式的访谈、不同的信息提供者、人工制品及文献等对概念的构造进行检验。

(2)考察研究者是否及在何种程度上提供了直接涉入局内人世界的途径,可帮助判断研究结果是否有效和可靠。

(3)要求研究者充分描述和讨论收集资料的程序,并向读者详细阐明所运用的这些程序与研究结果之间的关系,包括这些程序的优点及局限性,使之能够更好地接受公众的质疑和检验。

(4)在日常生活的实际应用中对重要的概念进行检验。

(5)参与式观察法期望获得一致的研究结果仅仅只适合于特定的场景和问题,尽管在实践操作中存在一定困难,但在原则上可以相信,其可以在独立的重复研究中得到检验。

小结

本章介绍了参与式观察法的概念、内涵及特征,并依据参与者的角色及参与方式划分了类别。然后,从确定与研究问题相关的观察问题—选择研究现场—进入研究现场—建立和维持实地关系—观察和收集资料—撰写笔记、保存记录和制作档案—分析和理论化—离开现场和交流成果等大体的几个步骤对实施参与式观察法的基本程序与具体技术进行介绍,并就检验参与式观察法的

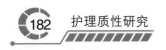
效度和效度问题提供策略指导,旨在获得真实可靠、值得信赖的研究结果,为参与式观察法的科学实施提供方法学指导。

精读(在线推送)

(一)完成文献阅读

1.丹尼·L.乔金森.参与式观察法关于人类研究的一种方法[M].修订版.张小山,龙筱红,译.重庆:重庆大学出版社,2015.

2.ZHANG H,HE R. A study on digital inclusion of Chinese rural older adults from a life course perspective[J]. Front Public Health,2022,10:974998.

(二)在线学习任务

观看《护理质性研究》第十三章讲座视频。

思考题(学习通、在线平台均可完成)

1.参与式观察法的概念及内涵是什么?

2.参与式观察法有哪些特征?

3.参与式观察法的类别有哪些?参与者有哪些角色?

4.参与式观察法的实施步骤有哪些?

5.如何保证参与式观察结果的可靠性?

参考文献

[1]陈向明.质的研究方法与社会科学研究[M].北京:教育科学出版社,2000.

[2]丹尼·L.乔金森.参与式观察法关于人类研究的一种方法(修订版)[M].张小山,龙筱红,译.重庆:重庆大学出版社,2015.

[3]ALFAYA GÓNGORA MDEL M,BUENO PERNIAS M J,HUESO MONTORO C,et al. Palliative care team visits. Qualitative study through participant observation[J]. Colomb Med(Cali),2016,47(1):38-44.

[4]蔡宁伟,于慧萍,张丽华.参与式观察与非参与式观察在案例研究中的应用[J].管理学刊,2015,28(4):66-69.

[5]SIU J Y. Therole of social and cultural values in pandemic control in a Chinese community:An ethnographic study on the construction and stigmatization of "others" in severe acute respiratory syndrome(SARS) and COVID-19 in Hong Kong[J]. Int J Environ Res Public Health,2022,19(20):13517.

[6]李强.白血病患者临床心理干预研究[M].天津:天津人民出版社,2010.

[7]董轩.参与观察:质性研究中的"看"与"被看"[M].上海:华东师范大学出版社,2020.

[8]ZHANG H, HE R. A study on digital inclusion of Chinese rural older adults from a life courseperspective[J]. Front Public Health,2022,10:974998.

[9]DONG Z, WEI L, SUN X, et al. Experiences of nurses working in nurse-led clinics in Traditional Chinese Medicine hospitals:a focused ethnographic study[J]. Nurs Open,2023,10(2):603-612.

［10］WEI C, YAN L, LI J, et al. Which user errors matter during HIV self － testing? A qualitative participant observation study of men who have sex with men（MSM）in China［J］. BMC Public Health,2018,18(1):1108.

［11］王文科,王智弘. 质的研究的信度和效度［J］. 彰化师大教育学报,2010,99(17):29－50.

［12］LOUISE G. Participant observation:definition,advantages and disadvantages［EB/OL］.（2020－02－29）［2022－09－01］. https://vittana. org/21－advantages－and－disadvantages－of－a－participant－observation.

［13］GUEST G,NAMEY E,MITCHELL M. Collecting qualitative data:a field manual for applied research［M］. California:SAGE publications Ltd,2013.

［14］JOHNSON M. A silent conspiracy? Some ethical issues of participant observation in nursing research［J］. Int J Nurs Stud,1992,29(2):212－223.

［15］HAHLWEG P, HÄRTER M, NESTORIUC Y, et al. How are decisions made in cancer care? A qualitative study using participant observation of current practice ［J］. BMJ Open, 2017, 7 (9):e016360.

［16］SALMON J. Using observational methods in nursing research［J］. Nurs Stand,2015,29(45):36－41.

第十四章　民族志研究

======== 重点提示 ========

　　识记　①能正确说出民族志研究的概念及适用范围。②能列举民族志研究的常用类型及其特征。

　　理解　①能根据临床实践需求提出民族志研究的应用情境。②能理解民族志研究的实施要点。

　　运用　①能根据所学知识，提出一个民族志研究题目，并说明依据。②能够对民族志研究相关文献进行评判性分析。

　　民族志研究是一种寻找和探究社区、团体及其他社会组织的社会文化模式与意义的研究方法，从整体的观点和视角，对特定社会文化环境中产生的信念、态度、价值观、角色和规范进行理解和解释。从广义上讲，民族志研究包括了对特定群体的社会和文化生活的所有研究。民族志研究是人类学研究的具体应用路径，可帮助护士观察患者日常生活中的整体认知，更好地关注患者个体的生活、心理等状况，从而改善患者的照护质量，实现真正意义上的全人护理和人文护理。

第一节　民族志研究的概述与适用范围

　　民族志研究是最基本的质性研究方法，通过这种研究方法，护士可以更深刻地了解与健康和护理有关的各种文化现象。

 案例

　　运动健身 App 与社交媒体时代用户的使用习惯和生活需求十分契合，吸引了大批忠实用户。这些活跃度较高的用户聚集在一起，形成了独具特色兼具多维功能的运动健身网络社群。单纯地记录运动并不能满足用户的健身需求及社交需求，互动成为了此类 App 的又一重要功能，并逐渐形成了一种新的健身社交方式。而这些网络社群是如何进行互动的？网络社群成员在互动的过程中是否有情感流动？网络社群成员的互动行为是否有稳定规律，形成完整的互动仪式链？而形成的互动仪式链能否为运动社交媒体提供新的发展思路（提出研究问题）？为了解答上述问题，本研究以兰德尔·柯林斯的互动仪式链为理论基础，选取中国用户规模最大的运动健身 App Keep 的网络社群为研究对象，运用网络民族志的研究方法对其互动行为进行深入剖析，架构运动健身 App 网络社群的互动仪式链;有助于帮助社群成员达成理想的健身交往和情感体验,科学引导运动健身 App 虚拟网络社群的健康发展,促进健康中国战略下形成良好的网络生态(引出研究目的和意义)。

[来源:王晓晨,付晓娇.健身、社交、情感:运动健身 App 网络社群的互动仪式链[J].沈阳体育学院学报,2022,41(3):64-70.]

上述是民族志研究在健康照护领域的应用举例。民族志研究可以帮助我们理解不同的文化,可以帮助我们从不同的观点来看问题,可以帮助我们更好地理解质性研究的内涵和精髓。

一、民族志研究的概述

(一)民族志研究的起源和发展

民族志(ethnography)起源于文化人类学和社会学,是人类学的一个分支。人类学(anthropology)是社会学的特殊一类,目的在于发现文化知识。早期的社会学家发现传统的科学不适用于发现居住在一起并有着类似经历的人群的细微差别,促使民族志学成为用于研究一群人的生活方式的方法。民族志研究的发展大致可以分为 3 个时代:①第一个时代是自发性、随意性和业余性的民族志时代。这些民族志并非由专业人士写成,大多建立在猜想和想象的基础上,由于这一时期研究者直接使用由他人记录、未经查实的资料进行分析,出现了收集资料的主体与理论研究的主体相分离的状况。②第二个时代是通过学科规范支撑起的"科学性"时代,由经过训练的人类学者通过科学方法获得翔实的资料来构建民族志,是科学人类学的民族志,即现代民族志。其中,1922 年,人类学史上具有划时代意义的民族志代表作《西太平洋的航海者》的出版,奠定了科学的人类学规范。③第三个时代是强调知识创新的批判和反思时代,从反思以"科学"自诩的人类学家的知识生成过程开始,知识创新的批判精神渗入实地调查的经验研究方法,民族志研究被置于反思性的审视维度之中,研究者要反省自身在研究过程中的角色和作用,又称为实验民族志。

19 世纪 70 年代民族志学开始用于护理文化研究,是用人类学的方法去研究一些不适于演绎或量化的护理文化现象,研究不同社会文化背景下人们的健康信念、态度、行为模式等。随后,相继有学者在护理教育、多元文化护理、建构护理相关概念和理论中使用民族志研究方法。民族志研究在国内护理中的应用尚处于缓慢发展阶段,有关护理民族志的研究成果仍然较少。

(二)民族志研究相关的概念

1. 文化、文化场景和文化肖像　民族志学用于描述文化或文化场景。文化是指在探寻某一群体日常生活的模式时,研究者归纳出来的该群体的行为、思想、信仰、知识、习俗和价值观等的总称。文化场景即民族志学中特指的所要研究的文化单位。民族志研究的本质是研究观察到的行为和事件或者一个仪式对某人群的特殊意义,通过描述和解释文化形式来刻画某个文化群体的肖像。文化肖像是汇集了所了解的一切资料,通过展现其复杂性而形成的某个群体的整体的文化景观。

2. 田野工作　田野工作是民族志的基础,是指经过专门训练的研究者亲身进入研究对象的劳动现场或生活场域,通过参与观察和居住体验等方式,深入体验和感受研究对象所处世界,以获得田野经验并收集资料的一种方法。民族志研究者常常在民间社会收集资料,如语言人类学家到田间地头与当地人交流、文化人类学家到村庄里与当地人一起生活和劳动。在此过程中,他们必须学习当地的语言,了解当地居民共有的文化模式,厘清主导社会关系的规则,探索文化意义和文化愿景。受语言、季节、生计活动周期等因素的影响,完整、规范的田野工作通常需要 1 年甚至更长时间,以便研究者深入地了解当地社会。在田野工作的不同阶段,研究者观察的侧重点亦有所不同。

早期的研究意味着要花大量时间来认识环境,准确、具体、细致地观察记录,不要将外在的文化语境或社区的、事先确立的概念框架过早地强加于研究对象。随着时间的推移,研究者不断地进行提问和反复观察,事物、社会事件、行为模式和社会关系的意义将越来越清晰。

3. 主位客位观　民族志研究包括主位和客位的观点,主位的观点是指当事人、研究对象的角度和观点,自然的、本土的观点,反映了特定文化人群的语言、信仰和经历。研究者通过收集特定文化群体的杂志、录音或其他文化制品来接触自然的观点。客位的观点是指外来人的观点,是经过解释的外部观点。研究者对文化的解释必须由强烈地理解其他个体的生活愿望来指引,研究者必须成为特殊文化场景的一部分,不仅要研究人群,还要从人群中学习。研究者要对特定群体进行参与式观察,花费大量时间进行访谈和观察,才能解释文化。

(三)民族志研究的分类

从文化场景看,民族志包括宏观民族志和微观民族志。随着民族志的发展,新的形态开始出现,包括历史民族志、网络民族志、影像民族志、多点民族志等(表14-1)。

表 14-1　民族志研究的分类

分类	定义
宏观民族志	描述的是广义的文化,是将一个文化整体(部落、城镇、社会机构、种族)作为研究对象,对于理解该文化十分重要的部分(社会结构、经济、家庭、宗教行为和信仰、政治关系、象征仪式、社会化过程、礼仪行为)进行重点考察
微观民族志	描述的是狭义的文化,即对一组或一个文化中的小单位进行详尽细致的研究,或对组织机构单位中的特殊活动行为进行研究
历史民族志	在参照历史文献和田野资料的基础上,通过研究者的体验和分析,获取一种对存在于历史中的某个特定族群文化的洞见,最后用民族志的手段将其全面地表述出来,侧重探讨学科交叉视角与方法的思考与尝试
网络民族志	以互联网为田野,利用互联网技术来收集资料,或研究族群的网络行为,或直接研究基于互联网形成的各种群体和社区及其文化,体现民族志田野空间在当代社会的新拓展
影像民族志	通过介入或非介入的拍摄方式,用影像(特别是活动影像)工具记录在田野发生的社会行为与文化现象,记录当地人的“主位”观点,建立以拍摄素材为基础的田野影像数据库,再通过后期剪辑等创作手段,建构以特定社群文化为主题的表述性影片,创作独立于文字民族志且富于文化描述和阐释价值的影像文本,展示了民族志文本之外的另一种呈现方式的发展
多点民族志	超越单一地点研究文化在不同时空的流动,民族志研究者把自己及研究对象置于世界体系之中,追随所研究的文化(如事物、故事等)从一个地方到另一个地方的流动,从而研究文化结构、文化过程,并在地方社会中发现宏大体系,是全球化发展背景中民族志研究视野的全新定位

(四)民族志研究的特征

1. 文化浸染　研究者长期融入研究对象的生活中,在“自然”状态下与研究对象进行互动,达到充分体验和熟悉该研究对象特定的文化特征的程度,与研究者田野作业的深度和广度有关。长期的田野是文化浸染的保证,研究者通过长期的观察、倾听和体验等,收集丰富且具有深度的资料,由此探究研究对象的生活方式、价值观念和行为模式。

2.将研究者作为研究工具　将研究者作为研究工具是指民族志学者在研究过程中通过观察和记录文化资料、访谈文化群体成员的方式进行文化研究,其扮演着确认、解释和分析文化的重要角色。研究者通常成为文化背景中的参与者,作为文化的一部分以感受人们在某种情况下的感觉,可称为参与式观察。同时,研究者还要作为参与式观察者分析、解释文化,提供外来人的观点。总之,研究者必须明确他们在发现文化知识中的角色是一种工具,通过亲身体验和感受来收集丰富且具有深度的资料,对一种特定文化形态进行描述和诠释。

3.整体观　民族志要赋予文化以整体观的意义,不仅要收集某些片段资料,更要聚焦于对研究对象特定文化脉络的整体性资料的把握,不能将研究对象的具体行为和其周围环境及背景隔离和孤立,而是将其放置于特定的文化或亚文化的整体层面上来探讨,通过深描局部细节来推知其整体意义,从把握整体来分析其局部细节,从而把它们的关联和意义系统地联系起来。

4.深描　深描是基于研究文化背景下的具体的语言、行为和事件等细节的意义描述。深描属于深度的细节描绘,必须扎根于具体的事实,不能离开时间、地点、人物和事件等因素。深描和浅描的区别是浅描没有挖掘出隐藏在文化成员行为背后的深层次意义;通过深描,民族志旨在揭示文化现象或行为背后的意义,也就是行为的动机或现象的原因,发现其背后隐含的意指结构或观念结构。

5.反思性　反思性是建立在"主客位"二元论的基础上,指研究者对其研究所处的整个环境及其与环境的相互影响的必然性的明确意识。研究者身为研究文化的参与者,不仅会对局内人的行动造成影响,自身的视角也会受到被研究文化的影响。因此,民族志学者应时刻反思被研究的文化特征,并观察和反思自己的身份和作用等,以意识到在研究过程中出现的种种偏见,保证民族志作品的客观和真实。

二、民族志研究的适用范围

民族志学的目的之一就是明确文化的内涵,要理解人们做什么和说什么,如何与他人连接,风俗习惯和信仰是什么,如何从经历中推论出意义。因此,护士可以运用民族志学的方法探索整体的、自然的社会,探索护理或与护理有关的文化或亚文化,提出与护理实践有关的问题。自然的场所提供了护士看待真实世界的机会,研究对象所在的没有经过外部解释的自然场所是探索很多护理实践问题的丰富资料来源。病房、社区、养老机构、学校都可以是研究的场所,糖尿病患者、痴呆患者、HIV 感染者都可以是研究的文化群体。

研究前应先思考为什么运用民族志学的方法进行研究。当研究者准备进行民族志研究时,通常首先要确定希望了解或解释的文化知识是存在的。另外,要考虑是否有足够的时间进行实地研究、是否有足够的资源、收集的资料是否能对护理专业带来新的观点。具体来说,民族志研究适用于以下几类活动。

1.记录现存的有关事实　用研究人群的语言去描述这些事实。民族志研究可以用于描述现存的某个社会或某个特定文化群体的某些社会现象、行为、文化事件等,以增加对这些文化的了解。

2.发现扎根理论　民族志研究通过对某些文化现象和文化中关系的分析,可以建立和发展扎根理论。如使用民族志对多米尼亚共和国人民的希望概念进行研究。

3.更好地理解复杂的社会　对于某些复杂的社会现象和社会文化关系,可以通过民族志研究进一步深入探讨和分析,以得到更清晰的认识和理解。如"看病难"的社会现象。

4.理解某一人类行为　民族志研究可以深入探讨某一文化群体的行为方式动机。如运动健身App 网络社群成员的互动仪式链。

第二节 田野工作流程概述

民族志研究的研究步骤可分为前期准备、进入田野和实地工作后，各个步骤可以在研究过程中灵活地调整。

一、前期准备

（一）选择研究主题和研究场所

1. 选择研究主题　在研究开始时，研究者一般会确定研究课题的大致范围，引导整个研究的进行。研究者可在田野中根据实际情况不断修正前期确定的主题。民族志研究主题可分为理论研究和应用研究。理论研究是指认识人类社会文化现象，揭示其发展规律，获取新知识、新方法的主题研究工作；应用研究指针对某一特定目的或应用目标寻找方法、理论，或为解决某一实际问题而进行的主题研究工作。同一主题也可从理论或应用两个角度切入进行民族志研究。

研究的具体问题可以是：①某个特定的已知存在的人群，但没有人种学民族志学的记录；②某个特定的文化议题，还未在某特定人群中描述，例如研究儿童健康观念的习得；③需要研究的特殊的理论问题，例如研究健康信念和行为的文化冲突；④需要确定可能的解决方法的实践问题，例如研究某人群妇女中避孕方法的低使用率的问题；⑤以往研究过的社会问题，需要进一步再研究，以了解过渡时期发生的变化。确定研究问题之后，要对研究问题进行陈述，要说明为什么对某一文化进行描述和阐释。

2. 选择研究理论　选定主题后，研究者还需要选择适当的理论或方法来指导课题研究，以制定研究方案。民族志研究的理论可分为静态理论和动态理论，静态理论提供对文化的各种瞬间快照，如功能主义理论；动态理论则有助于认识长时段内重要行为模式的变化，如古典进化论。民族志研究的理论不必是非常具体的，它们可以是关于世界或其中某部分是如何运转的中层理论，理论的选择应当具有适当性、操作便利性。

3. 选择研究场所　选择研究场所，即选择恰当的田野调查点。民族志一般将田野界定为研究族群生活的原生环境，这种"田野"隐喻为远离文明、都市的地方。人类学家约定俗成地把文化上更为奇异、社会相对孤立的地方视为理想的田野点。选择田野调查点需要考虑研究主题、研究经费和田野调查点本身的特性。

（1）围绕研究主题：研究主题决定了田野调查点的选择。早期的民族志研究很少在进入田野前确定研究主题，田野点往往是随机的，民族志研究者通常是进入田野点后才开始寻找感兴趣的研究主题。现在，由于受到田野工作时间、经费等方面的限制，为尽可能在有限的时间内进行充分的民族志调查研究，绝大多数研究者会在研究开始时便确定研究主题，并精心选择恰当的研究地点。民族志研究主题与田野点一一对应，形成了一些文化主题显著的特定田野分布区域。例如，藏医学发源地的西藏是医学人类学的重要田野点。

（2）围绕研究经费：国外民族志田野调查一般由官方或民间基金支持，我国的民族志田野调查则由政府、科研机构以及高校的项目、课题经费支持。田野调查点的选择有时会受限于经费的多寡，例如前往藏区从事民族志田野调查，路费是不小的支出。经费少，可选择在四川、青海、甘肃、云南藏区进行调查;经费充足,则可进一步深入西藏自治区腹地进行田野调查。

（3）注重田野调查点本身的特性:一个地方能否作为民族志田野调查点,还需全面考察该地方自身条件,尤其是该地族群文化是否具有代表性或独特性。代表性是指该地族群文化是否能够代表该族群的文化;独特性是指该地族群文化是否区别于该族群其他分布地区的文化。例如,研究我国回族医学,有研究者选择甘肃临夏回族自治州为田野点,因该地回族文化典型,其文化保留较多回族传统文化特色。

（二）回顾文献

通过回顾有关知识获得有关研究对象和研究问题的信息。这些知识可以是学术性的,也可以是非专业的,可以来源于不同类型的资料,如地方的、历史的、民族志学的、地理的资料或者新闻期刊。这些准备工作有助于研究者了解要研究的文化背景,也有助于形成研究计划。

（三）形成研究计划

要计划如何进入研究现场,如何与研究人群建立关系,什么时候开始描述文化;同时对如何进行资料收集,尤其是对如何才能集中在要研究的特殊问题上进行计划;对分析和解释资料的各个环节也要进行计划,例如如何重新回到研究场所进行资料的再次核对。

（四）装备与团队

笔记本,照相、录音、录像设备、电脑等是民族志田野工作必不可少的工具,它们可以帮助研究者观察、记忆、存储和分析田野资料。民族志田野调查可以是研究者的独立研究,也可以是团队合作,团队合作是高效的方式,但在组建团队时需考虑专业、性别、语言等问题。

二、进入田野

在这一阶段,研究者进入研究现场,选择研究对象,深入文化,收集资料。研究者可以通过"守门人"获得进入现场的方法路径,获得关键知情者的信任以获取信息。民族志研究主要运用目的抽样的方法来选择研究对象,资料收集的对象可以是某个文化群体中的成员或代表性人物。通常运用参与式观察与访谈的方法来收集资料,具体步骤如下。

（一）获得接触

研究场所确定之后,研究者要取得研究场所和研究人群的信任和接受,才能获得与文化的接触。研究者必须获得与文化的接触,才能对人们的活动和生活的场所进行研究,这也许是此类研究最困难的环节。由于研究者通常不是文化群体的成员,要研究的文化中的个体可能会不愿意提供接触。在研究中,某些文化场所可以不经过允许而进行研究,例如,研究去当地药店买药的个体的文化就不需要场所的允许。但如果要研究某诊所卫生人员的文化,就需要得到允许。通过清楚地表达研究目的、保护研究对象的秘密等策略,可以增加获得接触的可能性。另外,某种程度的参与也可以有助于研究者进入文化场所,例如去诊所做志愿者。最后,合适的中间人或介绍人的引见,是民族志研究者进入研究对象群体的最佳门票。民族志研究者寻找的中间人应当与其所调查的社区具有亲密的关系,并拥有较高的威望。最理想的中间人是调查社区的各种精英人物,如村长、宗教代表人物,受到该社区成员尊敬的年长者也是较好的中间人人选。需要注意的是,若选择的中间人在调查社区中威望较低、人品较差,可能会连累研究者难以获得社区成员的认可,甚至遭到拒绝。另一种情况是,中间人属于调查社区相互对立的派系之一,亦可能会使研究者在研究中陷入尴尬的境地。因此,研究者不可为了尽快开展田野工作而来者不拒,应当谨慎选择中间人。

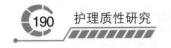

(二)驻扎、确定角色

研究者要确定自己在研究场所的角色,这个角色必须是在现场的一个稳定的角色,能熟悉文化群体的日常生活规律,可以最大限度地揭示整体的文化及特定的文化主题。

(三)画出体现文化特征的地图

在适应研究场所的过程中就要开始获取信息,开始记录当地日常活动的内容,或者了解社区的人口学资料或组织结构,画出体现文化特征的地图,以帮助下一步的资料收集。

(四)观察与记录

参与式观察是民族志研究最常采用的资料收集方法。参与式观察适用于以下情况:所研究的问题是从局内人的角度看的,涉及人类的互动和意义;所研究的现象在日常生活情境或场景中可以观察得到;研究者能够进入合适的现场;现象的规模和范围都相当有限;所研究的问题适合于个案研究;所研究的问题可以用质性资料加以说明,这些资料可通过直接观察和适合该场合的其他方法来收集。

真正的实地工作始于研究者就所要研究的文化进行提问。通常会从一些广泛的问题开始,例如"谁在诊所工作?"然后开始观察。描述性观察开始于研究者进入文化场所时,从 9 个基本要素〔地点、人物、活动、物体(文化制品)、个体的单独行动、时间、事件、期望目标及感受、阅读笔记〕开始描述文化场所,分析文化的一般特征,获得概况,并决定如何继续下一步工作。然后进行更有目的描述性观察,即焦点观察,来源于开始的描述阶段所提出的问题,主要与特定的、少数的信息提供者一起工作,与他们建立长期的、紧密的社会关系。这些信息提供者可以提供或澄清某些文化信息,提供进一步的信息,或者帮助研究者确认解释资料的方式是否合适,因此有助于研究者探究所观察到现象的深层次文化含义,以及了解某些既往存在或突然改变了的生活方式。基于焦点观察结果,可以进行更有选择性的观察,收集到的资料需要通过选择性的观察进一步确认分类,对现有资料核实分类的不同、联系和相似,并且指引研究者回到研究场所探求进一步的问题。这些观察和访谈不一定完全按照以上顺序进行,在任何观察过程中,如进一步的焦点观察或选择性观察中也可以产生广泛性的问题,从而引导下一个轮回的观察和访谈(图 14-1)。

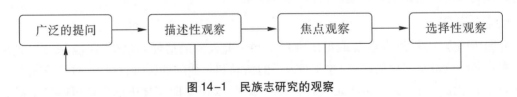

图 14-1　民族志研究的观察

每次的观察都必须记录。这些观察的记录称为实地笔记或现场备忘录。要注意在研究的过程中,尤其是开始阶段,不要太快地聚焦,或者认为一些评论、文化制品、互动是偶然发生的而忽略了记录。任何经历都应该记录,以形成对文化丰富的描述。除了记录细节,还应该记录个人的看法、感受和解释。广阔的视角可以提供细节,还可以提供内涵,理解文化场所到底发生了什么,要关注文化场所的所有方面才能进行丰富的描述。研究者首先要确定记录所使用的语言,记录时要逐字逐句地记录,用谈话者所说的文字记录,要具体地、不经过解释地记录所看到和听到的一切。可以手工记录,分类按时间保存,或运用计算机程序储存和分类、管理资料。

(五)深度访谈

访谈是民族志学者另一个重要的田野资料搜集技巧。访谈形式包括正式或非正式的访谈、结构或非结构式的访谈。在实际应用上这些形式时有交叉、重叠。在民族志田野工作中,参与式观察往往是辅之以深度访谈同时开展的。深度访谈指无结构的、直接的、一对一的访谈,主要用以揭示人们对某一问题的潜在动机、信念、态度和情感及特定事物复杂、全面、深入的细节与意义。深度访谈主要借助非正式访谈的技术,采用随意交谈的方式,没有特定的提问与回答的形式,所提的问题是自由发挥的。当然,深度访谈也可以使用正式访谈的某些技巧,如使用结构性的问题表格或问卷等。使用深度访谈方法,需要与访谈对象建立融洽的关系,因为深度访谈会耗费较长的访谈时间。为了了解特定文化事象复杂而全面的细节,深度访谈可能需要进行数小时甚至更长的时间。深度访谈一般是在参与式观察和一般访谈取得了一定的进展之后进行的。

(六)分析

在民族志研究中,资料的收集和分析是紧密联系在一起的,在进行观察的同时进行资料分析。例如,研究者根据描述性观察的结果进行领域分析,再根据领域分析的结果确定焦点观察的对象。民族志研究的整个过程中都需要不断地分析资料。在实地工作中同时进行资料分析,有助于今后与社会群体进一步接触。要理解文化的意义,研究者必须分析所观察到的文化情景,也就是研究对象在特定场所的行为活动的方式。民族志学的资料分析就是分析这些文化情景,寻求形式典范,这些形式构成了文化。

1. 领域分析　分析的第一步是领域分析,首先确定在特定的场所,要分析的人种的类别,再确定文化场景中不同概念的语义及语义之间的关系,有助于下一步分析。也可以将概念进行再次分类。无论用什么方法,目的都在于发现人、地点、文化制品和活动的文化意义。在这个环节利用尽量广泛的分类清单有助于资料的分析。为保证分类清单的详尽,可参考前文所述的文化场所的9个基本要素:地点、人物、活动、物体(文化制品)、个体的单独行动、时间、事件、期望目标及感受、阅读笔记来进行分类整理。领域分析引导了下一步的问题和观察,即要去探索文化群体成员的角色和关系。

2. 分类分析　分类分析是比领域分析更深层次的分析,它探求领域所包含的更详尽全面的分类。分析要寻求各分类之间的关系,以及各分类与整体的关系。这个过程需要进行进一步的观察和提问。可以用焦点观察和访谈来确定分类是否准确。

3. 成分分析　成分分析是系统地寻求与文化类别有关的属性特质,每个领域都需要核实检查其中的成分,这些成分也就是文化的属性特质,同样也需要询问对比性问题来确定这些成分。同时研究者还要寻找遗漏的资料,根据遗漏的资料,再进行选择性观察。根据对比,将资料再次进行分类,再根据相似和不同进行分组,从而确定不同领域的不同成分。这个过程可以提供很多有关文化的重要信息。

要完成成分分析,研究者必须有序地进行:选择要分析的领域;详细列出以前发现的对比;把具有不同特征的对比进行分类;把具有相似特征的对比合并;对遗漏的特征进行对比性提问;进行选择性观察和会谈以发现遗漏的资料,来确认或发现假说;形成一个完整的范式;建构分类系统,体现概念间的关系。通过人类学的图表,可用清晰、简洁的方式提供大量的信息,体现重要的文化特质。《即将消失的世界:海岛人类学笔记》一书就采用大量的图表讲述内容,如用图记录基里巴斯医生所用的草药(图14-2)。

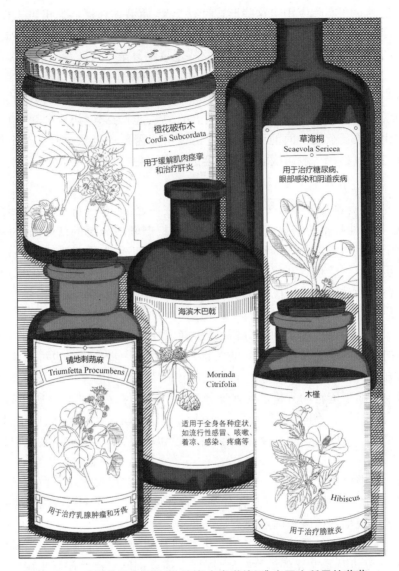

图 14-2 《即将消失的世界:海岛人类学笔记》中医生所用的草药

三、实地工作后

(一)完成资料分析和阐释,形成要素和推论

虽然在田野工作时研究者就已经开始分析资料,但资料分析贯穿于资料收集的全过程,因此在田野工作结束后,研究者还需要进一步对资料进行整理和分析,提出对文化的阐释。

资料分析过程也是一种分类整理的过程。可以首先创建一些文件夹,系统地整理资料信息,再通读全部资料,做备忘录,以逐步形成对资料的初步感受,然后开始理解资料,对资料进行描述和分析。

可通过分类法来形成语义表,或进行模式化分析。还可以将研究的文化群体与其他群体进行比较;以某种标准来评价文化群体;在文化群体与重要的理论框架之间建立联系;或对研究过程进行反思,并提出新的研究设计。这个分析过程的目的在于发现文化要素。要完成对这些要素的分析,研究者必须沉浸在资料中,要有足够的时间专注于资料。6类经常使用的要素如下。①社会冲突:在社会场景中人们之间会发生哪些冲突? ②文化矛盾:从文化群体中得到的信息有矛盾之处吗? ③社会控制的非正式行为:是否有不正式的行为方式导致了文化控制? ④管理人际关系:人们如何进行人际沟通? 人际关系是怎么样的? ⑤如何获得和保持现有的状况? ⑥如何解决其他问题等。

结合上述的资料分析方法,研究者通过强调在描述阶段提到过的特定的素材及通过图、表和数字来展示研究结果。资料呈现的次序要反映出分析的思路和步骤。可以按编年史或其他顺序来呈现资料,展示的重点是对日常生活进行描述,还包括一些重要的关键时间点,一些阅读笔记,完整的有时间、地点、人物的故事,某个难以理解的事物,互动中的群体等。也可以按某个分析的框架来描述并根据众多知情者的观点来展示不同的视角。最后,通过写一个关于文化场景的总结,确定文化群体的经常性的规律方式,从而阐释这一文化群体。这些方式无论是明显的还是隐晦的,都构成了文化,在阐释过程中要注意从资料中得出推论,并发展理论,使阐释具有结构性。人们接触文化知识的途径是通过文化推论,也就是研究者根据在研究另一种文化时所看到或听到的做出的结论做推论是学习群体文化模式或价值观的方式。通常,文化行为(人们做什么)、文化制品(人们制作和使用的东西)、谈话信息(人们说什么)这3类信息可以用于产生文化推论。还有一类文化并不真正以实体的形式存在,即无言的知识,是人们知道但不谈论或直接表达的,但也是必须描述的知识。

分析和阐释资料时需要注意,不同的研究者其描述文化的方式是不同的。因为研究的文化问题不同、研究时期不同,研究者得到的信息也不同。但如果在研究过程中采用合适的、严谨的方法来收集和分析资料,这些发现就可以提供对文化的重要的、深入的看法,同样可以反映事实的一方面。同时,由于文化也是变化的和动态的,资料的分析和阐释不能脱离文化背景,文化的发现也要运用于文化背景中。

(二)撰写民族志

列出文化清单是写民族志的第一步。清单提供了整理、组织资料的机会。清单包括:列出文化领域,列出分析的类别,收集有关地点或活动的草图,列出文化要素,完成个案清单,确定类别,完成资料的索引或表格,完成各方面资料的清单,建议今后研究的领域。完成文化清单后,就可以准备撰写民族志了。

撰写民族志的目的在于与研究人群分享,试图唤醒人们自身文化方式的意识。研究者首先要思考:我为谁写作? 在这个问题的指引下,作品会非常不同。为学术界写作,细节非常重要。为公众写作,深入的例子就很有用。如果为某个组织写正式的报告,就要反映与其需求相关联的关注点。然后,研究者要决定资料如何展示,如何组织。可以用自然的历史、编年史或空间(spacial)顺序来组织,或根据重要的要素来组织信息。写作的方式可以是写实性故事;可以是自白式故事,其重点在于研究者的实地调查经验,而不是某种特定的文化;批判式故事强调在研究过程中发现问题及反省;印象派式故事,即以戏剧性的形式进行描述。无论采取何种方式,都要注意在报告中体现民族志写作的三要素,即描述、分析和阐释。民族志的报告要点主要包括导论、研究程序、描述文化、对文化主题的分析,以及阐释、启示、提出问题。

1. 导论　说明研究领域和研究问题,对研究地点和人群进行简单回顾,对研究问题进行回顾。

2. 研究程序　报告实地研究程序,讨论实地工作,说明为什么采用民族志的方法,说明资料收集、分析的过程和研究结果。

3. 描述文化　描述特定的文化,回答"这里正在发生什么"。

4.对文化主题的分析 用丰富的、细节的、顺序的资料(佐证材料)来说明整体文化及特定的文化主题要注意反映文化整体,而不是过度描述某一个个体的细节,要反映文化特征而不是个人特点。在展示研究结果时要重点突出,根据确定的模式或主题来展现资料,要与已知案例比较并对资料进行评价。

5.阐释、启示、提出问题 在阐释过程中要进行分析和解释;要探索其他的阐释方法;要在研究者的经验情境中及结合与这一论题有关的更广泛的文献来阐释结果。同时,还要进一步提出启示或下一步研究的设想。

(三)民族志的评价

数十年来,民族志者一直挣扎于信度与效度的实证主义标准,因为民族志研究的研究方法、田野状况及目的都未曾为研究者提供诸如临床研究、实验和流行病学研究,甚至标准化调查和人口学研究所能实现的超然及对研究的控制,因为他们的关注点是人类事件随时间推移的自然发生。他们也关注保持研究者与研究参与者之间的距离,而研究者是民族志最重要的资料收集工具,考虑到民族志者与研究参与者之间长期的亲密关系,与研究参与者保持距离几乎是不可能的,所以民族志偏离传统的效度和信度的标准规则。

1.民族志的效度评价

(1)生态效度:研究者描述的社会世界与成员自身世界相符合的程度。

(2)自然历史:对计划执行过程所做的详尽描述。交代研究者的行动、假设和程序,方便他人评估。如果局外人能了解并接受田野地点与研究者的行动,该研究计划就具有效度。

(3)成员确认:研究者将田野研究结果带给成员,让他们来判断研究的合适性。

(4)胜任的局内人表现:非田野内成员能够像其他成员那样有效进行互动,并被认为像成员一样,这包括能够说并且了解局内人的笑话。

2.民族志的信度评价

(1)内部一致性:指排除常见形式的人为欺骗之后,就对某个人或某件事已知的全部内容而言,资料是否可靠可信。可以在提出编码范畴和编码文本数据时,建立交互评定信度。

(2)外部一致性:通过其他人的观察、其他不同的资料来源的检验和交叉验证获得。可通过清晰阐述以下资料收集和分析要点来提高外部信度:研究的社会背景和情况;概念、理论领域、因素和变量的界定;研究者与被研究群体及地点的关系的性质和背景;关键报导人是谁,他们所代表的群体是哪些,以及他们在被研究社区中所处位置;观察如何进行及在哪儿进行;配额和其他抽样方法、工具建构与检验;资料分析方法与程序等。

第三节 民族志研究案例分析

在健康照护领域,民族志研究逐步得到应用。

【例1】医院重复呼叫老年人照护中的"社会化照护无效":一项民族志研究(BEAVER J, GOLDBERG S E, EDGLEY A, et al. Socialised care futility' in the care of older people in hospital who call out repetitively:an ethnographic study[J]. Int J Nurs Stud,2020,107:103589.)

研究者首先介绍了该论文的研究背景：痴呆患者可能会重复呼叫，有时被称为破坏性发声，或言语躁动。在文献和政策中，重复呼叫的患者被认为是在表达一种未满足的需求。然而，在急诊医院环境中，对这一患者群体的系统研究很少。

研究目的：更好地了解重复呼叫的患者，并确定在医院急诊环境中的照护情况。

研究方法：在两家医院的 10 个急诊老年医学病房中，对 30 名重复呼叫患者进行民族志研究。研究者是一名具有心理学硕士的女博士研究生，在进入田野前接受了方法学培训。通过对 15 名医院工作人员进行半结构化访谈、50 h 结构化非参与式观察、100 h 非结构化观察及与工作人员的非正式谈话、医疗和护理文件审查和患者健康状况测量进行资料收集。

呼叫患者有中度或重度认知障碍，经常出现谵妄、身体残疾严重，而且许多人已经临终。该研究发现大多数医院工作人员持有矛盾的观点：呼叫代表着痛苦或未满足的需求，但没有办法来减轻呼叫。在非正式谈话中，大多数工作人员也倾向于说，他们凭直觉认识到什么时候干预可能会缓解呼叫。在观察过程中，许多工作人员似乎意识并谈到了"阻止"呼叫的能力。因此，研究者认为社会、情感和生理需求可能会被忽视，有些呼叫是由于无法满足的需求。研究还发现，虽然工作人员会讨论识别需求的策略，但观察结果和医院文件并不支持系统地尝试识别潜在需求的证据。

【例2】促进病患线上观察学习的信息特质及机制探究：基于"糖尿病妈妈"线上论坛的虚拟民族志研究［聂静虹，瞿垚. 促进病患线上观察学习的信息特质及机制探究：基于"糖尿病妈妈"线上论坛的虚拟民族志研究［J］. 学术研究，2022（7）：67-74.］

研究者首先介绍了个体使用互联网搜索健康信息的研究背景，提出线上论坛中的健康信息是如何被人们注意、理解并最终影响其行为的机制缺乏深入的研究。因此，选择虚拟民族志的研究方法来探究妊娠糖尿病患者的主动信息搜索，试图将人们的在线交流过程与心理机制相结合，以揭示引起该群体关注的信息特质及其作用机制。

研究采用了虚拟民族志研究方法，研究对象是糖尿病网下属甜蜜家园糖尿病线上论坛的分论坛"糖尿病妈妈"，进行了为期 7 个月的参与式观察，资料包括线上成员交流的原始文本和田野观察笔记，采用内容分析法对资料进行分析。

研究发现，"糖尿病妈妈"线上论坛中的信息传递内容通过信息特质、榜样及线上互动 3 个方面对病患进行线上观察学习的 4 个子系统产生了作用：吸引病患的注意、激发其继续进行学习的间接动机系统、促进其自我调节机制的发展及增加其自我效能感，从而间接地促进病患在线上进行持续有效的观察学习。

我们以被病患关注的信息特质来看线上成员交流的原始文本和田野观察笔记如何支撑研究结果。被病患关注的信息特质包括符合病患的预期、专业术语通俗化和图文并茂的形式。

（1）符合病患的预期：用户"hngjing"于 2014 年 10 月 17 日发帖"妊娠期得了糖尿病，医生推介的食谱和我自己的一些心得，和大家分享分享"，其中的内容是有关控糖的具体操作方法。该帖子的阅读量达到了 5538 次，其内容符合学习者的预期，受到了学习者的欢迎。

（2）专业术语通俗化：用户"lixile1985"于 2012 年 9 月 6 日发帖"糖妈妈们请注意：孕期调血糖的一点心得"，作者据其亲身经历，详细总结了测血糖的具体时间安排、注射胰岛素的位置及技术要领、调整胰岛素用量的具体原则等，将复杂的医学原理通过自身经验转化为简单具体的操作方法，有利于学习者进行理解和学习。从学习者的反馈信息来看，这种做法对观察学习的促进作用明显，该帖的访问次数高达 25183 次，回复数为 54 次，多数内容为感谢作者提供的知识，并进一步询问作者有关打胰岛素更深入的细节。

（3）图文并茂的形式：在最热门的 20 个帖子中，大部分内容配有产后孩子的图片，这吸引了大量学习者的注意力。如用户"糖前 fight!"于 2016 年 12 月 6 日发帖"说下我妊糖的经历"，其内容中附带产后女孩的照片。从信息反馈内容来看，该形式对学习者产生了较大的吸引力。此帖阅读量为 1283 次，回复数为 38 次，其中有 19 次是对孩子照片的反馈。

小结

本章主要介绍了民族志研究的概念、特征和适用范围，并阐述了田野工作的流程。通过学习上述内容，希望初学者了解民族志研究的内涵特征，并在实施具体研究的过程中注意研究视角、资料收集方法多样、资料分析的反思性等问题。未来可对不同场所的文化开展民族志研究，理解护理实践及其文化差异；也可探索不同民族文化背景下的护理文化差异，积累中国本土文化的护理民族志研究作品。

精读（在线推送）

（一）完成文献阅读

1. 王晓晨，付晓娇. 健身、社交、情感：运动健身 App 网络社群的互动仪式链[J]. 沈阳体育学院学报，2022，41（3）：64-70.

2. 程瑜，龚霓，张美芬. 人类学在护理中的应用与思考[J]. 中华护理杂志，2019，54（8）：1276-1280.

3. 谭继平. 农村留守老人健康照护民族志研究[D]. 济南：山东大学，2016.

4. GRIFFITHS A W，ASHLEY L，KELLEY R，et al. Balancing the needs of individuals and services in cancer treatment for people with dementia：a focused ethnographic study[J]. Int J Nurs Stud，2021，121：104006.

（二）在线学习任务

观看《护理质性研究》第十四章讲座视频。

思考题（学习通、在线平台均可完成）

1. 民族志研究的目的是什么？
2. 民族志研究的主要特征有哪些？
3. 民族志研究的适用范围有哪些？
4. 民族志研究的步骤包括哪些？

实战作业

请你思考一个自己感兴趣的民族志研究题目，并说明选择该题目的依据，请将作业上传至邮箱，注明"校名+学号+姓名"，1 周后教师将逐一点评同学们的作业。

推荐阅读文献：详见二维码、线上平台。

虚拟社区讨论：周二晚上 19：00—20：30。

参考文献

［1］文军,蒋逸民.质性研究概论[M].北京:北京大学出版社,2010.

［2］刘玉皑.民族志导论[M].北京:民族出版社,2018.

［3］斯蒂芬 L.申苏尔,琼·J.申苏尔,玛格丽特·D.勒孔特.民族志方法要义:观察、访谈与调查问卷[M].康敏,李荣荣,译.重庆:重庆大学出版社,2012.

［4］周云仙.护理质性研究理论与案例[M].杭州:浙江大学出版社,2017.

［5］安·格雷.文化研究:民族志方法与生活文化[M].许梦云,译.重庆:重庆大学出版社,2009.

［6］BEAVER J,GOLDBERG S E,EDGLEY A,et al. Socialised care futility in the care of older people in hospital who call out repetitively:an ethnographic study[J]. Int J Nurs Stud,2020,107:103589.

［7］聂静虹,瞿垚.促进病患线上观察学习的信息特质及机制探究:基于"糖尿病妈妈"线上论坛的虚拟民族志研究[J].学术研究,2022(7):67-74.

第十五章　质性研究的结果报告及评价

████ 重点提示 ████

识记　①能正确陈述质性研究结果的报告内容。②能列举质性研究的评价标准。

理解　能运用 COREQ 检查表评价质性研究文献。

运用　①根据自己感兴趣的研究主题写一个质性研究计划书。②根据所学知识,对相关质性研究文献进行评价。

随着质性研究方法学的不断发展,质性研究文章数量逐年递增,然而质性研究系统评价却发现许多报告中研究设计内容的重要方面都没有报告清楚,导致研究质量不高。与量性研究论文不同,质性研究论文或报告形式比较灵活,有经验的作者可营造一种气氛,使读者感到身临其境,关注事件的进展,或倾听研究对象的回答。与量性研究主要依赖表格和数据不同,质性研究主要依赖文字和可读性。为提高质性研究论文写作质量,本章对质性研究的结果报告规范和质量评价进行简单介绍。

第一节　质性研究结果的报告特点及内容

质性研究与量性研究均属于科学研究、调查法中需要运用的方法,其与量性研究相比,虽然有共同的特征,却有着本质的区别。质性研究是通过研究者和研究对象之间的互动对事物进行深入、细致、长期的体验,以对事物的质达到一个比较全面的解释性理解,往往用于深挖某种现象背后的原因,因此质性论文的写作往往充满灵活性。

一、质性研究结果的报告特点

质性研究结果呈现往往包括以下几点:研究对象、叙事风格、叙事人、写作角度、研究者所处的位置(与研究者的关系、研究问题)等。同时有必要详细描述研究过程,并详细描述与研究问题相关的各种现象的主题,以及研究过程中详细的研究方法和反思过程的关系,这可以帮助读者区分研究的真实性和可靠性。因此,质性研究论文的特点可以概括为形式灵活,以文本为主,可读性强。

二、质性研究结果的报告内容

一篇质性研究结果的完整报告内容应该包括标题、摘要和关键词、前言、方法、结果、讨论、结论、参考文献和附录。

（一）标题

一篇质性研究论文的标题元素必须包括研究对象、研究问题、研究方法。

1. 研究对象　要体现所关注人群的特征，如年龄、种族、所属国家、居住地等。如论文标题为《乳腺癌患者疾病经历的质性研究》，通过这个标题，我们无法得知该文章讲述的是原发性乳腺癌患者还是乳腺癌复发者，是农村地区还是城市地区的患者，是青年患者还是老年患者，还是妊娠的乳腺癌患者，是哪个国家、哪个民族的患者。因为不同国家、不同年龄、不同生命周期、不同种族的人群有着不同的文化传统和生命历程，对疾病的认知、体验是不同的。

2. 研究问题　要包括疾病所处的时期、疾病的症状和体征、关键问题三大要素。还是如前例所示，我们无法得知作者研究的是该疾病的哪个阶段，是在改良根治性手术之后，在化疗期间，还是在重返社会或工作岗位后；作者主要关注患者对这种疾病什么症状和体征的体验；或者是研究治疗方式的决策还是性生活等关键问题。这些问题都要在文章题目里进一步澄清和体现。

3. 需要阐述采用了哪种类型的研究　如采用的是现象学方法，我们可将题目修改为《乳腺癌患者乳房切除术后经历的现象学研究》；如采用的是扎根理论，我们可将论文标题修改为《乳腺癌患者对治疗方案决策过程的扎根理论研究》；如采用的是民族志，我们可将标题修改为《澳大利亚土著乳腺癌患者的性生活经历：一项民族志研究》。总之，质性研究的类型必须与标题相一致且清晰明了。

综上所述，在撰写论文标题时，要遵循以下几点写作原则。①精确性：准确反映研究对象、研究问题、研究类型。②简洁性：标题尽可能短，中文一般不超过 30 个汉字，英文不超过 10 个实词。③生动性：要注意标题的新颖性，突出研究的特点，吸引读者的眼球。④书写规范：词汇规范，使用医学术语，注意缩略词的使用。⑤副标题的使用：中文不常用副标题，但在英文中常用。

（二）摘要和关键词

质性研究论文的摘要写作要求与量性研究基本相同，通常需要涵盖研究问题、目的、方法、过程及结果，文字叙述尽量简洁，一般控制在 200～300 字。论文里的关键词往往被用来检索文献，因此要包含研究对象、研究问题、研究类型。一般关键词以 3～5 个为宜，英文文献可从 PubMed 数据库的 MeSH Database 里查找，或从相关文献的摘要中查找关键词。

案例 1

【摘要】目的：了解妊娠糖尿病孕妇（点明研究对象）在血糖管理过程中面临的决策困境（描述研究问题），为促进孕妇良好的血糖管理决策提供支持。方法：采用目的抽样法，选取 2020 年 9—12 月上海市 4 所医疗机构就诊的 28 名妊娠糖尿病孕妇进行半结构式访谈（点出研究的类型）。采用内容分析法分析资料并提炼主题。结果：妊娠糖尿病孕妇在血糖管理过程中主要有四大决策困境，包括信息来源广但专业化信息不足；信息内容多但个性化支持不足导致的信息困境；难以兼顾血糖控制与妊娠安全、孕期营养导致的利弊权衡困境；被动决策和参与决策之间矛盾导致的偏好困境。结论：产科专业人员应为妊娠糖尿病孕妇提供多种途径、可操作性强的血糖管理信息，帮助其分析各种决策之间的利弊风险，提供充分的决策辅助，减少其决策困惑，提高孕妇在血糖管理中的主动决策意愿和决策能力。

【关键词】妊娠糖尿病（研究对象）；血糖管理；决策困境（研究问题）；质性研究（研究类型）。

［来源：周英凤，黄娜，李丽，等. 妊娠期糖尿病孕妇血糖管理决策困境的质性研究［J］. 解放军护理杂志，2022，39（1）：9—12.］

(三)前言

前言部分旨在回答两个问题:①研究什么样的问题? 这部分主要包括4个要素,即研究对象的定义、关键概念的定义、研究问题的阐述、研究的目的和意义。②为什么要研究该问题? 即研究该问题的基本原理是什么,立题依据是否充分。可以从4个方面来回答,即研究背景、国内外研究现状、文献回顾、理论框架。研究背景主要对感兴趣的主题和研究问题进行阐述,对研究涉及的重要概念进行解释说明,在对国内外研究现状及文献回顾的阐述中找到研究空白,阐述在目前的护理知识中存在哪些不足可以通过本研究解决,即本研究对于临床护理的意义,如何能促进临床实践或政策制定;在英文论文中,还需要描述理论框架,解释清楚支撑所研究问题的理论基础。前言的写作原则应直截了当、切入主题,简洁全面,突出重点,慎用国内外首创、填补空白等词语来夸大创新性。前言的书写是基于文本的,不需要插图和列表,针对首次出现的英文缩写时,应提供中文和英文全称。此外,前言长度不能太长,控制在200~400字。

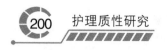 **案例2**

妊娠糖尿病(GDM)是孕期最常见的并发症。根据国际糖尿病联盟2019年发布的第9版糖尿病地图,全球约16.2%的妇女在孕期出现不同程度的血糖升高,其中86.4%由GDM导致。作为孕期管理的重点,GDM孕妇在血糖管理中拥有自主权和决策权,孕期良好的血糖控制依赖于其积极的自我管理和科学的决策。研究指出,个体在面对选择时会基于其认知、偏好,并权衡各种选择的利弊,做出是否采取某种行为的决定。在血糖管理过程中,孕妇常常因为缺乏专业信息或被复杂的信息所困惑而陷入决策困境中(研究什么样的问题)。决策困境指当面临不同的风险、潜在的损失、预期的后悔及挑战人生价值观的多种选择时,个体对选择的不确定状态。既往研究大多聚焦癌症或慢性病患者,通过量性研究探讨患者在面临不同治疗选择时的决策冲突现状,较少关注GDM领域的决策困境(为什么要研究该问题)。因此,本研究旨在通过质性研究探讨GDM孕妇在血糖管理过程中的决策困境,为促进GDM孕妇个体化决策支持提供依据。

[来源:周英凤,黄娜,李丽,等.妊娠期糖尿病孕妇血糖管理决策困境的质性研究[J].解放军护理杂志,2022,39(1):9-12.]

总之,一篇质性研究报告的标题、摘要、关键词和前言都是反映该研究意义的重要组成部分,同时也是读者对整个研究过程初步了解的一个窗口,在书写前,我们要仔细理解写作的原则。

(四)研究方法

在对研究方法的描述中,我们需要明确质性研究的具体策略及研究范式。质性研究中的方法学部分占绝大篇幅,是重要的部分之一,通常包括研究设计、研究对象、访谈或观察的详细过程、数据收集、资料分析、质量控制等方面。因为研究者是主要的研究工具,必须详细说明研究的具体过程,使读者对设计、研究者与参与者的关系及局限性有全面的了解,从而更能理解研究结果。研究设计主要说明本研究采用的具体策略,如现象学研究,研究者需简单地描述该方法学,并说明为什么本研究问题适合用这个方法学。

案例3

在访谈结束48 h内,研究者将录音转为文字,整理成书面资料,所有访谈资料妥善保存及备份。

按照访谈顺序对被访谈者编码为 A1－A28,由 2 名研究者对访谈资料反复阅读,标记有意义的句子,采用内容分析法进行归纳、分类和提炼主题,并经过 2 人沟通和讨论,确定最终主题。本研究访谈时间为 16～58 min,平均 36 min。

[来源:周英凤,黄娜,李丽,等.妊娠期糖尿病孕妇血糖管理决策困境的质性研究[J].解放军护理杂志,2022,39(1):9-12.]

(1)研究对象部分要包括纳入/排除标准、样本量和样本量饱和度、抽样方法及人口统计学数据。在抽取样本数时,抽取一个或是多个主要根据研究者的需要决定。个案研究以典型一个或少数样本即能完成;大部分类型的研究其样本数要求较多,一般为 8～11 个,以信息达到饱和为原则。通常选择最大差异化抽样法,以使被抽中的样本所产生的研究结果将最大限度地覆盖研究现象中各种不同的情况。特定的质性研究倾向于使用特定的抽样方法,抽样方法要根据研究目的叙述清晰,如采用了理论选样,也必须有相应的解释。

(2)数据收集部分阐明两点即可,一是通过哪种途径招募的受试者,二是不同类型的数据要采用不同的方法来收集,如访谈法、焦点团体、实地观察、书面文档资料、视觉音像资料等。但无论是哪一种方法,研究者都必须详细说明具体的实施过程和遇到的任何问题,并告知研究对象资料记录的方法和内容。如以访谈法来收集资料时,应报告访谈提纲,访谈提纲应精炼,以 6～8 个开放性问题为宜;同时在资料收集时,还可联合应用多种方法,如访谈法与观察法结合或访谈法与文献法结合等。因为质性研究强调从研究对象的角度了解其在某种情境中的真实体验,研究者要和参与者围绕研究问题进行深度访谈,一般会使用录音,同时做笔记。若是观察类型的数据,研究者可在内容里记录包括其动作手势、语言、现场环境和参与者之间的互动等。以教学研究为例,文本型数据和实物型数据通常包括教学大纲、学校文件、教案、试卷、学生作业、家长和教师的联络簿、家长会记录等。另外,还需要对研究场所进行详细的交代,包括该场所的环境和人员及与本研究有关的资源等。

(3)数据分析部分主要包括资料整理的方法、如何进行编码和归类及如何进行理论的建构。该部分的撰写主要从 3 个方面入手:分析者、分析工具、分析步骤。不同的分析者会有不同的感受和见解,在数据分析时,要考虑到团队成员之间分析的一致性。关于分析的工具,研究者需报告是采用何种介质进行分析的,如采用 Nvivo 软件,或打印出来在纸上进行分析,或在 Excel 表格中进行人工分析。最后还要报告资料分析的步骤和分析方法,如反复阅读资料内容、进行编码、分类和提取、确认主题等。

另外,关于质性研究中的伦理问题,作者必须在报告中说明本研究如何遵循伦理原则、如何保护研究对象的权利。首先必须要有经过伦理委员会通过的伦理审查及研究对象的知情同意书;要注重保护研究对象的隐私,通常报告中不能出现研究对象的真实姓名、地名、图像或其他可辨识的信息,这些信息一般用代码表示,进行匿名处理;其次要注重风险控制,如何减少对研究对象的伤害;最后是数据存储和处理环节的谨慎性。具体资料收集部分的撰写方法见案例4。

关于质量控制部分,也需在文中报告。需报告访谈录音转录后的资料是否返回至研究对象处进行确认,以保证资料准确性与真实性。研究者需自省资料收集方法是否合理、资料分析过程是否严谨、是否采用了提高数据分析可靠性和信度的技术(如三角剖分等)。与量性研究论文不同,质性研究需报告研究者以往的研究经历、工作领域及在质性研究领域所取得的成就,以增加质性研究结果的可信度。

案例 4

本研究经护理学院伦理委员会审核(批准号 IRB# TYSQ-2018-12-18)(伦理委员会审批)。访谈前首先获得了四家产科机构的同意,提供了课题立项和伦理审核证明。所有访谈均由 2 名访谈者共同进行,且访谈者具有 6 个月及以上在产科工作或实习的经历,熟悉 GDM 的诊断、治疗和护理。访谈者在门诊及病房选取符合纳入、排除标准的 GDM 孕妇。首先介绍本项研究的目的;获取孕妇书面知情同意后,选择一安静、不受打扰的会议室或健康宣教室(知情同意,保护隐私),按照访谈提纲,聚焦访谈内容,针对性提问,但问题不拘泥于访谈提纲确定的顺序,而是依据被访谈者谈及的内容层层深入,访谈过程不打断、不诱导被访谈者;对被访谈者的陈述不进行对或错的评价。每天最多访谈 2 名孕妇,每名孕妇访谈时间控制在 45~60 min,经被访谈者同意使用录音笔全程录音。

[来源:周英凤,黄娜,李丽,等. 妊娠期糖尿病孕妇血糖管理决策困境的质性研究[J]. 解放军护理杂志,2022,39(1):9-12.]

(五)结果

由于质性研究的主要特征强调主观体验和情境的多元化,反对将人类的主观体验、心理感受、社会经历用数据简单处理,主张用语言进行深描以反映丰富的人类心理过程和社会互动过程。同时质性研究具有整体性,需要深入探索事物的内涵和实质,而不是截取某一个片段。因此质性研究结果的撰写具有一定难度。下面我们将重点探讨一下质性研究结果撰写的特点。

1. 故事情节清晰生动　结果的呈现以文字为主要形式,以框架和图表为辅助形式。质性研究报告中的结果特别强调对研究现象进行整体性的、情境化的、动态的描述,其突出的特点在于:以文本描述主要形式,故事情节清晰而生动。这就要求作者不断地修改草稿,直到形成清晰的故事线。故事的描述不应枯燥或机械化,必须反映研究者的参与,必须详细描述相关的事件、人、话语和行动,从而使读者有身临其境的感觉。

2. 类属性模式:主题、子主题　结果应展现出提炼的主题和子主题,特别强调对研究现象进行整体性、情境化、动态的"深描",使研究发现有足够的资料支撑,避免使用对研究对象直接进行价值评价的词语。作者经常会直接引用研究对象的原话或摘录,对结论进行补充说明。引文可以帮助读者直观地了解研究对象的经历,并能得知主题是如何得出的,判断主题与资料是否一致,注意引文的篇幅并避免重复,需很好地平衡研究者的解释与引文的比例。若引文不加解释的话,读者不易理解,难以明确文章的中心论点。有些以扎根理论为研究策略的质性研究,还可以框架图表的辅助形式来说明各主题间的关系,然后对各个主题进行解释。

3. 主题语言风格多样　如案例 5 所示,通过使用主题、子主题将结果归类,主题语言有多种风格。如可用抽象的语言暗示其内在动机;或用比喻,或直接引用研究对象的原话。

案例 5

话题一:信息困境;次级主题:信息来源广但专业化信息不足。

GDM 孕妇在血糖管理方面的信息来源广泛,访谈者表示会通过医护人员、朋友、同伴等的交流获得信息。A2:"我挂了营养门诊的号,医生会讲如何控制饮食。"A14:"我们建了一个控糖群,会在群里分享经验。"也会主动通过网络、书籍、医院提供的健康教育手册等获取信息。A2:"网上有的人会分享每日的餐,我会看看人家吃什么"(引用研究对象原话)。但对非专业渠道获取的信息,孕妇往往难以判断是否正确。A4:"有的时候我从网上去找,但我也会想这个信息到底对不对。"尤其当不同来源的信息不一致时,会令孕妇感到困惑(研究者进行解释,呈现中心意思)。

[来源:周英凤,黄娜,李丽,等.妊娠期糖尿病孕妇血糖管理决策困境的质性研究[J].解放军护理杂志,2022,39(1):9-12.]

如案例6所示,该研究结果引出了主题消极体验中的次主题担心隐私和敏感信息的暴露,引用患者的原话生动形象地说明他们的顾虑和担心,用研究者的语言提炼重复的表达,以呈现中心意思,说明患者不希望交班时涉及隐私和敏感信息。

案例6

主题2:消极体验;次主题:担心隐私和敏感信息的暴露。

大多数患者表示不介意在交接过程中讨论自己的病情和药物相关问题,但不应谈论传播性病、性行为和精神疾病等隐私和敏感信息(研究者进行解释,呈现中心意思)。P1:"谈论一般的病情无关紧要,病房里都差不多,但护士说,半个月之内不能有性生活,当时有这么多患者和家属在场,特别尴尬……"P7:"如果你有精神问题,你肯定不想别人知道……"有时,患者不愿意听到护士谈论患者的一些敏感信息。P14:"我听到他们说,2床这个人昨天血结果出来是小三阳的,那这个别人听去也不好呀,大家会另眼相看的"(引用研究对象原话)。

[来源:朱梦琦,楼艳,练正梅,等.病人参与护理床旁交接班真实体验及期待的质性研究[J].中华护理教育,2021,18(6):551-555.]

(六)讨论

讨论是一篇论文中最重要的部分,作者要尽力用洞察力与创造力将资料概念化。质性研究报告里的讨论部分通常需要回答以下两个问题:本研究的结果和意义,以及本研究设计的严谨性。具体体现在:总结本研究的结果,突出关键发现;与以往研究/理论的比较——联系与差异;阐述本研究结果的意义及其对实践的影响,并提出建议。撰写时要注意区分描述性语言和分析性语言,前者是一种"隐蔽性分析",后者是一种直接的"介入性分析"。作者在呈现讨论时要严谨,并保证其可读性。讨论需要结合文献,将研究结果置于本领域已有的成就之中,突出本研究的独特性和贡献。此外,还要注意讨论研究设计的严谨性、研究的可信度和真实性、研究的创新性和局限性、研究中的伦理问题及对未来研究的建议。这样作者可以与读者建立沟通的渠道,共同体验质性研究的成果和困惑。

案例7

观点:GDM孕妇血糖管理决策信息众多但个体化支持不足。

本研究发现,GDM孕妇在血糖管理方面会通过多种渠道获取信息,但在面临不同来源的信息时,孕妇更倾向于选择相信专业人员的决策建议,但也会受到专业信息获取途径和时间的限制(本研究的发现)。研究也指出,专业人员是多数GDM孕妇的主要信息来源。但当专业人员无法提供有效帮助时,孕妇会转向亲友、互联网等其他途径寻求帮助,而当各方建议不一致或相互矛盾时,产妇会更加困惑,这会导致孕妇做出错误的决策或出现盲从现象。此外,本研究还发现,尽管 GDM 孕妇获取的信息内容众多,但很多信息往往较笼统,缺乏较好的可操作性,因此难以满足孕妇的个体化需求,导致孕妇陷入决策困境中(分析原因)。一项质性研究也表明,GDM 孕妇经常抱怨健康教育的信息不清楚、缺乏详细的指导,即使是医院提供的资料无助于满足其个性化需求(与其他研究的比较)。因此,随着信息技术在医疗卫生领域的发展,专业人员应充分利用线下和线上多种途径,为 GDM 孕妇提供专业、可操作性强、符合个体化需求、易于获取的决策信息,克服决策信息困境,促进孕妇血糖管理的科学决策(为将来临床实践提供建议)。

[来源:周英凤,黄娜,李丽,等.妊娠期糖尿病孕妇血糖管理决策困境的质性研究[J].解放军护理杂志,2022,39(1):9-12.]

(七)结论

讨论部分结束,紧跟其后的就是研究结论,结论是对研究结果作出的中肯的结论性陈述,使作者有机会重复陈述重点,以确保其将重要信息传达给读者,但不要使用绝对化的语词。说明这个研究问题是否得到了解决,并反思该研究对实践和理论的影响。同时,这部分内容可指出研究的局限性、尚待澄清的问题,以及进一步研究的建议或日后研究的方向等,有助于提高该研究的可信度,帮助读者作出正确的判断。质性研究写作一般不会提出十分明确、肯定的政策性建议,作者可采用弱化的语气提出,可避免其他研究者的批判。总之,研究结论绝不是对研究发现的一个简单概述。如案例 8 所示。

案例 8

本研究结果得出的 3 个主题:积极体验(有利于获取自身疾病信息、有利于增进与护士的关系、有利于获得安全的照护)、消极体验(难以融入"护理床旁交接班"、担心隐私和敏感信息的暴露)、患者对护理床旁交接班的期待(希望护士持有积极热情的职业态度、希望护士使用通俗易懂的语言、希望护士了解患者的偏好)。

本研究的结论:床旁交接班作为临床护理工作的重要环节,对保证护理工作质量、提高患者满意度有重要作用。患者理解并参与护理床旁交接班是护理工作能否成功和延续的关键(概述研究问题)。了解患者参与护理床旁交接班的感受,有助于护士进一步理解患者的护理需求,以实现更有效的护理,推进以患者为中心的护理服务(说明这个研究问题是否得到了解决)。本研究只深入了解患者参与床旁交接班中的体验,未涉及护士。然而,护士作为床旁交接班的重要角色,在保证患者安全和延续性护理方面起着至关重要的作用。Drach-Zahavy 等在对护士的访谈中提到护士认为患者和家属的参与反而阻碍了床旁交接班的顺利进行。因此,将来的研究应进一步了解护士对床旁交接班的感受和看法,明确患者和护士在床旁交接班中的角色,以及患者参与交接班的策略和方法,为提高交接班质量提供依据(反思该研究对实践和理论的影响)。

[来源:朱梦琦,楼艳,练正梅,等.病人参与护理床旁交接班真实体验及期待的质性研究[J].中华护理教育,2021,18(6):551-555.]

(八)参考文献和附录

论文内如有引用他人文献内容,需在参考文献内写明。中文的质性研究论文一般没有附录,访谈提纲及访谈对象的一般资料需在正文中体现。但在英文论文中,研究对象的基本信息可放在附录中,包括年龄、职业、经历与研究问题相关的信息,但必须匿名。附录中,还可附上访谈提纲、访谈转录样稿、实地笔记样稿、伦理委员会审批件等内容。

第二节　质性研究报告的评价

质性研究同量性研究一样,也需要经过严格评价才能成为循证护理实践的参考依据。在应用证据之前,必须评价证据是否真实有效、是否可信、是否能应用于临床情境。现推荐以下评价方法。

一、COREQ 质性研究报告标准检查表

访谈和焦点小组是质性研究最常用的资料收集手段。长期以来,有大量应用访谈和焦点小组的质性研究报告在期刊上发表。2007 年,澳大利亚悉尼大学公共卫生学院 Tong 等在综合了 22 项有关质性研究评价和报告要求后,发表了质性研究统一报告标准:访谈和焦点小组的 32 项清单(consolidated criteria for reporting qualitative research,COREQ)。COREQ 质性研究报告标准检查表是一份综合清单,涵盖研究设计的必要组成部分,由特定于报告定性研究的项目组成,并且排除了适用于所有类型研究报告的通用标准。清单中包含的标准可以帮助研究者报告研究团队的重要方面:研究方法、研究背景、结果、分析和解释等,现已被广泛应用于各种国外学术期刊上。

在我们一步步进行评估时,可使用该检查表进行引导,本检查表将所有评价项目分为 3 类:研究团队和反思,研究设计,资料收集、分析和报告,共 32 个评价项目,详细说明了在进行质性研究评价时应注意的细节,是一个相对全面的系统。评价工具的具体内容如表 15-1 所示。

表 15-1　质性研究统一报告标准:访谈和焦点小组的 32 项清单

评价项目	条目	描述
研究团队和反思	1. 研究者个人特征	
	访谈者/协调者	由谁实施访谈或焦点小组?
	资质	研究者的资质是什么? 如医学博士等
	职业	做此项研究时,研究者的职业是什么?
	性别	研究者是男性还是女性?
	经历和培训	研究者有哪些科研或培训经历?
	2. 研究者与研究对象的关系	
	关系的建立	研究开始前双方是否已建立关系?
	研究对象与访谈者的熟悉情况	研究对象知道访谈者的哪些信息? 如个人目标、做此项研究的目的等
	访谈者的特征	文中报告了访谈者的哪些特征? 如偏见、假设、做此项研究的原因和兴趣等

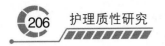
续表 15—1

评价项目	条目	描述
研究设计	1. 理论框架	
	方法论和理论	支撑此项研究的方法论和理论是什么？如扎根理论、话语分析、民族志、现象学、内容分析等
	2. 研究对象选择	
	抽样	如何选择研究对象？如目的抽样、方便抽样、连续抽样、滚雪球抽样等
	方法	如何接触研究对象？面对面、电话、邮件或电子邮件等
	样本量	有多少研究对象参加此项研究？
	不参与	有多少人拒绝参加或退出研究？原因何在？
	3. 研究场所	
	资料收集场所	在哪里收集资料？如住处、门诊室、工作单位
	非研究对象的在场	除了研究者和研究对象外,是否有其他人在场？
	样本描述	样本的主要特征是什么？如人口学资料、日期
资料收集、分析和报告	1. 资料收集	
	访谈提纲	访谈者是否使用访谈问题、提示语言或访谈提纲？是否经过预试验？
	重复访谈	是否进行重复访谈？如果是,有多少次？
	录音/摄像	研究是否采用录音/摄像来收集资料？
	访谈笔记	访谈或焦点小组当时或之后是否做访谈笔记？
	持续时间	访谈或焦点小组的持续时间有多长？
	资料饱和	是否讨论到资料饱和问题？
	转录文本反馈给研究对象核对	转录文本是否反馈给研究对象做评论或纠错？
	2. 资料分析	
	资料编码者的数量	有多少人编码资料？
	编码树的描述	研究者是否提供了编码树的描述？
	如何得出主题	主题是预先确定的还是从资料中得出的？
	软件	有无使用某种软件来管理资料？
	研究对象核对	研究对象是否提供了针对结果的反馈？
	3. 报告	
	引文使用	是否使用研究对象的引文来表明主题结果？是否每个主题都能被识别,如来自哪个研究对象？
	资料和结果的一致性	呈现的资料和结果是否有一致性？
	主要主题的清晰度	主要主题是否在结果中清楚呈现？
	次要主题的清晰度	是否有针对多样化案例的描述或次要主题的讨论？

(一)研究团队和反思

1. 个人特征　研究人员在研究过程中和参与者密切互动,无法完全避免个人偏见,因此研究人员应为读者识别并澄清其身份、证书、职业、性别、经验和培训等。读者能够评估这些因素如何影响研究人员的观察和解释,从而提高研究结论的可信度。

2. 与参与者的关系　应描述研究者与参与者之间的关系和互动程度,因为它可能影响参与者的反应及研究者对现象的理解,例如,临床研究人员可能对患者的问题有深刻的了解,但是当患者认为自身反应会影响他们的治疗时,他们参与患者护理可能会妨碍与患者的坦率讨论。为了保证透明,研究者应在研究主题中确定并陈述其假设和个人兴趣。

(二)研究设计

1. 方法论或理论

研究人员应阐明其研究的方法,以便读者可以了解研究人员如何探索其研究问题和目标。质性研究方法包括:扎根理论,从数据中建立理论;民族志,了解具有共同特征的群体的文化;现象学,描述经验的意义;话语分析,分析语言表达;内容分析,将数据系统地组织成结构化格式。

2. 参与者的选择

研究人员应报告参与者的选取方式。对需要提供丰富的和多样化的数据相关的研究问题,便利抽样法并非最佳选择,因为它可能无法捕捉到一些潜在参与者的重要观点。应该说明经过严格招募的研究对象参与和不参与的原因,以减少发表无根据的陈述的可能性。研究人员应报告其研究的样本量,以使读者能够评估所包含观点的多样性。

3. 研究场所　研究人员应描述收集数据的环境,因为它阐明了参与者以特定方式做出回应的原因。参与者可能会更保守,并且在医院环境中会感到被削弱。应当报告在访谈或焦点小组会议中没有参与者的情况,因为这也会影响参与者表达的观点。例如,如果他们的孩子在场,则父母受访者可能不愿意谈论敏感话题。应该报告参与者的特征,例如基本的人口统计数据,以便读者可以考虑研究结果和解释与自身情况的相关性。这也使读者能够评估是否探索和比较了不同群体的观点,例如患者和医疗保健提供者。

(三)资料收集、分析和报告

1. 资料收集　应提供数据收集中使用的访谈提纲,以增强读者对研究问题的理解,并使读者能够评估是否鼓励参与者公开表达自己的观点。研究人员还应报告是否进行了重复访谈,因为这可能影响研究人员与参与者之间建立的融洽关系,并影响所获得数据的丰富性。应该记录参与者传达观点的方法,通常音频的记录和转录比同期的研究者记录能更准确地反映参与者的观点。应记录访谈或焦点小组会议的持续时间,因为这会影响获得的数据量。研究人员还应当说明资料是否饱和,直到从样本中没有获得新的信息为止。

2. 资料分析　资料分析过程中应用研究人员三角剖分的方法可以增加研究的效度,以获得对该现象更广泛和客观的理解。如果对编码过程及主题的派生和标识进行了明确说明,则可以评估分析结果的可信度。分析笔记和备忘录表明研究人员如何感知、检查和发展他们对数据的理解。研究人员有时会使用软件来帮助存储、搜索和编码质性数据。另外,确保参与者自身的观点得到表达,并且不受研究者自身经历和知识的限制,从参与者那里获得有关研究结果的反馈,增加了研究结果的有效性。

3. 报告　研究人员应提供来自不同参与者的观点,以增加其结果和数据解释的透明度和可信度。读者应该能够评估所提供的数据与研究结果之间的一致性,包括主要和次要主题。总结性发

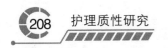

现、解释和理论应在质性研究出版物中明确提出。

二、质性研究反思报告

反思是一种自我批判式的充满感情的回顾和自觉的分析式思考。在质性研究中,研究者本身是一个"研究工具",作为一个工具,个人的经历和思想观念不仅影响研究者从事研究的方式,而且会对研究本身产生影响。因此,对"研究工具"的反思是提高质性研究质量的关键一环。浙江中医药大学护理学院对质性研究报告规范进行检索,提炼出适用于研究者反思的报告条目,其中4条为必须报告条目,2条为建议报告条目,见表15-2。

表15-2　质性研究反思报告条目

编号	条目内容	报告要求
S1	研究者的个人特征(年龄、性别、职业、学历、经验、资质/培训、价值观和信仰等)	必须
S2	研究者对所研究现象的假设/预设/先入之见/前理解/经验	必须
S3	研究者与被访者的关系、社会差异和互动程度	必须
S4	反思手段(记录反思日记、备忘录等)	必须
S5	进行研究的原因/兴趣/动机	建议
S6	研究对研究者的影响	建议

三、质性研究报告标准

O'Brain 等在 2014 年构建了《质性研究报告标准》(Standards for Reporting Qualitative Research,SRQR),通过综合文献中的报告标准推荐和专家建议,制定了可用于广义质性研究的报告标准,并提供各标准的举例,具有较强的可操作性(表15-3)。SRQR 已被美国《科学引文索引》(Science Citation Index,SCI)收录期刊列为作者投稿发表时的质性研究发表标准,也是提高卫生研究质量和透明度(enhancing the quality and transparency of health research,EQUATOR)协作网的质性研究推荐指南之一。SRQR 指南包含 21 个条目,鉴于质性研究具有多种策略、范式和资料收集分析方法的特点,O'Brain 使用了具有广泛适用性的条目。

表15-3　质性研究报告标准(SRQR)[a]

主题	条目
标题和摘要	
S1 标题	简要说明研究的性质和主题,建议将研究定义为质性研究或指出策略(例如人种学、扎根理论)或资料收集的方法(例如访谈、焦点小组)
S2 摘要	使用目标出版物的摘要格式概括研究的关键要素,通常包括背景、目的、方法、结果和结论
前言	
S3 问题界定	研究问题/现象的描述、意义;对相关理论和实证研究的综述;问题陈述
S4 目的或研究问题	研究目的、具体目标或目的

续表 15-3

主题	条目
方法	
S5 质性方法的策略和研究范式	质性方法的策略(如民族志、扎根理论、案例研究、现象学、叙事研究)和理论指导(如果适用);建议明确研究范式(如后实证主义、建构主义/解释主义);理由[b]
S6 研究人员的特征和反思	可能影响研究的研究者特征,包括个人特质、资质/经验、与参与者的关系、假设和/或预设;研究者特征与研究问题、策略、方法、结果和/或通用性之间的潜在或实际的相互作用
S7 情境	背景/场所和突出的情境因素;理由[b]
S8 抽样策略	如何选择及为何选择该研究对象(如参与者、文件、事件)?确定停止抽样的标准(如样本饱和);理由[b]
S9 伦理问题	相应的伦理审查委员会批准的文件、参与者知情同意书文件,或对文件缺少的解释;其他保密和数据安全问题
S10 资料收集的方法	收集数据的类型、数据收集过程的细节,包括数据收集和分析的起止时间、迭代过程、对资料来源/方法的三角互证法、根据不断变化的研究结果修改步骤(如果适用);理由[b]
S11 资料收集的工具、技术	描述数据收集的工具(如访谈提纲,问卷)和设备(如录音机);在研究过程中是否/如何改变工具?
S12 研究单元	纳入研究的参与者、文件或事件的数量和相关特征;参与程度(可在结果中报告)
S13 数据处理	分析前和分析过程中处理数据的方法,包括转录、数据录入、数据管理和安全、数据完整性验证、数据编码、引述的匿名/去识别化
S14 数据分析	研究者参与数据分析、确定并发展推论和主题等的过程;通常参考一个具体的范式或方法;理由[b]
S15 提高可信度的技术	提高数据分析的可靠性和信度的技术(如成员检查、审查追踪、三角互证法);理由[b]
结果/发现	
S16 综合与解释	主要发现(如解释、推论和主题);可能包括理论或模型的发展,或与前期研究/理论的整合
S17 联系实证资料	证明分析结果的证据(例如引用、现场笔记、文本摘录、照片)
讨论	
S18 整合前期研究、影响、可推广性、对该领域的贡献	主要结果的简要概述;解释结果和结论如何联系,支持、详细说明或挑战前期学术的结论;讨论适用范围/可推广性;明确对某一学科或领域独特的学术贡献
S19 局限性	结果的可信度和局限性
其他	
S20 利益冲突	对研究实施和结论潜在或觉察到的影响;如何管理
S21 资金来源和其他支持	资金来源和其他支持;资助者在数据收集、解释和报告中的作用

注:a. 作者通过文献检索确定质性研究的指南、报告标准和关键评估标准,综述检索到资源的参考文献,并联系专家获得反馈,最终构建了 SRQR。b. 理由:指需简要讨论选择某一理论、策略、方法或技术而不是其他选项的理由,以及这一选择所隐含的假设和局限性,选择如何影响研究的结论和可推广性。如果合适,多个条目的理由可以一起讨论。

四、质性研究报告的可信度评价

质性研究的可信度相当于量性研究的内在效度,可信度是评估研究结果是否正确描述和解释研究程度的标准,是参与者在研究背景下可以承认研究结果的真实性。要增加可信结果产生的可能性,一方面要加强研究结果的可信程度,另一方面要证明可信程度。

对于质性研究的可信度,可以从以下 3 个方面来评价:①研究结果是否有效?②结果是什么?③这些结果对所讨论的主题是否有意义?每个项目都需要认真考虑可信度的问题,例如,研究的目的是什么?为什么它被认为是重要的?质性研究的方法是否是解决研究目的的正确方法?数据收集方法是否清晰(如半结构化访谈等)?等,只有当前两个问题回答"是"的时候,才能继续进行评估,这对学习者改进质性研究的科研设计具有指导作用(表 15-4)。

提高可信度最好的方法就是与研究对象进行延长沉浸和持续观察。延长沉浸指的是投入足够多的时间去收集资料以获得对研究人群的文化、语言、观点的深入理解,并检查错误及歪曲的信息。延长沉浸也是与信息提供者建立信任和融洽关系的根本。延长沉浸提供了资料收集的广度。持续观察是指持续观察某个与研究现象有关的情境或对话特征,关注收集和记录的资料的显著性和突出性,持续观察提供了资料的深度。合众法也可用于提高质性研究结果的可信度。合众指的是运用多种研究对象、资料来源、方法与理论观点,来收集相关资料,以减少因为使用单一研究方法产生的偏差和错误,也称为多元验证,它包括以下几种方法。①资料合众:利用不同资料来源获得不同观点,例如备忘录、访谈档案等。②方法论合众:运用不同方法论。③理论合众:从不同理论视角去分析资料。④研究者合众:同一研究中,多个研究者共同分析资料。⑤跨学科合众:多学科合作。另外,回访受访者和反例分析也是提高质性研究结果可信程度的重要方法。回访受试者又称为成员审核,指研究者与研究对象再次确认转录文本和解释是否是研究对象的本意,确认研究发现是否符合他们的真实经历。反例分析是指研究者寻找矛盾的证据或反面案例来判断分类或推论有无错误。研究者是资料收集的工具,也是分析过程的创造者。因此,研究者的训练、素质、经验等对确定资料的可信性就非常重要。

表 15-4　质性研究报告的可信度评价

评价项目	评价结果		
	是	不清楚	否
1. 是否清晰阐述了研究的目标?			
2. 采用的质性研究方法是否恰当?			
3. 研究设计对该研究目标来说是否恰当?			
4. 入选研究对象的方法是否恰当?			
5. 资料收集方法是否恰当?			
6. 是否充分考虑了研究者与研究对象之间的关系?			
7. 是否考虑了伦理问题?			
8. 资料分析方法是否缜密?			
9. 结果陈述是否清晰?			
10. 研究的价值有多大?			

五、质性研究论文指南

1.《柳叶刀》杂志发布的质性研究论文作者与审稿人指南　2001 年《柳叶刀》杂志发表的一篇质性研究论文的作者和审稿人指南,从 10 个方面阐述了质性研究论文的要求,这可作为我们撰写质性研究报告的一个标准来学习,具体要求如表 15-5 所示。

表 15-5　质性研究论文作者与审稿人指南

项目	条目
目标	该研究问题是否是一个相关的问题? 研究目的是否重点突出、表达清晰? 文章题目是否清晰表达了研究目的?
反思	研究者的研究动机、背景视角、先前的假设是否有交代,这些问题的影响是否得到了充分的处理?
方法和设计	质性研究方法是否适用于探讨该研究问题? 是否选择了关于该研究问题的最佳方法?
资料收集和抽样	资料收集的策略是否表述清楚(通常是目的性抽样或理论性抽样,而不是随机抽样或代表性样本)? 资料收集策略选择的理由是否表述清楚? 考虑到研究问题,是否已选用最佳收集方法? 选择这一资料收集策略的结果是否已讨论? 是否已与其他方法进行比较? 对样本特征的描述是否足够深层,以帮助读者理解研究场所和环境?
理论框架	是否描述了资料诠释的角度和思路? 考虑到研究目的,该理论框架是否充分? 分析期间作者能否就理论框架的作用做出解释?
分析	是否充分地描述了资料组织和分析的原则和过程,能让读者理解如何从原始资料中得出目前的结果? 各个范畴是事先从理论中或先入为主产生的,还是从资料中发展出来的? 遵循哪些原则来组织结果的呈现? 是否需要使用策略来验证呈现的研究结果,如不同解释的交叉核对、参与者检验或使用三角互证法? 如果这些策略在这部分没有描述,那么是否应该在报告后面的效度中有所讨论?
结果	结果与研究目的相关吗? 有新的见解产生吗? 结果陈述的组织是否合理? 是否确保结果来自于系统的资料分析所得而非先入为主产生的? 是否有足够的引言来支持和丰富研究者系统分析得出的结果?
讨论	有关内部效度(此项研究实际上关于什么)、外部效度(此项研究的结果能应用于哪些环境)和反思(研究者对研究过程、诠释、结果和结论的影响)的问题是否已讨论? 研究设计是否已经过仔细审查? 是否承认选择的责任,并就缺陷作出解释和讨论? 结果是否已与合适的理论性参考文献和经验性参考文献进行比较? 是否提出此项研究的一些具体影响?
呈现	研究是否容易理解? 是否有清晰的背景? 能否区分研究对象和研究者的声音?
参考文献	是否引用了本领域的重要文献? 文中引用和文后表达是否正确?

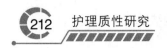

2. Clark 质性研究论文审稿指南 Clark 于 2003 年提出的质性研究论文审稿指南里从相关性、适宜性、透明度和可信度 4 方面来评价质性研究。具体评价标准如表 15-6 所示,供学者学习参考。

表 15-6 质性研究论文的审稿指南

从稿件中寻找以下信息	稿件中应包含这些信息
R:研究问题相关性(relevance of study question)	
研究问题表述清楚吗? 研究问题与临床实践公共卫生或政策相关吗?	研究问题表述清楚 研究问题合乎情理,且与已有的知识相关(经验性研究、理论、政策)
A:质性研究方法合适(appropriateness of qualitative method)	
该质性研究方法论是本研究目的的最佳方法吗? 访谈:体验、感知、行为、习惯、过程	对研究设计有描述且合乎情理。如为什么选用这种方法(如访谈)
焦点小组:群体动力、便利、非敏感话题 民族志:文化、组织行为、互动 文本分析:文件、艺术、陈述、会话	
T:过程透明(transparency of procedures)	
抽样: 研究对象的选取是否最适合来获取本研究所需的这类知识? 抽样策略是否恰当?	抽样的标准是否合乎情理并给出解释 理论性:基于发展理论的需要 目的性:观点的多样性 志愿者:可行性,难以获取的人群
招募研究对象: 招募的方法是否恰当? 抽样的策略是否恰当? 选择会不会有偏倚?	如何招募、谁来招募的细节 拒绝参与人员的详细信息及原因 方法是否有概述并举例(如访谈提纲)
资料收集: 资料收集是否系统、全面? 研究对象和研究场所的特征是否清晰?资料收集为什么停止?何时停止?合理吗?	清晰描述研究对象和研究场所 资料收集的终止有合适的理由做交代
研究者的角色: 研究者合适吗? 他们的偏见可能对研究的实施及结果产生什么影响(正面的和负面的)?	研究者是否是双重角色(临床人员和研究者)? 这方面的伦理问题是否已讨论? 研究者是否认真地审查他们自身对研究问题的提出、资料收集及诠释的影响?
伦理: 是否知情同意? 是否确保研究对象匿名保密? 是否经过某一合适的伦理委员会批准?	知情同意的过程表达清楚 匿名保密的事有提及 伦理批准有提及

续表 15-6

从稿件中寻找以下信息	稿件中应包含这些信息
S:诠释方法的可靠性(soundness of interpretive approach)	
分析: 分析方法是否适合这类研究? 主题分析:探索性、描述性、生成假设 框架:如政策 持续比较/扎根理论:生成理论、分析性	详细描述分析方法,且合乎情理 质量指标:描述如何从资料中得出主题(归纳或演绎)
诠释是否表达清晰,并得到证据的充分支持? 是否使用引言? 这些引言合适吗? 有效吗?	寻求替代解释的证据 阴性或异常案例的分析和呈现 描述引言选择的依据,必要时进行半定量分析
资料及诠释的可信度是否经过检查?	阐明背景及意义,细节丰富 有描述可信度检查的方法且理由充分。如是否进行了审查跟踪与三角互证、研究对象核查? 是否有独立分析员回顾资料和质疑主题? 如何处理意见分歧?
讨论和表述: 结果是否充分地扎根于理论或概念框架? 是否充分考虑到之前的知识和本研究新增的发现? 是否认真考虑过本研究的局限性?	结果的表述与目前的理论和实证文献相关联,指出它们的贡献 清晰地描述并讨论本研究的优势及不足
文稿是否书写得很好且容易理解? 是否有红旗出现? (这是指一些设计不佳、实施不良的质性研究的常见特征,需引起我们关注,必须严肃对待。它们可能是致命错误,或因为缺乏细节或低清晰度而导致)	依照指南的证据(格式、字数) 附录中有方法或额外引言的细节。为健康学科的读者而写 扎根理论:不是一种简单的内容分析方法,而是一种复杂的社会学理论生成方法 术语:满是老套的、熟悉的或术语的描述,要持怀疑的态度对待 过度诠释:诠释必须扎根在描述中,如果可能或合适,使用半定量分析 貌似传闻,不证自明的:可能是一个表浅分析,没有源于概念框架或与先前的知识相关联,缺乏深度 同意过程一带而过:可能没有达到伦理要求 医学研究者:考虑对患者的伦理含义,以及在资料收集和诠释中的偏见

下面将以《病人参与护理床旁交接班真实体验及期待的质性研究》这篇文章为例,采用 Clark 质性研究论文审稿指南对文章进行评价(表 15-7)。

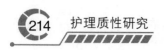
表 15-7　Clark 质性研究论文审稿指南应用示例

R:研究问题相关性 　　研究问题表述清楚吗？研究问题与临床实践公共卫生或政策相关吗？ A:质性研究方法合适 　　该质性研究方法论是本研究目的的最佳方法吗？	护理交接班是传递护理信息的重要环节,患者的治疗护理信息通过交班护士传递给接班护士,是接班护士了解患者健康状况的重要途径,也是保证护理工作连续性、安全性的重要措施。床旁交接班作为护理交接班的主要方式之一,对实现护理工作的无缝对接至关重要。传统的交接班是护士与护士之间的单向沟通,患者无法参与其中,容易造成护理信息的缺失和护理不良事件的发生。随着"以患者为中心"理念的深入发展,患者参与床旁交接班日益受到重视。患者参与床旁交接班是指在护患合作的关系中,护理人员在床旁交接班时积极与患者进行互动,鼓励患者表达在院期间接受治疗和护理时的疑问、想法及感受,使患者更全面地了解自身病情、治疗及康复。我院实施护理床旁交接班的目的是保证护理工作的连续性,保障患者安全,其实施形式是以当班护士与接班护士组成巡视小组,进行床旁交接。护理床旁交接班的实施流程主要是交接班护士一同到患者床旁(接班者在患者右侧,交班者在患者左侧),向患者问好,交班者向接班者介绍患者病情、相关护理和治疗,接班者对患者进行针对性的护理评估,评估过程中根据患者情况与患者进行互动,了解患者感受,向患者进行健康宣教。目前反映患者参与床边交接的认知和见解的研究鲜有报道,了解患者的信念、知识和感受,对更安全、有效、高质量地执行护理床旁交接班十分重要(研究问题表述清楚且护理床旁交接班是临床实践密切相关的问题。深入了解患者的感受体验,质性研究为最佳方法)。 　　本研究采用质性研究方法,了解患者参与护理床旁交接班的真实体验,总结不足并提出建议,为提高床旁交接班质量提供参考。
T:过程透明 抽样: 　　研究对象的选取是否最适合来获取本研究所需的这类知识？抽样策略是否恰当？ 招募研究对象: 　　招募的方法是否恰当？抽样的策略是否恰当？选择会不会有偏倚？	1　对象与方法 1.1　研究对象 　　采用目的抽样法(符合质性研究的抽样方法),选取某三级甲等医院甲乳外科、胃肠外科、内科综合病区 16 例患者进行访谈(选取了不同科室的患者,具有一定的代表性,抽样方法恰当)。纳入标准:住院天数>7 d 且亲身参与至少 5 次床旁交接班;病情稳定,意识清楚,语言表达清晰;知情同意,愿意参加本研究。

续表15-7

资料收集： 资料收集是否系统、全面？ 研究对象和研究场所的特征是否清晰？资料收集为什么停止？何时停止？合理吗？ 研究者的角色： 研究者合适吗？他们的偏见可能对研究的实施及结果产生什么影响（正面的和负面的）？ 伦理： 是否知情同意？是否确保研究对象匿名保密？是否经过某一合适的伦理委员会批准？	**1.2　研究方法** **1.2.1　资料收集方法** 　　本研究采用半结构访谈法收集资料。在文献研究的基础上制订访谈提纲，主要包括：请您回忆一下最近一次床旁交接班的情景是什么样的？您认为一个理想的交接班应该是怎样的？能谈谈您参与过的最好或（和）最差的床旁交接班经历吗？能谈谈您认为患者在护理床旁交接班的角色和作用吗（访谈提纲全面、系统）？ 　　研究者通过到病区参与临床护理实践（研究场所在病区，描述清楚），增加与研究对象的接触以获得患者的信任（研究者的角色是临床人员和研究者的双重角色，并阐述了研究者到病区实践会获得患者信任，使访谈及资料获取更真实）。本研究获得医院伦理委员会许可。访谈前研究者与研究对象取得联系，确定访谈时间和地点。访谈时先进行自我介绍，再次向受访者解释本研究的目的，受访者签署知情同意书（说明了研究对象知情同意，研究经过伦理委员会审批，但并未交待研究对象资料匿名和保密性的处理），征得同意后全程录音。研究者根据访谈内容及时追问、复述和澄清，边听边观察受访者的情感和表情变化，并记录。访谈时间为25~40 min。访谈录音转文字后返回受访者，确认内容的真实性。对于阐述不清的访谈内容，向受访者解释并安排第二次访谈。访谈资料无新信息出现，即达到资料饱和时结束访谈（资料收集停止的时间及理由合适）
S：诠释方法的可靠性 分析： 分析方法是否适合这类研究？	**1.2.2　资料分析方法** 　　访谈结束后24 h内，及时将录音完全转录为文字资料，采用内容分析法进行资料分析。研究者首先通过反复听录音获取总体感觉，后通过深度阅读文本资料，提取访谈资料中与研究目的相关的语句，在不改变文本含义的情况下对其进行转录，再进行编码、归类，最后形成主题（资料分析方法叙述详细且方法合适） **1.2.3　质量控制** 　　本院床旁交接班实行同质化。各科室护理床旁交接班的实施均按照医院制定的《护理交接班制度》，新入职护士上岗前统一接受规范化护理床旁交接班培训，考核合格方能上岗。上岗后，由科室护士长和带教干事组成培训小组定期对科内护士进行强化，检查其对护理床旁交接班的掌握和应用情况。访谈对象均为可信的参与者，他们住院期间至少经历5次床旁护理交接班，并能发表意见（研究对象的特征）。参与访谈的研究者经过质性研究的学习，能够掌握访谈的技巧。此外，2名研究者独立分析数据，比较提取的结果。通过2次小组讨论和2次数据审查对主题和访谈样本选择达成共识，保证原始数据转移的可信性（资料的可信度经过检查，有一定的质量保证）
诠释是否表达清晰，并得到证据的充分支持？是否使用引言？这些引言合适吗？有效吗？ 资料及诠释的可信度是否经过检查？	**2　结果** 　　本次访谈共访谈16例患者，访谈次数约18次，访谈录音时长共计513 min，转录文字共10万余字。通过对录音资料文字进行编码、归纳提炼，得出3个主题：积极体验、消极体验、患者对护理床旁交接班的期待 **2.1　主题1：积极体验** **2.1.1　有利于获取自身疾病信息**（对各主题及次主题的提炼简洁清晰，并引用研究对象原话进行支持，用作者的语言重申中心意思）

续表 15-7

患者表示护理床旁交接班是他们获得疾病信息的一个重要途径,了解疾病的治疗和护理计划,在一定程度上加深对自身疾病的认识,这个过程让患者感觉更有控制能力和信心。P3:"护士说我白细胞低,这个很重要,所以我都戴口罩,经常洗手……"P7:"护士来交接班会跟我说等下有个什么针要来打,昨天血液检查的指标结果怎么样。"同时,在交接班过程中,患者从护士的健康宣教中了解适合自身的饮食、运动等知识,提高自护能力。P5:"护士告诉我说这是术后第二天,可以下床活动,手术后手怎么动之类的,我就按照她说的锻炼。"

2.1.2　有利于增进与护士的关系

患者认为床旁交接班为他们创造了一个能与护士进行互动的机会,通过交接班,患者能进一步了解护士,发展和建立与护士的信任关系。P1:"像今天早上,护士来病房和我问好,说'今天我管你,我姓张,张护士,你有什么问题可以来找我',那我就认识她了。"P6:"护士每天会过来交接班的时候,都跟我聊天,现在我和他们变得很熟。"P13:"我这个病查出来都不敢跟家里人讲,一讲就会吵架,我只能跟护士讲讲,有时候她们也会宽慰我。"

2.1.3　有利于获得安全的照护

访谈中,患者普遍表示,床旁交接班能帮助核实和补充信息,减少差错,避免不良事件的发生。P8:"护士交接班时有些情况她们不知道的,我也会告诉她们。"也有患者表示床旁交接班有助于接班护士更有针对性地观察及护理。P11:"交班的护士和接班护士说,这床患者今天主要是这根管子里面引流量比较少,等一下你再看看。"

2.2　主题2:消极体验

2.2.1　难以融入护理床旁交接班

由于护士工作繁忙,交接班时间短,有患者表示有时床旁交接班仅发生在护士之间,患者则是倾听或回答问题,这种做法意味着护士是唯一的参与者,而患者被排除在这个过程之外,在一定程度上偏离了以"患者为中心"的理念。P10:"交接班主要是护士在讲,我主要是听,有时候她们也会问问我。"P8:"我当然觉得参与(床旁交接班)很好,不然自己像个被人谈论的'傀儡'。"此外,交接班时护士多站于床尾,跟患者保持一定距离,患者觉得难以融入其中,缺乏参与感。P8:"她们都站在那里(用手指了指床尾),主要是护士在说,太远了我也听不清楚。"

2.2.2　担心隐私和敏感信息的暴露

大多数患者表示不介意在交接过程中讨论自己的病情和药物相关问题,但不应谈论传播性病、性行为和精神疾病等隐私和敏感信息。P1:"谈论一般的病无关紧要,病房里都差不多,但护士说,半个月之内不能有性生活,当时有这么多患者和家属在场,特别尴尬……"P7:"如果你有精神问题,你肯定不想别人知道……"有时,患者不愿意听到护士谈论患者的一些敏感信息。P14:"我听到他们说,2床这个人昨天血结果出来是小三阳的,那这个别人听去也不好呀,大家会另眼相看的。"

2.3　主题3:患者对护理床旁交接班的期待

2.3.1　希望护士持有积极热情的职业态度

大多数患者认为,床旁交接班时护士的态度影响患者参与度。患者希望护士以热情积极的态度鼓励患者说出自身感受,耐心倾听患者的想法,以提高患者对床旁交接班的参与度。P8:"我喜欢有些护士,她们态度很好,问我有没有哪里不舒服?每天都会问,那我也愿意和她们说,她们听得也很仔细。"P3:"护士会先做自我介绍,有些护士整天笑眯眯的,也经常问这问那,我就愿意告诉她们我的需求。"

续表 15-7

	2.3.2 希望护士使用通俗易懂的语言 床旁交接班中,患者表示护士使用难以理解的医学术语降低了患者参与度和积极性,他们希望护士以通俗易懂的语言来增加护患间的交流。P11:"她们会说我这个敷料啊,压疮什么的,我们外行也听不明白,要是她们说得简单些就好了。"有时,护士医学术语的使用会使患者感到困惑,增加患者对疾病的焦虑。P6:"她们说的东西就她们自己知道,我也不懂,反正听上去感觉我这个病一下子好不了。" 2.3.3 希望护士了解患者的偏好 患者对床旁交接班参与度受个体因素影响较大,访谈中患者表示希望护士了解个人偏好,综合考虑各种因素,采用个体化的交接方式。部分患者认为床旁交接班只是护士的工作,没有必要参与。P2:"交接班就她们两个护士的事情,她们自己交代清楚就好了。"此外,患者健康状态及文化程度也影响了参与度。P3:"我都快好了,护士讲的东西我都知道的。"P10:"手术后感到很累,很想睡觉,想好好休息一下,护士在那里交接班我觉得很吵。"而有些患者则愿意与护士沟通交流。P12:"我得病之后我自己平时也在看书、上网,了解要注意点什么,护士交接班的时候我就很想和他们讲。"
讨论和表述: 　　结果是否充分地扎根于理论或概念框架?是否充分考虑到之前的知识和本研究新增的发现?是否认真考虑过本研究的局限性? 　　文稿是否书写得很好且容易理解?是否有红旗出现?(这是指一些设计不佳、实施不良的质性研究的常见特征)	3 讨论 3.1 患者对护理床旁交接班积极和消极体验共存 　　患者在护理床旁交接班过程中产生积极的感知,因为患者认为通过床旁交接班提供、获取和交换信息,进一步了解自身健康状况和未来的治疗护理计划,减轻对疾病的焦虑,提高自护能力,增加安全感,加快疾病康复。此外,床旁交接班过程中接班护士与患者进行短暂的问候,主动进行岗前自我介绍,使患者认识、了解护士,潜在地建立对护士的信任感,增进护患关系,提高患者参与床旁交接班的意愿。而且,研究中发现床旁交接班中信息的交换和传递还可减少或避免护理不良事件的发生。床旁交接班是护理信息传递的重要环节,为保证信息传递的准确性,近年来 SBAR 标准化沟通模式等交接班模式被应用到床旁交接班中(结果的描述与目前的临床实践和文献具有相关性)。但是,由于缺乏标准化的床旁交接班流程和规范,实际实施中床旁交接班的随意性较大,易发生信息遗漏(以往的知识与本研究的新增发现)。患者作为健康资料的最佳来源,对护理信息的补充有着不可替代的作用。 　　在本研究中,患者产生消极体验主要是因为患者认为在床旁交接班中自己的角色被忽略,同时也担心隐私和敏感信息的泄露。访谈中结果表明,护士在床旁交接班过程中仍然侧重护理工作任务的交接。我国护理人力资源紧缺,护理工作量大,护理人员结构层次参差不齐,部分护士对床旁交接班重要性认识不足,易忽视与患者的沟通交流。然而,有效的护理交接班不仅要清楚交接病情、治疗等情况,还需要关注患者的个性化需求、心理状况等整体情况。在本研究中,患者对公开讨论某些敏感和个人问题(包括人类免疫缺陷病病毒、宗教、性和精神疾病)持保留态度,认为这些话题可能会导致尴尬和歧视。这可能与护士对患者的心理护理重视程度不够、隐私保护意识不强有关。

续表 15-7

	3.2 患者期待更"个体化"的护理床旁交接班
	本研究结果显示,患者是否愿意参与床旁交接班受护士态度的影响,护士在进行床旁交接班时主动与患者进行沟通,渲染轻松、愉快的氛围,能调动患者参与床旁交接班的积极性。患者表示护士的问候及介绍能带给患者亲切感,拉近护患间的距离。而护士通过交接班了解患者想法,及时解答患者的疑问,也可增加患者对护理人员的信任,进一步提高医疗护理服务质量。此外,本研究发现,医学术语的使用不仅增加了患者的困惑,阻碍患者参与护理床旁交接班,还会让患者产生焦虑和不安全感。大多数患者缺乏相关医学知识,医学术语的使用常常是护患沟通的障碍,患者会因难以理解的医学术语增加对疾病的担忧。因此,护士在交接班时尽可能地使用通俗易懂的语言,以畅通护患之间的交流。访谈还发现,患者希望护士进行护理床旁交接班前先评估患者健康状况、认知水平、文化程度等,了解患者的偏好和需求,针对性执行交接班。如术后虚弱、疼痛、意识障碍等健康状况不佳的患者,家属作为其直接照顾者,更了解患者目前的身体、心理情况,护士可鼓励家属参与床旁交接班,以更好地了解患者的感受及想法。对于认知水平、文化程度较低的患者,护士可在床旁交接班时尽可能运用沟通技巧,如举例子、画图、视频展示等,做好健康宣教(文稿书写较好,表述清楚,容易理解,未见研究设计及实施的红旗出现)。 4 小结 　　床旁交接班作为临床护理工作的重要环节,对保证护理工作质量、提高患者满意度有重要作用。患者理解并参与护理床旁交接班是护理工作能否成功和延续的关键。了解患者参与护理床旁交接班的感受,有助于护士进一步理解患者的护理需求,以实现更有效的护理,推进以患者为中心的护理服务。本研究只深入了解了患者参与床旁交接班中的体验,未涉及护士。然而,护士作为床旁交接班的重要角色,在保证患者安全和延续性护理方面起着至关重要的作用(作者认真反思了本研究的局限性)。Drach-Zahavy 等在对护士的访谈中提到,护士认为患者和家属的参与反而阻碍了床旁交接班的顺利进行。因此,将来的研究应进一步了解护士对床旁交接班的感受和看法,明确患者和护士在床旁交接班中的角色,以及患者参与交接班的策略和方法,为提高交接班质量提供依据。

小结

　　本章主要介绍了质性研究报告的主要内容及撰写要求,质性研究结果的撰写特点及质性研究报告的评价。通过学习上述内容,希望初学者了解质性研究的撰写内容和方式,并能根据论文写作要求和原则正确撰写质性研究报告。

精读(在线推送)

1. 裴彩利,陈丹丹,鲁明鑫,等.农村老年人死亡态度的质性研究[J].护理学杂志,2018,33(5):92-95.

2. 康祎陈,刘文琳,丁玎,等.年轻型痴呆症患者及其照护者疾病体验的质性研究[J].中华护理杂志,2022,57(13):1591-1598.

3.成磊,钱佳艺,段明霞,等.专业照护者感知的癌症患儿向成人过渡影响因素的质性研究[J].中华护理杂志,2022,57(9):1048-1053.

4.CRUNDEN E A,WORSLEY P R,COLEMAN S B,et al. Barriers and facilitators to reporting medical device-related pressure ulcers:a qualitative exploration of international practice[J]. Int J Nurs Stud,2022,135:104326.

5.CASTALDO A,LUSIGNANI M,PAPINI M,et al. Nurses' experiences of accompanying patients dying during the COVID-19 pandemic:a qualitative descriptive study[J]. J Adv Nurs,2022,78(8):2507-2521.

思考题(学习通、在线平台均可完成)

1.质性研究结果的报告内容有哪些?
2.质性研究结果的撰写特点有哪些?
3.COREQ 质性研究报告标准检查表具体包括哪些内容?

参考文献

[1]POPE C,MAYS N. Qualitative research in health care[M]. John Wiley & Sons,Ltd:2020.
[2]陈向明.质的研究方法与社会科学研究[M].北京:教育科学出版社,2000.
[3]郭泽德,白洪谭.质化研究理论与方法:中国质化研究论文精选集[M].武汉:武汉大学出版社,2015.
[4]周英凤,黄娜,李丽,等.妊娠期糖尿病孕妇血糖管理决策困境的质性研究[J].解放军护理杂志,2022,39(1):9-12.
[5]朱梦琦,楼艳,练正梅,等.病人参与护理床旁交接班真实体验及期待的质性研究[J].中华护理教育,2021,18(6):551-555.
[6]周云仙.护理质性研究:理论与案例[M].杭州:浙江大学出版社,2017.
[7]刘静涵,周云仙.国内护理领域中国科学引文数据库收录期刊中质性研究反思报告现状分析[J].军事护理,2022,39(8):61-64.
[8]杨琳,杨志英,阮洪.质性研究报告标准介绍及思考[J].护理学杂志,2019,34(14):105-108.
[9]王红红,赵地,赵晓敏,等.护理质性研究的可信赖度现状及提升技术分析[J].中国护理管理,2022,22(2):161-166.